# Labordiagnostik bei Leukämien und Lymphomen

UNI-MED

UNI-MED Verlag AG
Bremen - London - Boston

**Haferlach, Torsten:**
Labordiagnostik bei Leukämien und Lymphomen/Torsten Haferlach.-
3. Auflage - Bremen: UNI-MED, 2011
(UNI-MED SCIENCE)
ISBN 978-3-8374-1290-1



Printed in Europe

## *UNI-MED. Die beste Medizin.*

In der Reihe UNI-MED SCIENCE werden aktuelle Forschungsergebnisse zur Diagnostik und Therapie wichtiger Erkrankungen "state of the art" dargestellt. Die Publikationen zeichnen sich durch höchste wissenschaftliche Kompetenz und anspruchsvolle Präsentation aus. Die Autoren sind Meinungsbildner auf ihren Fachgebieten.

# Vorwort und Danksagung zur 3. Auflage

Dieses Buch erscheint jetzt nach 2005 und 2007 im Jahre 2011 in der 3. Auflage. Dieses allein zeigt, dass im Bereich der Diagnostik von Leukämien und Lymphomen sich in den letzten Jahren rasante Fortschritte entwickelt haben, die eine neue Bearbeitung und umfassende Ergänzung notwendig machen.

Diese Fortschritte sind zum einen maßstabsetzend in der WHO-Klassifikation von 2008 abgebildet, die wir dem gesamten hier vorliegenden Buch jetzt zugrunde gelegt haben. In Ergänzung zu den durch die WHO beschriebenen diagnostischen und prognostischen Möglichkeiten sind in den letzten 3 Jahren noch weitere Erkenntnisse hinzu gekommen. Diese beziehen sich sowohl auf die Zytomorphologie und auf die Zytogenetik, aber auch auf die Immunphänotypisierung und insbesondere die molekulare Diagnostik bei hämatologischen Neoplasien. Gerade durch die Verbesserung der molekularen Techniken bis hin zum sogenannten *Next Generation Sequencing* (hier erstmals ausführlich berücksichtigt) sind neue genetische Veränderungen bei Leukämien und Lymphomen entdeckt worden. Parallel wurde deren diagnostische und prognostische Relevanz Schritt für Schritt erarbeitet und in den Kanon der aktuellen Diagnostik eingebunden.

Wir haben uns deshalb hier die Aufgabe gesetzt, kurz und prägnant die klinisch relevanten Methoden zur Diagnostik von Leukämien und Lymphomen darzustellen. Darüber hinaus findet eine Gewichtung zu den für die einzelnen Erkrankungen notwendigen diagnostischen Markern bis hin zur Einordnung der jeweiligen prognostischen Relevanz statt.

Mein Dank gilt an erster Stelle allen Autoren, die in bewährter Manier hier das Wissen hochaktuell und prägnant dargestellt haben. Weiterhin danke ich dem UNI-MED Verlag, der uns hervorragend bei der Erstellung dieses Buches unterstützt hat.

Im Namen aller Autoren wünsche ich Ihnen, dass diese neu bearbeitete, 3. Auflage im beruflichen Alltag eine rasche, kompetente und umfassende Hilfe und Orientierung darstellt. Diesem Ziel werden wir uns auch in Zukunft verpflichten.

*München, im September 2011* — *Prof. Dr. med. Dr. phil. Torsten Haferlach*

# Autoren

Dr. med. Heinz Diem
Würmtal-Labor
Robert-Koch-Allee 7
82131 Gauting
*Kap. 3.*

Priv.-Doz. Dr. med. Claudia Haferlach
MLL Münchner Leukämielabor GmbH
Max-Lebsche-Platz 31
81377 München
*Kap. 6.*

Prof. Dr. med. Dr. phil. Torsten Haferlach
MLL Münchner Leukämielabor GmbH
Max-Lebsche-Platz 31
81377 München
*Kap. 1. und 2.*

Priv.-Doz. Dr. med. Wolfgang Kern
MLL Münchner Leukämielabor GmbH
Max-Lebsche-Platz 31
81377 München
*Kap. 5.*

Dr. rer. nat. Alexander Kohlmann
MLL Münchner Leukämielabor GmbH
Max-Lebsche-Platz 31
81377 München
*Kap. 7., 8.*

Prof. em. Dr. med. Hans-Eckart Schaefer
Pathologisches Institut
Abteilung Allgemeine Pathologie und Pathologische Anatomie
Ludwig-Aschoff-Haus
Breisacher Str. 115a
79106 Freiburg im Breisgau
*Kap. 4.*

Priv.-Doz. Dr. rer. nat. Susanne Schnittger
MLL Münchner Leukämielabor GmbH
Max-Lebsche-Platz 31
81377 München
*Kap. 7.*

# Inhaltsverzeichnis

# Allgemeine Aspekte zur Labordiagnostik bei Leukämien und Lymphomen

# 1. Allgemeine Aspekte zur Labordiagnostik bei Leukämien und Lymphomen

In den letzten 15 Jahren hat sich die Labordiagnostik von Leukämien und Lymphomen mit hoher Geschwindigkeit weiterentwickelt. Großen Anteil an diesen Fortschritten haben zum einen das zunehmende Verständnis von pathophysiologischen Zusammenhängen bei diesen Erkrankungen und zum anderen die Weiterentwicklung von Labortechniken und Geräten inklusive computergestützter Verfahren der Auswertung von Befunden. Es ist deshalb im Interesse unserer Patienten, ihrer umfassenden Diagnose, der möglichst zielgerichteten Therapie und letztlich der bestmöglichen Prognose nötig, die zur Verfügung stehenden Methoden gezielt und kosteneffektiv einzusetzen. Eine Stufendiagnostik ist notwendig.

Bei der rasanten Weiterentwicklung der Diagnostik ist es für den anfordernden Arzt leider fast unmöglich, immer die adäquate Frage an ein Labor zu stellen. Ebenso ist die Herausforderung an die jeweiligen Diagnostiklabore hoch, mit der raschen Entwicklung von Methoden bei der Primärdiagnostik ebenso wie zum Nachweis minimaler Resterkrankung (sog. *minimal residual disease*, MRD), Schritt zu halten. Um diesen Anforderungen an den Einsender ebenso wie an das angesprochene Labor eine gewisse Hilfestellung und aktuelle Orientierung für die Routinediagnostik von Leukämien und Lymphomen zu geben, wurde dieses Buch erarbeitet und erscheint jetzt in 3. erweiterter Auflage. Es erlaubt eine rasche Orientierung ebenso wie ein gezieltes Nachlesen genauerer Zusammenhänge.

Schon bei der Materialgewinnung und Verarbeitung gilt es, Regeln und Tipps zu beachten, um den Weg zur Diagnose von Anfang an möglichst kurz und erfolgreich beschreiten zu können.

## 1.1. Materialgewinnung

### 1.1.1. Knochenmarkbiopsie und Aspiration

Die Indikation zur Knochenmark-(KM-)Untersuchung stellt sich in der Regel aus dem klinischen Befund in Verbindung mit Veränderungen der Zahl oder Zusammensetzung der Blutzellen. Ergeben sich dabei Hinweise für das Vorliegen einer hämatologischen Systemerkrankung oder eines Lymphoms, ist eine Untersuchung des Knochenmarks mittels Aspiration, ggf. ergänzt um eine Biopsie, erforderlich (1-3).

### 1.1.2. Entnahmeort

Die Entnahme der Proben erfolgt vorzugsweise am hinteren Beckenkamm (Spina iliaca posterior superior). Die Beckenkammpunktion an dieser Stelle ist technisch einfacher, ungefährlicher und weniger schmerzhaft als die Sternalpunktion, welche heute nur noch in Ausnahmefällen durchgeführt werden sollte und sich nur für die Aspiration eignet, man muss sie eigentlich für obsolet erklären! Solche Ausnahmen stellen allenfalls vorherige Bestrahlung am Becken, Punctio sicca oder zu adipöser Patient dar. Doch auch im letzteren Falle (oder beim beatmeten Patienten, in Rückenlage liegend) kann am Becken punktiert werden: an der Spina iliaca anterior superior und am vorderen Beckenkamm.

Klassischerweise ist aber das Os ilium an der Spina iliaca posterior superior mit ca. 3 cm am breitesten, Verletzungen lebenswichtiger Organe oder größerer Gefäße sind bei richtiger Technik weitestgehend ausgeschlossen (☞ Abb. 1.1).

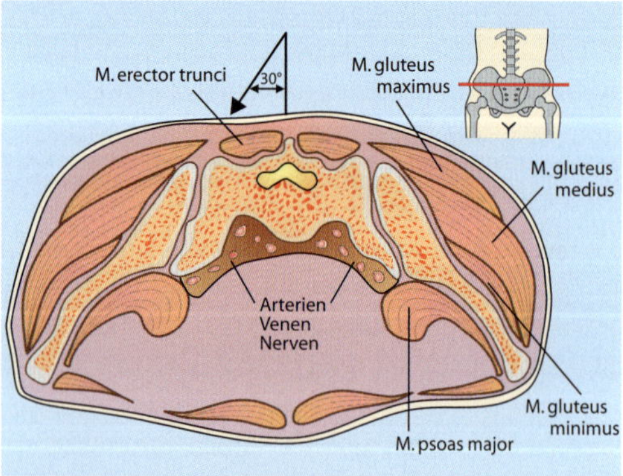


***Abb. 1.1:*** Horizontalschnitt in Höhe des Biopsieortes. Schematische Darstellung der Knochenmarkentnahme am Becken.

Der Patient wird möglichst am Vortage über den Eingriff und dessen Komplikationsrisiken aufgeklärt. Die Punktion kann auch bei blutungsgefährdeten Patienten ambulant, aber mit ausreichend langer Nachbeobachtungszeit erfolgen (mindestens 60 min). In besonderen Fällen muss vor der Punktion die Gabe eines Thrombozytenkonzentrates erwogen werden. Eine Prämedikation mit Tranquilizern ist nur bei äußerst sensiblen Patienten nötig, bei Kindern ist jedoch eine Kurznarkose ggf. in Absprache mit dem Anästhesisten zu empfehlen.

Die ehemalige Sternalnadel (Klima-Rosegger-Nadel; am Becken ohne den Abstandshalter zu verwenden) und eine Histologienadel (sog. Jamshidi-Nadel) sind zur Punktion zu verwenden (☞ Abb. 1.2). Verschiedene Modelle stehen zur Verfügung, es sollte Einmalmaterial verwendet werden.

#### 1.1.2.1. Knochenmarkbiopsie

Bei aleukämischen Patienten oder extrem zellarmen KM-Aspiraten ist auch bei Leukämien eine Biopsie zur Histologiegewinnung notwendig. Beim Lymphomstaging und bei Verdacht auf eine *myeloproliferative Neoplasie* (MPN) oder auch bei Mastozytose ist eine KM-Histologie unbedingt erforderlich.

Zur Gewinnung artefaktfreien Gewebes sollte diese **vor** der Aspiration durchgeführt werden. In Bauchlage wird nach gründlicher Desinfektion und steriler Abdeckung die Haut bis zum Periost der Spina iliaca posterior superior mit mindestens 10 ml Ultracain anästhesiert. Der Zeitraum bis zur befriedigenden Anästhesie beträgt 3-5 Minuten. Bevorzugt wird eine Nadelweite von 8 Gauge, bei jungen Patienten mit kräftigem Knochen hat sich die 11 Gauge-Nadel besonders bewährt. Bei besonders adipösen Patienten steht auch eine längere Nadel zur Verfügung. Die Nadel wird auf die Mitte des hinteren Beckenkammes aufgesetzt und nach Entfernung des Mandrins durch die Kortikalis in Richtung auf die zumeist gut tastbare Spina iliaca anterior hineingeschnitten. Eine Biopsielänge bis zu 4 cm ist möglich und erlaubt eine repräsentative Beurteilung des KM. Eine große Biopsie erlaubt zudem ein leichteres "Abdrehen" und besseres Haften des gestanzten KM-Zylinders in der Hohlnadel. Nach Gewinnung des Zylinders können davon ggf. Abrollpräparate gemacht werden, und je nach der vorgesehenen Einbettungsmethode erfolgt die Fixation der Biopsie (entsprechend den Anleitungen des jeweiligen Einsendelabors). Bei *punctio sicca* kann man eine Stanze auch in NaCl und Heparin "einlegen" und dieses Material dann einsenden, um es komplett für die Zytogenetik aufzuarbeiten.

#### 1.1.2.2. Knochenmarkaspirate

Nach der Biopsiegewinnung erfolgt dann im 2. Schritt die Aspiration des KM. Verwendet werden zumeist Punktionsnadeln nach Klima und Rosegger ohne Arretierung (☞ Abb. 1.2).

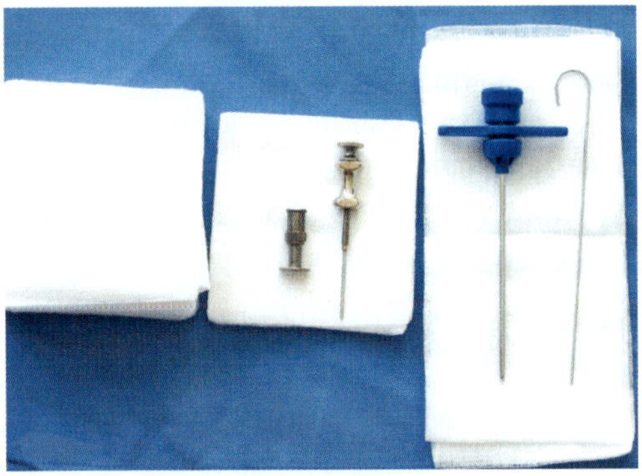

***Abb. 1.2:*** Nadeln zur Entnahme der Knochenmarkzytologie (Klima-Rosegger-Nadel, links) und der Histologie (Jamshidi-Nadel, rechts).

Auch hier sollten Einmalnadeln wegen des schärferen Schliffs und aus hygienischen Gründen verwendet werden. Man punktiert das KM durch die bereits erfolgte Hautinzision, ungefähr 1 cm entfernt von der Biopsiestelle und in schrägem Winkel zur Biopsierichtung. Vor dem Aspirieren macht man den Patienten darauf aufmerksam, dass ein kurzzeitiger Schmerz auftreten wird, der auch durch sorgfältige Lokalanästhesie nicht verhindert werden kann. Man aspiriert kurz und kräftig mit einer 10 ml-Spritze bis zum vollen Hub. Zur Aufteilung der Spritzen ☞ Kap. 1.2.. Entnimmt man alle Proben von einer Stelle, so können die letzten Aspirate durch zunehmende Blutverdünnung eine andere Zellzusammensetzung als das erste Aspirat aufweisen. Bei unbefriedigender Aspiration muss die Lage der Punktionsnadel durch Drehen oder durch nochmaliges Punktieren verändert werden. Bei *Punctio sicca* hilft häufig ein Drehen der Nadel im Knochen unter weiterer Aspiration doch noch zur erfolgreichen Materialgewinnung. Bei weiter erfolgloser Punktion kann die andere Seite zusätzlich oder der vordere Beckenkamm nach entsprechender Anästhesie punktiert werden. Auch eine

Sternalpunktion ist möglich, allerdings muss dann ein Tiefenstopper verwendet werden. Bei Säuglingen kommt zur Punktion im Ausnahmefall auch die Tibiavorderkante unterhalb des Ansatzes des M. quadriceps in Frage.

Nach Anlegen eines Heftpflasterverbandes wird die Punktionsstelle durch Liegen auf einem Sandsack komprimiert. Frühestens 30 min. später wird die Stelle auf eine Nachblutung hin kontrolliert.

## 1.2. Probenverteilung

Aspirate für folgende Untersuchungen werden routinemäßig gewonnen, mit den jeweiligen Zusätzen in Klammern (☞ auch Tab. 2.1):

- 1. Spritze!: Aspirationszytologie (0,5 ml EDTA maximal ad 2 ml KM-Aspirat)
- Immunzytologie (0,5 ml Heparin oder auch EDTA maximal ad 5 ml KM-Aspirat)
- Zytogenetik (0,5 ml Heparin maximal ad 5-10 ml KM-Aspirat)
- Molekulargenetik (0,5 ml Heparin oder auch EDTA maximal ad 5 ml KM-Aspirat)

> Die Aspirationszytologie steht immer an erster Stelle, da eine potentielle Heparinkontamination durch den Spritzenkonus gravierende Färbeartefakte in der Pappenheimfärbung verursacht.

Sämtliche Spritzen müssen vor der Punktion sowohl mit Namen als auch mit der Art des Zusatzes gekennzeichnet sein und danach umgehend in die entsprechenden Labore weitergeleitet werden. Generell gilt, je kleiner das Entnahmevolumen ist, desto geringer ist die Kontamination mit nachströmendem peripheren Blut, d.h. desto repräsentativer ist die Knochenmarkprobe. Werden für die Immunzytologie heparinisierte Proben versandt, so sind zusätzlich noch ungefärbte EDTA-Ausstriche beizulegen; dies kann bei Versand von EDTA-Proben entfallen. Uneingeschränkte Probenqualität ist um so wichtiger, je schwieriger die diagnostische Fragestellung ist (z.B. minimale residuelle Leukämie). Eine Probe sollte in 24-48 Stunden ungekühlt das Labor erreichen und auch vor dem Versand nur bei Raumtemperatur gelagert werden.

## 1.3. Lymphknotenentnahme

Bei der Diagnostik von Leukämien kann es insbesondere beim Staging von Lymphomen in Richtung CLL auch nötig sein, einen Lymphknoten zu entnehmen. Vielfach jedoch lässt sich die Diagnose zusammen aus den Blut- und Knochenmarkproben bestimmen und sollte abgewartet werden.

Anders verhält es sich bei den Lymphomen, bei denen eigentlich immer ein Lymphknoten sowohl für histomorphologische als auch immunhistologische Untersuchungen benötigt wird. Auch eine sehr wünschenswerte Chromosomenanalyse, eine gezielte FISH- oder PCR-Untersuchung kann nur an einem entnommenen Lymphknoten durchgeführt werden. Eine Zytogenetik braucht dann vitales Lymphknotengewebe ohne Fixation mit Formalin oder ähnlichem. Auch wenn Punktionszytologien in der Hand erfahrener Punkteure und ebenso erfahrener Zytopathologen oder Hämatoonkologen weitreichende Aussagen zulassen, sollte doch unbedingt eine vollständige Lymphknotenhistologie angestrebt werden. Diese kann nicht selten in Lokalanästhesie durchgeführt werden. Doch auch bei ungünstiger Lage des auffälligsten Lymphknotens muss einer Entnahme in Vollnarkose gegenüber allen anderen Techniken (inkl. CT-gesteuerter Punktion) im Interesse einer umfassenden Diagnostik der Vorzug gegeben werden.

## 1.4. Liquorpunktion

Wegen des häufigen meningealen Befalles ist eine Liquorpunktion obligat bei einer ALL und bei einem lymphatisch differenzierten Blastenschub einer CML. Nach Ausschluss von Hirndruckzeichen wird nach Desinfektion ohne oder in (je nach Erfahrung des Punkteurs) Lokalanästhesie mit einer atraumatischen Punktionsnadel zwischen LWK 4/5 oder LWK 5/S1 in sitzender Haltung oder in Seitenlage des Patienten der Liquorraum punktiert und Liquor für eine klinisch-chemische, zytologische und immunzytologische Untersuchung gewonnen. Für die richtige Interpretation ist eine unblutige Punktion entscheidend. Meist wird mit der diagnostischen Punktion zugleich z.B. bei der ALL auch eine Gabe von Zytostatika verbunden. Durch ein zumindest einstündiges Liegen auf dem Bauch in Kopftieflage wird eine bessere Verteilung der Zytostatika nach kranial erreicht und ein postpunktionelles Syndrom vermieden.

## Literatur

1. Mufti GJ, Flandrin G, Schäfer HE, Sandberg AA, Kanfer EJ: An Atlas of Malignant Haematology. London; Verlag Martin Dunitz, 1996.

2. Löffler H, Rastetter J, Haferlach T. Atlas der klinischen Hämatologie, 6. Aufl. Heidelberg; Springer, 2004.

3. Theml H, Diem H, Haferlach T. Taschenatlas der Hämatologie, 5. Aufl. Stuttgart; Thieme, 2002.

4. Haferlach T, Labordiagnostik bei Leukämien und Lymphomen, 2. Aufl.. Bremen; UNI-MED, 2007.

5. Bain JB, Clark DM, Lampert IA, Koch S: Knochenmarkpathologie. Atlas und Lehrbuch. Blackwell; Berlin, 2000.

6. Haferlach T, Haferlach C, Kern W, Labordiagnostik in der Hämatologie – Vom Symptom zur Diagnose, Köln, Deutscher Ärzte-Verlag, 2011

7. Swerdlow SH, Campo E, Harris NL, Jaffe ES. WHO Classification of Tumours of Haematopoietic and Lymphoid Tissues. Lyon, International Agency for Research on Cancer (IARC), 2008.

# Zytomorphologische Diagnostik

Beurteilt werden ferner die Verteilung der verschiedenen Reifungsstufen, insbesondere der Blasten, sowie Veränderungen von Zytoplasma und Zellkern. Zusätzlich wird der Anteil von Eosinophilen, Basophilen und Monozyten angegeben. Quantitative und qualitative Beurteilung der **Megakaryozyten**anzahl, Verteilung und Feinstruktur von **Lymphozyten, Plasmazellen** und **Retikulumzellen** sind nötig.

### 3) Speichereisen

Speichereisen kann in den Retikulumzellen sowie durch Quantifizierung von Sideroblasten und Ringsideroblasten (in der Berliner Blau-Färbung, ☞ Abb. 2.2) beurteilt werden.

### 4) Vorgehen bei Blastennachweis

Beim Nachweis von Blasten werden zur weiteren morphologischen Differenzierung **obligat** folgende zytochemische Färbungen an Blut- und KM-Ausstrichen durchgeführt:

- Peroxidase (☞ Abb. 2.3a) oder Sudan-Schwarz (Hinweis auf Zugehörigkeit zur granulozytären Reihe)
- Unspezifische Esterase (Hinweis auf Zugehörigkeit zur monozytären Reihe, ☞ Abb. 2.3b)

**Fakultativ** und heute nicht mehr zur Diagnostik und Klassifikation von Leukämien und Lymphomen nach Zytomorphologie sinnvoll sind: PAS-Reaktion (Hinweis auf Zugehörigkeit zur lymphatischen und erythrozytären Reihe), saure Phosphatase (Hinweis auf T-Zellnatur einer ALL) oder Chlorazetatesterase (nur in der Histologie wertvoll; ☞ Kap. 4.).

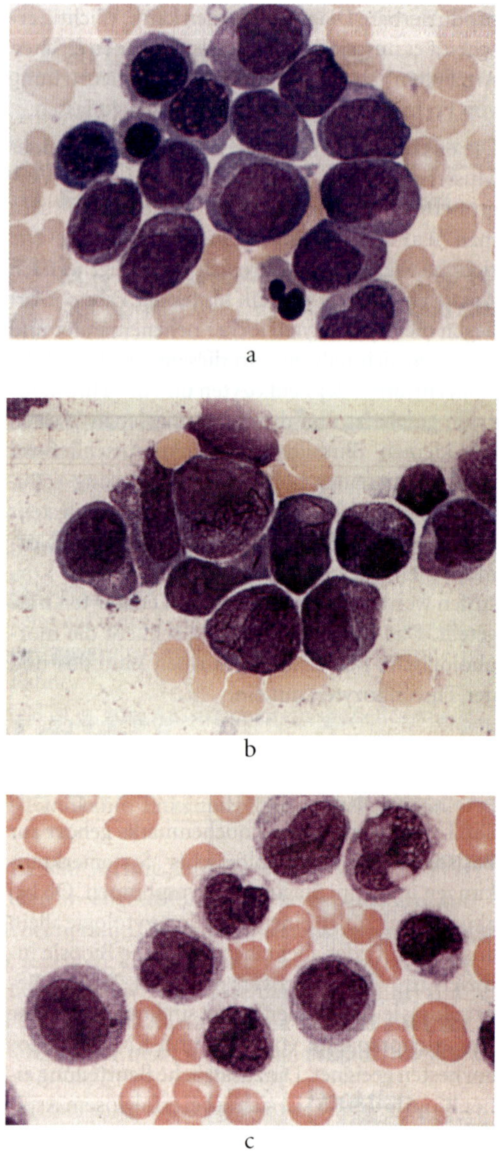


***Abb. 2.1a-c:*** Beispiele von AML-Fällen, gefärbt nach Pappenheim.

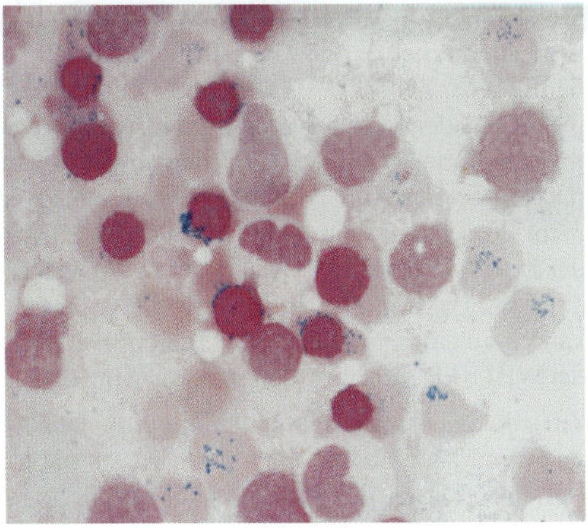

***Abb. 2.2:*** Eisenfärbung des Knochenmarks, hier mit vielen Ringsideroblasten bei einer Myelodysplasie (RARS).

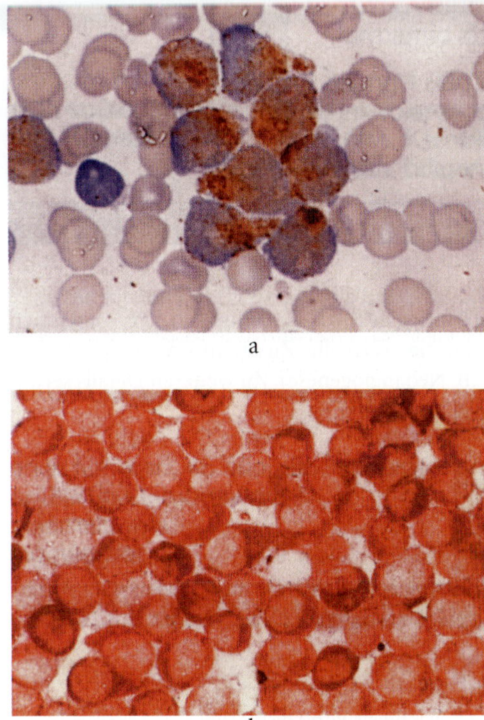

a

b

***Abb. 2.3a+b:*** Beispiele von AML-Fällen, Peroxidasereaktion (**a**) und unspezifische Esterase (**b**).

Die Knochenmarkbiopsie erlaubt nicht nur eine Beurteilung der einzelnen zellulären Bestandteile des Knochenmarks, sondern auch eine quantitati-

| | *De novo* AML t-AML | Sekundäre AML | Rezidiv | Verlauf unter Therapie | ALL | MDS | CML |
|---|---|---|---|---|---|---|---|
| Zytomorphologie | + | + | + | + | + | + | + |
| Zytochemie | + | + | + | | + | + | |
| Histologie | (+) | (+) | | | (+) | (+) | + |
| Immunphäno-typisierung | + | + | # | # | + | (+) | (+) |
| Zytogenetik | + | + | + | (+) | + | + | + |
| FISH Screening | nur AML M3(v) | nur AML M3(v) | | # | (+) | | + |
| 24-Farben-FISH | § | § | § | | § | § | § |
| PCR | (+) | § | | # | (+) | (+) | + |
| *Real-Time*-PCR | # | # | | # | # | | + |

\+ = obligat
(+) = fakultativ, bei besonderer Fragestellung
\# = nur im Rahmen von Studien mit klar definierter Fragestellung
§ = wenn für andere Methoden, wie z.B. Zytogenetik, als notwendige Ergänzung erforderlich

***Tab. 2.1:*** Vorschlag zur Auswahl der Methoden im Rahmen der Leukämiediagnostik.

ve Beurteilung des Zellgehaltes, die Analyse der topographischen Verteilung der Zellen und des Eisengehaltes sowie Aussagen zum Knochenmarkstroma und zu ossären Veränderungen. Der Stellenwert der Knochenmarkbiopsie in der Diagnostik hämatologischer Erkrankungen hängt eng mit der Fragestellung zusammen. So erscheint sie z.B. bei *primärer Myelofibrose* (PMF) und der aplastischen Anämie für die Diagnosestellung unabdingbar, ebenso beim Lymphomstaging; bei anderen Erkrankungen wie z.B. den akuten Leukämien kann sie wertvolle Zusatzinformationen liefern (z.B. Neoangiogenese). Zu weiteren Details sei auf das Kap. 4. verwiesen.

## 2.3. Klassifikation von Leukämien und MDS

Die Klassifikationen von Leukämien orientieren sich an verschiedenen Parametern aus der Primärdiagnostik, die somit erfasst werden müssen:

- 1. Anzahl der Blasten
- 2. Nachweis von Dysplasien
- 3. Ausfall der verschiedenen Färbereaktionen wie Peroxidase, Esterase, Eisenfärbung
- 4. Immunphänotypisierung
- 5. Zytogenetik ggf. ergänzt durch FISH
- 6. Molekulargenetik
- 7. Vorgeschichte des Patienten
- 8. Anzahl der Zytopenien im peripheren Blut (bei MDS)

Verschiedene Klassifikationen werden momentan parallel verwendet und weiterentwickelt:

- 1. FAB-Klassifikation der Leukämien und der MDS (1-6)
- 2. WHO-Klassifikation der Leukämien, der MDS und der Lymphome (2008) (7)
- 3. IPSS und WPSS zur Einteilung von MDS Patienten (2007) (8)

Zunächst rein auf morphologischen Kriterien fußt seit mehr als 30 Jahren die FAB-Klassifikation von Leukämien und MDS. Charakteristische Abbildungen von FAB-Subgruppen und von Färbereaktionen sind in den Abb. 2.1-2.3 zu sehen. Die FAB-Kriterien sind rasch anzuwenden, erfordern aber große Erfahrung des Untersuchers, um hohe Reproduzierbarkeit zu gewährleisten. Zur ersten – häufig sogar bei den AML und MDS schon therapieentscheidenden – Diagnosefindung wird in den meisten Laboren für Leukämiediagnostik weiter nach FAB eingeteilt. Dies liegt auch daran, dass nicht immer gleich und in allen Fällen Daten aus der Zytogenetik und Molekulargenetik zur Verfügung stehen, und nur wenn diese alle vorliegen, kann man eine Einteilung er AML und ALL nach der WHO-Klassifikation von 2008 vornehmen (7).

Zur biologieorientierten Einteilung von Leukämien und MDS stellen dabei die seit 2008 publizierten Kriterien der WHO-Klassifikation einen entscheidenden Fortschritt dar: Sie berücksichtigen neben morphologischen Aspekten inklusive der Dysplasie auch genetische Marker und die Vorgeschichte des Patienten (*de novo*- oder sekundäre Leukämie). Im Detail sind die Kriterien in den Tab. 2.2 und 2.3 wiedergegeben.

| AML mit spezifischen genetischen Aberrationen |
|---|
| • AML mit t(8;21)(q22;q22); *RUNX1-RUNKX1T1*<br>• AML mit inv(16)(p13.1q22) oder t(16;16)(p13.1;q22); *CBFB-MYH11*<br>• Akute Promyelozytenleukämie mit t(15;17)(q22;q12); *PML-RARA*<br>• AML mit t(9;11)(p22;q23); MLLT3-MLL<br>• AML mit t(6;9)(p23;q34);*DEK-NUP214*<br>• AML mit inv(3)(q21q26.2) oder t(3;3)(q21;q26.2); *RPN1-EVI1*<br>• Megakaryoblastische AML mit t(1;22)(p13;q13); *RBM15-MKL1*<br>• AML mit mutiertem *NPM1*<br>• AML mit mutiertem *CEBPA* |
| AML mit Myelodysplasie-assoziierten Veränderungen |
| • AML mit vorausgegangenem MDS oder MDS/MPN<br>• AML mit MDS-spezifischen zytogenetischen Aberrationen<br>• AML mit Mehrliniendysplasie |
| Therapieinduzierte myeloische Neoplasien |
| • Nach Alkylanzien<br>• Nach Epipodophyllotoxin<br>• Nach Radiatio |
| AML ohne andere Einordnungsmöglichkeit |
| • AML minimal differenziert<br>• AML ohne Ausreifung<br>• AML mit Ausreifung<br>• Akute myelomonozytäre Leukämie<br>• Akute monoblastische und monozytäre Leukämie<br>• Akute Erythro-Leukämie<br>• Akute Megakaryoblasten-Leukämie<br>• Akute Basophilen-Leukämie<br>• Akute Panmyelose mit Myelofibrose |
| Myelosarkom/Chlororm |
| Mit Down-Syndrom assoziierte myeloische Proliferation |
| Blastisch plasmazytoide dendritische Zellneoplasien |

***Tab. 2.2:*** Klassifikation der AML (WHO 2008; Lit. 7).

Die Myelodysplasien werden parallel zu den überwiegend (Ausnahme 5q-Syndrom) morphologisch orientierten FAB- und WHO-Klassifikationen zur Abschätzung der Prognose auch noch parallel mit dem IPSS-System eingeteilt (8). Hierzu sind als Einzelparameter zu evaluieren:

- 1. Anzahl der Zytopenien
- 2. Zahl der Blasten im Knochenmark
- 3. Zytogenetik, nach der die Patienten in die Untergruppen gut, intermediär und ungünstig eingeteilt werden. Als günstig nach Zytogenetik werden folgende Befunde angesehen: normaler Karyotyp, -Y, del(5q) oder del(20q). Ungünstige zytogenetische Veränderungen sind nach IPSS: komplex aberranter Karyotyp, d.h. 3 und mehr Chromosomen verändert, sowie Veränderungen am Chromosom 7. Alle anderen Zytogenetikergebnisse gelten als intermediär.

Die genannten Parameter werden dann analog der in Tab. 2.4 zu vergebenden Punkte zu einem Risikoscore zusammengefasst.

Je nach Einteilung des einzelnen Patienten ergeben sich dann wiederum 4 Subgruppen von MDS nach IPSS:

- 1. Günstige Prognosegruppe: 0 Punkte
- 2. Intermediäre Prognosegruppe 1: 0,5-1 Punkt
- 3. Intermediäre Prognosegruppe 2: 1,5-2 Punkte
- 4. Ungünstige Prognosegruppe: ≥ 2,5 Punkte

Es ist dabei zu berücksichtigen, dass der IPSS noch nicht an die neuen Grenzwerte für Blasten nach WHO (Trennlinie MDS/AML 20% Blasten) angepasst ist, so dass eine parallele Anwendung von WHO Klassifikation und IPPS für die MDS momentan nicht harmonisiert ist.

Der WPSS (8) berücksichtigt morphologisch die WHO-Kriterien von 2001 für die MDS und daneben auch noch die Transfusionspflichtigkeit des Patienten.

Diese kurzen Ausführungen zur Klassifikation bei den Leukämien und den MDS machen deutlich, dass nur durch eine umfassende Diagnostik von Anfang an eine heute geforderte Beschreibung der

| Entität* | Dysplasie# | Blasten im Blut | Blasten im Knochenmark | Ringsideroblasten im Knochenmark | Zytogenetik |
|---|---|---|---|---|---|
| 5q-Syndrom | Meist nur E | < 5 % | < 5 % | < 15 % | Nur 5q- |
| RA | Meist nur DysE | < 1 % | < 5 % | < 15 % | Verschieden |
| RARS | Meist nur DysE | Keine | < 5 % | > 15 % | Verschieden |
| RCMD | 2-3 Linien | Selten | < 5 % | >/< 15 % | Verschieden |
| RAEB-1 | 1-3 Linien | < 5 % | 5-9 % | < 15 % | Verschieden |
| RAEB-2 | 1-3 Linien | 5-19 % | 10-19 % | < 15 % | Verschieden |
| MDS-U | 1 Linie | Keine | < 5 % | < 15 % | Verschieden |

**RA** = refraktäre Anämie; **RARS** = refraktäre Anämie mit Ringsideroblasten; **RCMD** = refraktäre Zytopenie mit *multilineage*-Dysplasie; **RAEB** = refraktäre Anämie mit Erhöhung von Blasten; **MDS-U** = MDS unklassifizierbar; # Dysplasie in Granulopoese = **DysG**, in Erythropoese = **DysE**, in Megakaryopoese = **DysM**, Multilineage-Dysplasie = zwei Linien sind betroffen, Trilineagedysplasie = **TLD** = alle drei Zellreihen weisen Dysplasien auf.

***Tab. 2.3:*** WHO-Einteilung der Myelodysplastischen Syndrome (7).

| Punkte | 0 | 0,5 | 1 | 1,5 | 2 |
|---|---|---|---|---|---|
| KM-Blasten (%) | < 5 | 5-10 | - | 11-20 | 21-30 |
| Karyotyp | Gut | Intermediär | Ungünstig | - | - |
| Zytopenien | 0/1 | 2/3 | | | |

***Tab. 2.4:*** IPSS-Risikoscore für MDS (8).

| Kriterium der Remission | Analysezeitpunkt | Neutrophile (/µl) | Thrombozyten (/µl) | KM-Blasten (%) |
|---|---|---|---|---|
| Frühes Therapieansprechen | 7-10 Tage nach Therapieende | Meist keine | Niedrig | < 5 |
| Morphologisch leukämiefrei | Je nach Protokoll | Meist keine | Niedrig | < 5 |
| Morphologische CR | Je nach Protokoll | > 1.000 | > 100.000 | < 5 |
| Zytogenetische CR | Je nach Protokoll | > 1.000 | > 100.000 | < 5 |
| Molekulare CR | Je nach Protokoll | > 1.000 | > 100.000 | < 5 |
| Morphologisch PR | Je nach Protokoll | > 1.000 | > 100.000 | > 50 oder Abnahme auf 5-25 |

CR = komplette Remission; PR = partielle Remission

***Tab. 2.5:*** Kriterien zur Remissionsbeurteilung bei AML nach Cheson et al. (9).

einzelnen biologischen Entität der jeweiligen Erkrankung möglich ist. Dies ist auch zunehmend wichtig für Messungen der minimalen Resterkrankung, deren Ergebnisse zu einem Umdenken der Remissionsbeurteilung führen müssen. Ein erstes grundlegendes Positionspapier erschien dazu vor kurzem und soll im Folgenden noch angesprochen werden.

## 2.4. Beurteilung des Remissionsstatus bei Leukämien und Lymphomen

Die Anwendung neuerer Methoden zur Bestimmung minimaler Resterkrankung bei Leukämien und Lymphomen hat in den letzten Jahren auch dazu geführt, dass man neue Kriterien der Remissionsbeurteilung benötigt. Bisher fehlt es aber in vielen Einzelaspekten und insbesondere in Anbetracht der unterschiedlichen Methoden an Standards und an vergleichenden Analysen mit Korrelation zur klinischen Bedeutung. Verschiedene Veröffentlichung definieren Kriterien für den Begriff der "Kompletten Remission" (9, 10) (☞ Tab. 2.5).

Um diese Aspekte in naher Zukunft in die Prognosebeurteilung und zur Therapiesteuerung mit einzubeziehen, müssen deshalb auch die genannten Laborarameter zum Zeitpunkt der Primärdiagnose mitbestimmt bzw. ausgeschlossen und dann in regelmäßigen Abständen nachverfolgt werden (9, 10). Schon jetzt lassen viele der in diesem Buch in den Kap. 5.-7. besprochenen Methoden eine so untergliedernde Beurteilung des Ansprechens auf die Therapie zu. Eine auch durch neue Methoden wie das *Next Generation Sequencing* (☞ Kap. 7)(11) rasch zunehmende Zahl an wichtigen Einzelparametern hat gezeigt, wie groß ihr spezifischer und individueller Wert zur Therapiesteuerung für den einzelnen Patienten ist. Das kann dabei eine Empfehlung zur aggressiven Therapie bis hin zur allogenen Stammzelltransplantation ebenso bedeuten wie ein frühes Therapieende wegen mehrfach fehlenden Nachweises des jeweiligen Leukämiemarkers.

### Literatur

(1) Bennett JM, Catovsky D, Daniel MT et al. Proposals for the classification of the acute leukaemias. French American-British (FAB) co-operative group. Br J Haematol. 1976;33:451-458.

(2) Bennett JM, Catovsky D, Daniel MT et al. Proposed revised criteria for the classification of acute myeloid leukemia. A report of the French-American-British Cooperative Group. Ann Intern Med. 1985;103:620-625.

(3) Bennett JM, Catovsky D, Daniel MT et al. Proposal for the classification of myelodysplastic syndromes. Br J Haematol. 1982;51:189-199.

(4) Bennett JM, Catovsky D, Daniel MT et al. Proposal for the recognition of minimally differentiated acute myeloid leukemia (AML-M0). Br J Haematol. 1991; 78: 325-329.

(5) Bennett JM, Catovsky D, Daniel MT et al. Criteria for the diagnosis of acute leukemia of megakaryocyte lineage (M7). Ann Intern Med. 1985; 103:460-462.

(6) Bennett JM, Catovsky D, Daniel MT et al. A variant form of hypergranular promyelocytic leukaemia (M3). Br J Haematol. 1980;44:169-170.

(7) Swerdlow SH, Campo E, Harris NL et al.. WHO classification of tumours of haematopetic and lymphoid tissues. Lyon: IARC Press; 2008.

(8) Malcovati L, Germing U, Kuendgen A et al. Time-dependent prognostic scoring system for predicting survival and leukemic evolution in myelodyplastic syndromes, J Clin Oncol. 2007; 25(23):3503-3510.

(9) Cheson BD, Greenberg PL, Bennett JM et al. Clinical application and proposal for modification of the International Working Group (IWG) response criteria in myelodyplasia. Blood. 2006; 108(2):419-425.

(10) Döhner H, Estey EH, Amadori S et al. Diagnosis and management of acute myeloid leukemia in adults: recommendations from an international expert panel, on behalf of the European LeukemiaNet. Blood. 2010; 115(3):453-474.

(11) Kohlmann A, Grossmann V, Klein HU et al. Next-generation sequencing technology reveals a characteristic pattern of molecular mutations in 72.8 % of chronic myelomonocytic leukemia by detecting frequent alterations in TET2, CBL, RAS, and RUNX1. J Clin Oncol. 2010; 20(24):3858-3865.

(12) Greenberg P, Cox C, Le Beau MM et al. International Scoring System for evaluating prognosis in myelodysplastic syndromes. Blood. 1997; 89: 2079-2088.

(13) Cheson BD, Bennett JM, Kopecky KJ et al. Revised recommendation of the International Working Group for diagnosis, standardization of response criteria, treatment outcomes, and reporting standards for therapeutic trials in acute myeloid leukemia. J Clin Oncol. 2003; 21: 4642-4649.

(14) Bacher U, Kern W, Schoch C et al. Evaluation of complete disease remission in acute myeloid leukemia: a prospective study based on cytomorphology, interphase fluorescence in situ hybridization, and immunophenotyping during follow-up in patients with acute myeloid leukemia. Cancer 2006; 106(4):839-847.

# Hämatologie-automaten

# 3. Hämatologieautomaten

## 3.1. Einführung

Das sogenannte kleine Blutbild und die von Hämatologieautomaten ermittelte Verteilung der kernhaltigen Zellen über das Volumen in Lymphozyten, Monozyten und Granulozyten zählen mit zu den schnellsten und billigsten Laborparametern.

Das venöse, arterielle oder kapilläre Blut wird während der Blutabnahme direkt in ein industriell vorgefertigtes EDTA-Probenabnahmeröhrchen überführt und gut gemischt, indem das Röhrchen mehrmals "auf den Kopf" gestellt wird. Das in der Blutprobe vorhandene Kalzium komplexiert sofort mit dem im Röhrchen vorgelegten EDTA, eine Blutgerinnung wird sicher verhindert, und die Blutprobe kann sofort gemessen werden. Die Analyse des Blutbildes dauert an Hämatologieautomaten ca. eine Minute. Befindet sich der Patient bei der Blutabnahme in unmittelbarer Nähe zum Hämatologieautomaten und wird die Probe sofort analysiert, so liegen die Ergebnisse des Blutbildes ca. 2 Minuten nach Blutabnahme vor (z.B. bei intrauteriner Nabelschnurpunktion mit der Fragestellung: Indikation zur Bluttransfusion?).

Viele industriell hergestellte Abnahmeröhrchen haben im abnehmbaren Deckel eine Gummimembran, die von den Probennehmern der Hämatologieautomaten durchstochen werden kann. Neben der geschlossenen Blutabnahme beim Patienten findet so eine geschlossene Blutentnahme am Automaten statt, und das Infektionsrisiko wird deutlich vermindert. Werden im Automaten während der Aspiration eines Aliquots der Barcode auf dem Röhrchen gelesen und die Messergebnisse des Blutes den Patientenidentifikationsdaten auf dem Röhrchen zugeordnet, so sind während dieser Phase Probenverwechslungen und Fehlzuordnungen praktisch ausgeschlossen.

## 3.2. Das kleine Blutbild

**Das sogenannte kleine Blutbild beinhaltet:**

- Die Konzentrationsbestimmung der korpuskulären Bestandteile Erythrozyten, Leukozyten und Thrombozyten
- Die Messung der Hämoglobin-Konzentration (nach Lyse der Erythrozyten)
- Die Ermittlung des Hämatokrits (prozentualer Volumenanteil der Erythrozyten am Gesamtvolumen)
- Die Berechnung der Erythrozytenindizes MCV, MCH und MCHC

Das Grundprinzip aller Hämatologieautomaten zur Konzentrationsbestimmung der korpuskulären Bestandteile ist die Zählung und die gleichzeitige Größenbestimmung der Zellen. Bei der Impedanzmethode (Widerstandsprinzip) werden die Zellen der Blutprobe in einer elektrisch leitenden Lösung verdünnt und durch eine enge Kapillare gesaugt. An der Kapillare liegt eine Spannung an, und es fließt Strom. Tritt nun eine Zelle in die Kapillare ein, so verdrängt sie elektrisch leitende Flüssigkeit, der Stromfluss nimmt ab, und es entsteht ein Stromimpuls. Dieser ist umso kleiner, je geringer das Volumen (☞ Abb. 3.1a) und um so höher und breiter, je größer das Volumen der Blutzelle ist (☞ Abb. 3.1b).

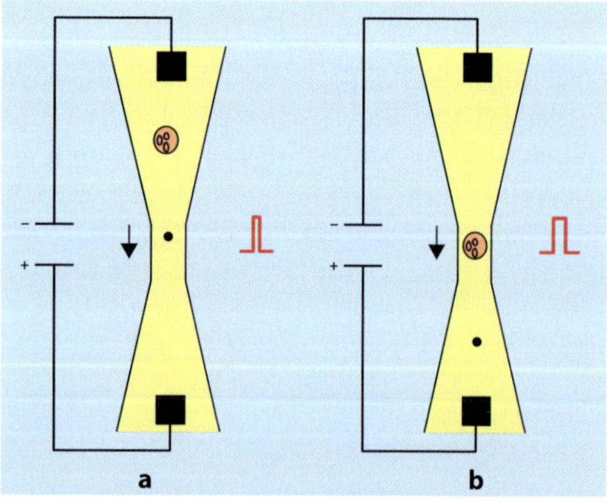


***Abb. 3.1a+b:*** Prinzip der Impedanzmessung zur Konzentrationsbestimmung der korpuskulären Bestandteile und deren Größenbestimmung.

Die korpuskulären Bestandteile unterscheiden sich wie folgt: Leukozyten sind groß (>100 fl) und haben einen Kern, Erythrozyten sind groß (bei Normalpersonen >80 fl) und sind lysierbar, und Thrombozyten sind klein (bei Normalpersonen zwischen 2 und 20 fl) und sind nicht lysierbar.

Der Hämatologieautomat verdünnt das Blut und saugt elektrisch leitende Flüssigkeit mit den korpuskulären Bestandteilen durch eine Kapillare. Jede Zelle erzeugt einen Eigenimpuls und gleichzeitig ein Größensignal. Für die Ermittlung der Konzentration der korpuskulären Bestandteile benötigt man die Zahl der Impulse pro Volumen. Da im Durchfluss gemessen wird, verwenden die meisten Gerätehersteller einen Kalibrator. Der Kalibrator zeigt bei bekannter Partikelkonzentration der Probe eine bestimmte Anzahl an Impulsen in einer bestimmten Zeit. Wird eine unbekannte Probe gemessen, so kann über deren Anzahl an Impulsen in der exakt gleichen Zeiteinheit wie beim Kalibrator auf die Partikelkonzentration der zu messenden Probe geschlossen werden (Dreisatz). Bei hämatologischen Großgeräten wird zum Teil die Anzahl der Impulse in einem definierten Volumen gemessen (aufwendige Technologie, aber sehr exakte Resultate). Ein Computer sortiert die Impulse nach der Größe, und kleine Zellen (zwischen ca. 2-20 fl) werden den Thrombozyten zugeordnet. Große Zellen (ca. >30 fl) entsprechen Erythrozyten und Leukozyten. Da bei einer Normalperson ungefähr 1000-mal mehr Erythrozyten als Leukozyten vorhanden sind, kann die systematische Beeinflussung der Erythrozytenzählung in der Regel vernachlässigt werden (vgl. Einfluss- und Störgrößen [☞ Abb. 3.2 oben]).

In einer zweiten parallel durchgeführten Verdünnung wird gleichzeitig lysiert. Die Erythrozyten werden zerstört, und es schwimmen noch Membranteile ("*ghosts*") in der Flüssigkeit. Thrombozyten und Erythrozytenteile sind klein, liegen vom Volumen unterhalb eines Diskriminators und werden dann nicht mitgezählt. Alle Zellen, die nach der Lyse noch größer sind als ca. 30 fl (unterschiedlich nach Firma und Lysereagenzien) werden schließlich als Leukozyten gezählt (☞ Abb. 3.2 unten).

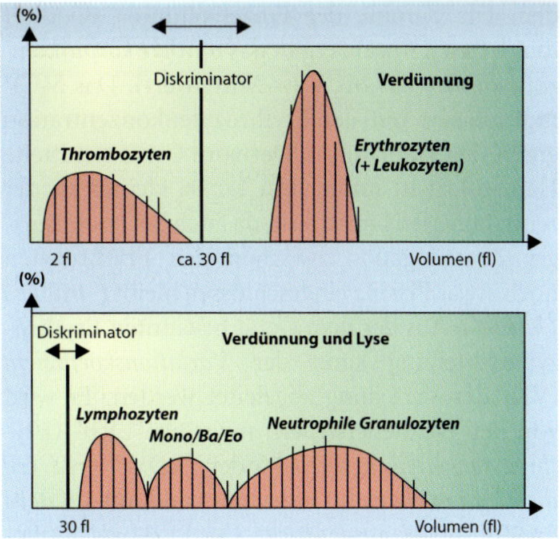


***Abb. 3.2:*** Prinzip der Zuordnung der Impulse an den verschiedenen Zellarten.

Die Leukozyten werden dabei durch die Lyse im Volumen verändert. Die Zellmembran legt sich wie eine Art Hülle auf die Kerne, und in diesem Zustand werden sie analysiert. Dauert die Lyse zu lange, werden auch die Kerne zerstört, die Zellen sind dann zu klein und der Leukozytenwert wird falsch niedrig gemessen. Aus diesem Grund sind die Lysereagenzien und die Zeit der Lyse bei den verschiedenen Geräteherstellern exakt aufeinander abgestimmt.

Die Größenverteilung der Leukozyten nach Lyse zeigt ein typisches Muster (☞ Abb. 3.2 unten): Lymphozyten sind kleine Zellen und die neutrophilen Granulozyten sind große Zellen. Dazwischen befinden sich Monozyten, eosinophile und basophile Granulozyten. Diese sogenannte "3-Part-Differenzierung" kann kein mikroskopisch erstelltes Differentialblutbild ersetzen! Das Fehlen einer Granulozytenpopulation sollte deshalb sofort mit einem Ausstrich überprüft werden.

Der *Hämatokrit* (Hk) ist der Anteil der Erythrozyten am Gesamtvolumen. Die Referenz- als auch Routinemethode ist die hochtourige Zentrifugation einer zu 2/3 gefüllten Hämatokrit-Kapillare. Sind der Hämatokrit und auch die Zahl der *Erythrozyten* (Ery) pro Volumen (= Konzentration) bekannt, so kann das *mittlere korpuskuläre Volumen* (MCV) berechnet werden (MCV = Hk/Ery). In Hämatologiegeräten wird die Berechnung "umgedreht", da neben der Konzentration der Erythrozyten auch deren Einzelvolumina ermittelt werden. Die Summe der Einzelvolumina dividiert durch deren Anzahl ergibt das *mittlere korpuskuläre Volumen*, das MCV (= Mittelwert). Das MCV multipliziert mit der Erythrozytenkonzentration ergibt den Hämatokrit. Der vom Gerät ermittelte Hämatokrit ist immer um 1-2 % kleiner als der zentrifugierte Hämatokrit, da auch bei hochtouriger Zentrifugation zwischen den Erythrozyten noch etwas Plasma eingeschlossen bleibt ("*trapped plasma*"). Aus der dem Gerät bekannten Erythrozytenverteilung kann der *Variationskoeffizient* (VK) der Verteilung abgeleitet werden. Er wird von den Geräteherstellern meist als "EVB" (*Erythrozytenverteilungsbreite*) oder "RDW" (*red cell distribution wideness*) bezeichnet und mit auf dem Ergebnisbogen ausgedruckt. Der EVB bzw. RDW-Wert ist ein Korrelat zu den Größenunterschieden der Erythrozyten, im pathologischen Fall weist er auf Anisozytose hin. Diese Vorgehensweise ist bei einer ausreichenden Konzentration auch bei Thrombozyten möglich, und von den Geräten werden das *mittlere thrombozytäre Volumen = Plättchenvolumen* (MPV), der Volumenanteil der Thrombozyten (= Thrombokrit) und die *Thrombozytenverteilungsbreite* (TVB) angegeben. Limitiert sind die Parameter, da sie meistens erst bei einer Thrombozytopenie entscheidend sind, dann aber oft die Bestimmungen wegen zu geringer Messimpulse der Thrombozyten zu unpräzise werden.

Die Parameter MCH (*mittleres korpuskuläres Hämoglobin*) und MCHC (*mittlere korpuskuläre Hämoglobinkonzentration*) werden automatisch über die Messgrößen Hämoglobin und Erythrozyten bzw. Hämoglobin und Hämatokrit berechnet.

Für die Hämoglobinmessung werden die Erythrozyten lysiert, und in Anlehnung an die Referenzmethode werden modifizierte Cyanhämoglobinmethoden oder das ungiftige *Sodium-Lauryl-Sulfat* (SLS-Hämoglobin, Firma Sysmex) verwendet und der Hb-Wert photometrisch bestimmt.

Die Ergebnisse des kleinen Blutbilds zeigen eine sehr gute Richtigkeit (Übereinstimmung zwischen dem "wahren" und dem gemessenen Wert) und eine hohe Präzision. Als Maß für die Präzision wird der *Variationskoeffizient* (VK) angegeben. Er liegt bei allen Geräteherstellern bei den:

- Leukozyten δ 2,5 %
- Erythrozyten δ 2 %
- Hämoglobin δ 1,5 %
- Thrombozyten δ 5 %

Wichtig ist jedoch, dass diese Werte sich nur auf Blut beziehen, dessen Werte sich in etwa im Referenzbereich befinden und gleichzeitig keine Einfluss- oder Störgrößen vorliegen.

## 3.3. Einfluss- und Störgrößen des kleinen Blutbildes

Unter Einflussgrößen werden Veränderungen zusammengefasst, welche im Patienten oder auf dem Weg zum Gerät entstehen und zu falschen Analyseergebnissen führen können. Im folgenden werden die wichtigsten Einflussgrößen dargelegt:

- Erythroblasten
- Fragmentozyten
- Riesenthrombozyten
- Thrombozytenagglutinate (entstehen erst im Röhrchen, deshalb Störgröße)

### ▶ Erythroblasten

Erythroblasten (kernhaltige rote Vorstufen, ☞ Abb. 3.3) werden als kernhaltige Zellen nach der Lyse der Erythrozyten als Leukozyten mitgezählt. Die Anzahl der kernhaltigen Zellen entspricht hier nicht den Leukozyten (wie vom Gerät behauptet), sondern Leukozyten und Erythroblasten. Es gibt moderne Analyser, die in einem eigenen Kanal Leukozyten und Erythroblasten zählen und extra angeben. Ist dies nicht der Fall, so muss man im Ausstrich das Verhältnis der Leukozyten zu den Erythroblasten bestimmen und über Dreisatz die jeweiligen Populationen aus der Gesamtzellzahl (= kernhaltige Zellen) berechnen.

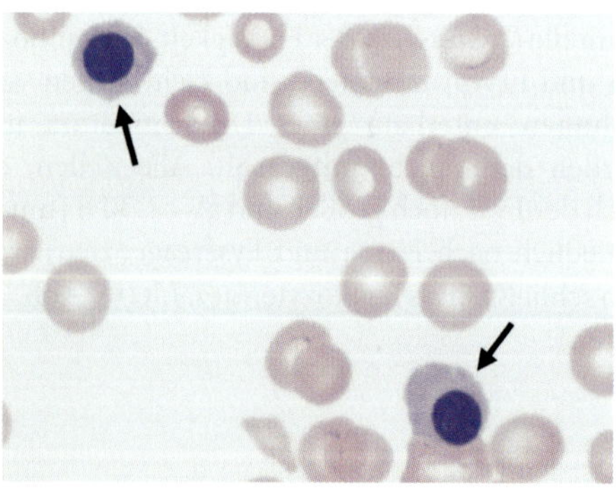

***Abb. 3.3:*** Erythroblasten.

### ▶ Fragmentozyten

Fragmentozyten ("zerstörte" Erythrozyten, ☞ Abb. 3.4) sind so klein, dass sie bei den Thrombozyten mitgezählt werden und einen falsch hohen Thrombozytenwert vortäuschen. Es gibt Hämatologiegeräte, die mit Spezialtechniken (z.B. Fluoreszenz- oder Antikörperfärbungen) die Thrombozyten sicher erkennen und auch zählen können. Diese Werte können nach Prüfung mitgeteilt werden. Ansonsten kann ein reproduzierbarer Wert über die Zählung der Thrombozyten mit der Kammer ermittelt werden.

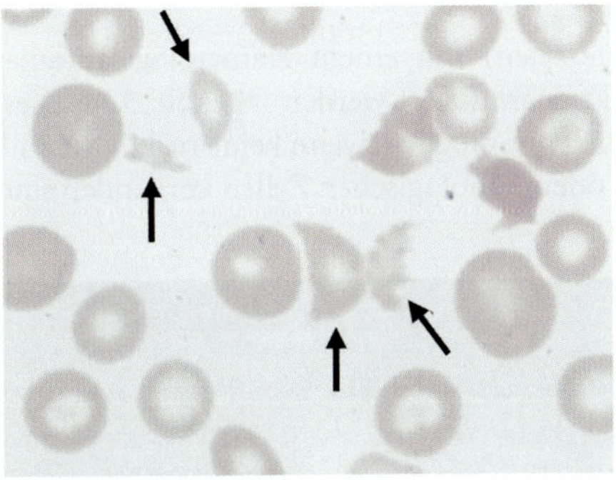

***Abb. 3.4:*** Fragmentozyten.

### ▶ Riesenthrombozyten

Riesenthrombozyten (Definition: Thrombozyten größer als Erythrozyten) sind so groß, dass sie bei den Erythrozyten und nicht bei den Thrombozyten mitgezählt werden (hier z.B. May-Hegglin-Anomalie, ☞ Abb. 3.5). Der Gerätewert lag bei 8 G/l, der in der Thrombozytenkammer ermittelte (wahre) Wert war 46 G/l.

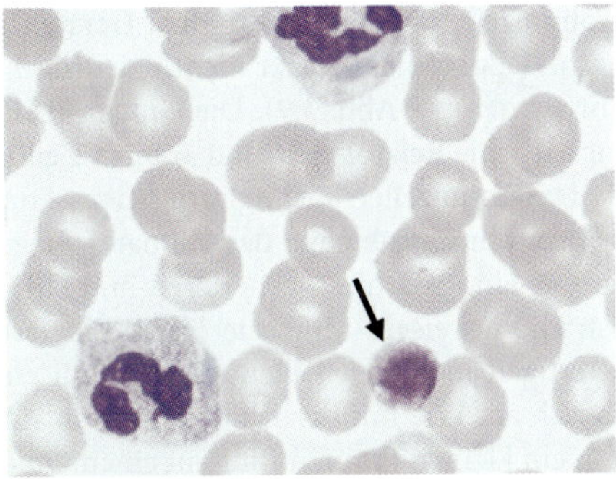

***Abb. 3.5:*** Riesenthrombozyten bei May-Hegglin-Anomalie.

### ▶ Thrombozytenagglutinate

Bei ungenügender Durchmischung aber auch beim Vorliegen einer "EDTA-bedingten Pseudothrombozytopenie" liegen die Thrombozyten nicht einzeln, sondern in Agglutinaten vor (☞ Abb. 3.6). Nur die einzeln liegenden kleinen Thrombozyten werden richtig gezählt, die vielen Thrombozyten im Aggregat werden über ihre Größe bei den Leukozyten mit erfasst. Damit wird ein falsch hoher Leukozyten- und gleichzeitig ein falsch niedriger Thrombozytenwert ermittelt. Die Störgröße kann sicher erkannt werden, wenn parallel zu EDTA-Blut auch Citratblut untersucht wird, in dem bei einer EDTA-bedingten Thrombozytopenie keine Agglutinate vorliegen (Kontrolle außerdem über Ausstriche).

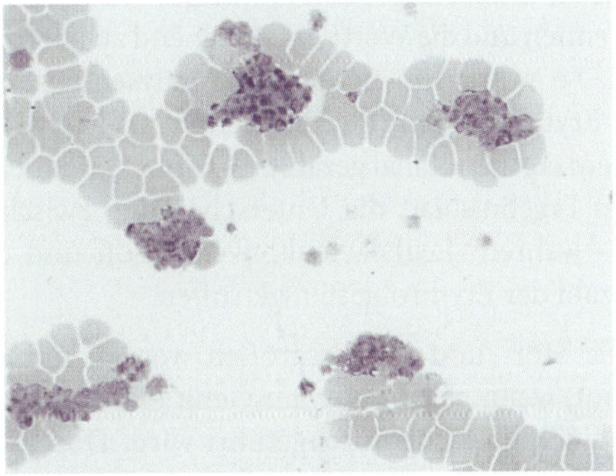

***Abb. 3.6:*** Thrombozytenagglutinate.

### ▶ Weitere Stör- und Einflussgrößen und deren Auswirkungen (in Klammern)

- Leukozytenagglutinate (falsch niedriger Leukozytenwert)
- Lyseresistente Erythrozyten bei Neugeborenen und hämatologischen Erkrankungen (falsch hohe Leukozytenwerte)
- Fragile Leukozyten im Rahmen von hämatologischen Erkrankungen (falsch niedrige Leukozytenwerte)
- Zytoplasmaabsprengungen von leukämischen Blasten (falsch hohe Thrombozytenwerte)
- Lipämie (falsch hoher Hb-Wert)
- Leukämie mit hohen Zellzahlen (falsch hoher Hb- und Hk-Wert)
- Kälteagglutinate oder Kryoglobuline (falsch niedriger Hk- und falsch hoher MCHC- und MCV-Wert)

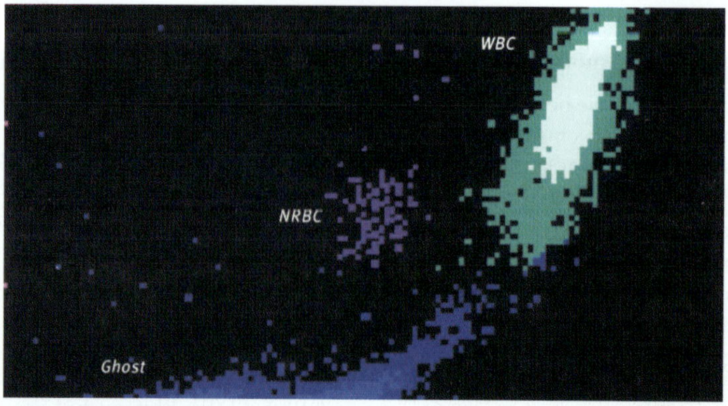


***Abb. 3.7:*** Nachweis von Erythroblasten.
***Ghost*** = zerstörte Erythrozyten, **NRBC** = *nucleated red blood cells*, **WBC** = *white blood cells*.

In modernen, größeren, aber auch teureren Analysensystemen sind technische Vorkehrungen getroffen, diese Störgrößen zumindest zum Teil zu erkennen und die Werte entsprechend zu korrigieren. So werden in modernen Analysensystemen die Erythroblasten (hier bezeichnet als NRBC) in einem eigenen Kanal gezählt (☞ Abb. 3.7) und auf dem Ergebnisblatt die Unterscheidung zwischen der "wahren" Leukozytenkonzentration und der Anzahl der Erythroblasten getroffen.

Viele Stör- und Einflussgrößen werden nur erkannt, wenn gleichzeitig am Gerät eine Leukozytendifferenzierung durchgeführt wird. Durch die gleichzeitige Anwendung und Kombination von verschiedenen, zum Teil sehr aufwendigen Techniken:

- Beispiel 1: Volumen + Laserstreulicht + Konduktivität mittels Radiofrequenzmessung oder
- Beispiel 2: Fluoreszenz-Durchflusszytometrie oder
- Beispiel 3: Peroxidasefärbung in Kombination mit Volumen + Doppelwinkelstreulicht

können die fünf Leukozytenpopulationen unterschieden und gezählt werden.

## 3.4. Differentialblutbild

Im Ausstrich werden in der Regel 100 oder 200 Leukozyten differenziert, vom Gerät jedoch Tausende von Zellen. Die Präzision des Analysengerätes ist somit unvergleichlich viel besser als das Mikroskop, und es können die fünf "normalen" Leukozytenpopulationen (Lymphozyten, neutrophile, eosinophile und basophile Granulozyten und Monozyten) mit einem Hämatologieautomaten exakt quantifiziert werden (☞ Abb. 3.8). Dies ist jedoch nur möglich, wenn keine reaktiv veränderten oder pathologischen Zellen vorhanden sind.

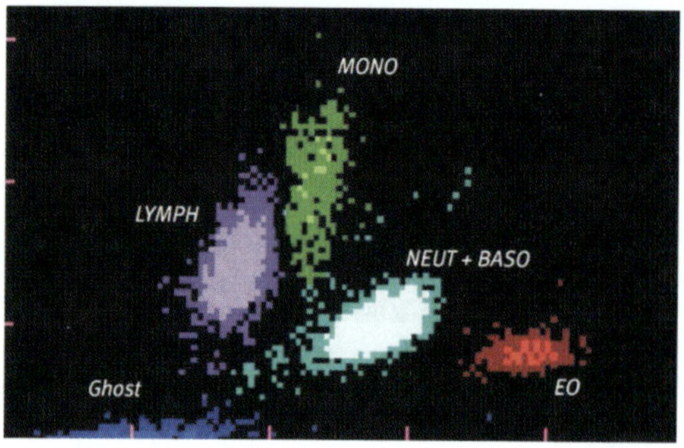


***Abb. 3.8:*** Differenzierung der Leukozytensubpopulationen in ihre 5 Subgruppen.
**LYMPH** = Lymphozyten, **MONO** = Monozyten, **NEUT** = neutrophile Granulozyten, **BASO** = basophile Granulozyten, **EO** = eosinophile Granulozyten.

Pathologische Zellpopulationen (z.B. Blasten, Lymphomzellen) können von allen Geräten nur gewarnt, jedoch nicht sicher identifiziert und benannt werden (☞ Abb. 3.9). Die Unterscheidung "lymphatische Reizformen und buntes Zellbild" und "Lymphomzellen" gelingt am Mikroskop in der Regel ohne Probleme, das Hämatologiegerät kann nur eine Warnung generieren und auf den Ausstrich verweisen. Moderne Hämatologiestraßen fertigen in diesen Fällen automatisch einen Ausstrich an. Wie mit der Hand wird vom Automaten ein kleiner Tropfen Blut auf einen Objektträger pipettiert und dem Hämatokrit angepasst mit einem zweiten Objektträger flach oder steil ausgestrichen. Nach Aufdruck einer Identifizierung und Trocknung wird automatisch nach Pappenheim gefärbt.

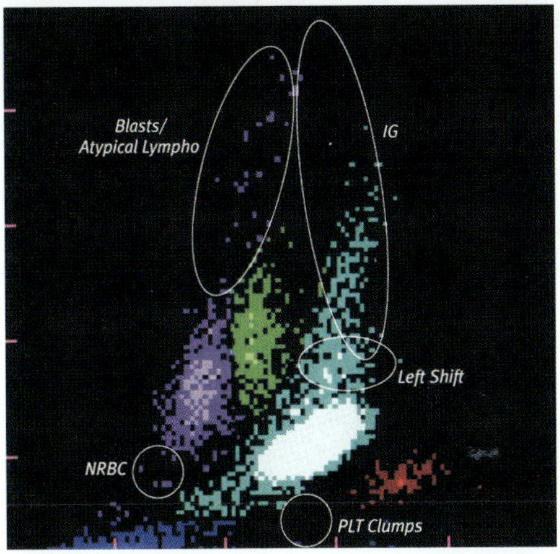


***Abb. 3.9:*** Nachweis pathologischer Zellpopulationen.
***PLT Clumps*** = Thrombozytenaggregate, ***Left Shift*** = Linksverschiebung, ***IG*** = unreife Granulozyten, ***Blasts*** = Blasten, ***Atypical Lympho*** = atypische Lymphozyten.

Obwohl das Hämatologiegerät Tausende von Zellen analysiert, kann es pathologische Populationen nur dann sicher erkennen und warnen, wenn diese eine bestimmte Häufigkeit überschreiten und an einer für das Gerät auffälligen Stelle liegen. Einzelne Blasten (δ 1 %) werden von allen hämatologischen Geräten nicht sicher erkannt (z.B. beim Rezidiv einer akuten Leukämie), kleine Lymphomzellen (z.B. Zentrozyten) liegen häufig innerhalb der Lymphozytenwolke und fallen zwar im Mikroskop, jedoch nicht im Gerät auf. Auch Formveränderungen der Erythrozyten (z.B. Sichelzellen) werden in der Regel immer übersehen. In allen klinisch unklaren Fällen und bei Verlaufskontrollen von hämatologischen Erkrankungen mit gesicherter oder verdächtiger Ausschwemmung von pathologischen Zellpopulationen in das periphere Blut kann derzeit auf einen Ausstrich und die Musterung am Mikroskop nicht verzichtet werden.

## 3.5. Bestimmung der Retikulozyten

Bei der manuellen Retikulozytenzählung wird EDTA-Blut mit dem Farbstoff Brillantkresylblau über 20 Minuten inkubiert und aus dem Gemisch ein Ausstrich angefertigt. Durch Zählung von 1000 oder 2000 Erythrozyten wird der Retikulozytenanteil bestimmt. Große Hämatologieautomaten inkubieren EDTA-Blut mit einem Fluoreszenzfarbstoff (z.B. Auramin) und detektieren den Anteil der "leuchtenden" Erythrozyten im Durchfluss mit einer sehr hohen Präzision (☞Abb. 3.10). Probleme entstehen allerdings bei Proben mit einer sehr hohen Retikulozytenzahl (>30 %) oder bei Thrombozytose mit Riesenthrombozyten. Der Retikulozytenanteil sollte hier mit der Handmethode kontrolliert und bestimmt werden.

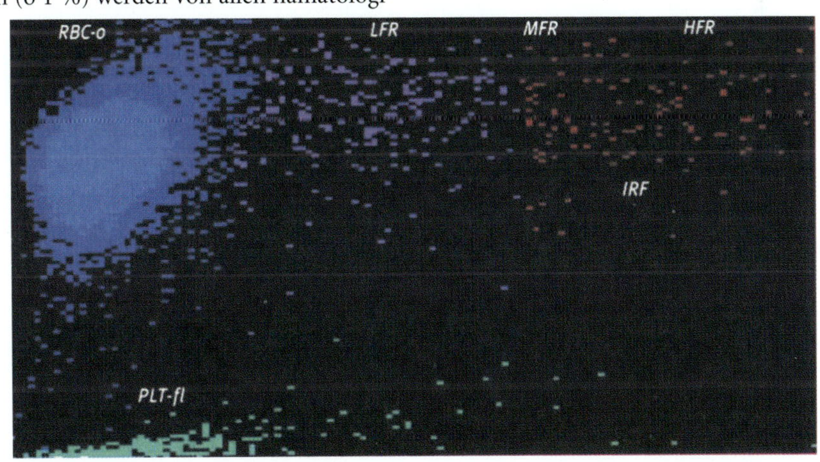


***Abb. 3.10:*** Beispiel einer Retikulozytenfärbung.
**LFR** = *low fluorescence reticulocytes*, **MFR** = *medium fluorescence reticulocytes*, **HFR** = *high fluorescence reticulocytes*, **IFR** = *immature fluorescence reticulocytes* = **MFR+HFR, RBC-o** = *red blood cells* ohne Fluoreszenz, **PLT-fl** = fluoreszierende Thrombozyten.

## Zusammenfassung

Moderne Hämatologiegeräte können in der überwiegenden Mehrzahl EDTA-Proben ohne Probleme bearbeiten und quantifizieren, wobei die Rate der falsch positiven oder falsch negativen Befunde sehr stark vom Patientenkollektiv abhängt. Bei Zweifelsfällen, unplausiblen Ergebnissen oder Warnhinweisen vom Gerät muss immer eine Kontrolle der Messwerte mit einer Handmethode erfolgen.

## Literatur

Praktische Blutzelldiagnosik, J. Boll und S. Heller (Hrsg.), Springer Verlag, 1991

# Die beckenkamm-bioptische Diagnostik

# 4. Die beckenkammbioptische Diagnostik

## 4.1. Die Knochenmarkdiagnostik im historischen Kontext

Spätestens seitdem im Jahre 1868 Ernst Neumann (1) in Königsberg und im November des gleichen Jahres Giulio Bizzozero (2) in Pavia erstmals über die hämatopoetische Funktion des Knochenmarks berichtet hatten, fanden histologische Untersuchungen dieses Organs zunehmendes Interesse, beschränkten sich aber beim Menschen weitgehend auf Autopsien (3). So hat sich die morphologische Diagnostik in der klinischen Hämatologie bis zum Ende des ersten Drittels des 20. Jahrhunderts auf die Untersuchung von Blutausstrichen beschränkt. Diese Situation wird durch den wörtlich zu verstehenden Titel des bis 1931 in zahlreichen Auflagen tonangebenden Lehrbuchs der Klinischen Hämatologie von Otto Naegeli (4) deutlich: *Blutkrankheiten und Blutdiagnostik.*

Eine zunächst ausschließlich zytologische Untersuchung des Knochenmarks ist erst durch die Pionierleistung des Leningrader Marinearztes Michail Innocentevic Arinkin angestoßen worden, der 1929 erstmals über eine erfolgreiche Sternalmarkpunktion und die damit begründete intravitale Untersuchungsmethodik des Knochenmarks berichtet hat (5). Nachdem sich die schon 1908 von Giovanni Ghedini in Genua (6) inaugurierte Trepanation des proximalen Drittels der Tibia nur bei Kindern als erfolgreich erwiesen hatte, sollte sich die Sternalpunktion zur Standardmethode entwickeln (7, 8); Normwerte und pathologische Abweichungen etwa im Hämomyelogramm nach Bock (5, 9) wurden definiert, und enzymzytochemische Methoden (10, 11), insbesondere der Nachweis der Myeloperoxidase, gewannen eine zentrale Bedeutung.

Trotz hervorragender Eignung einer zytologischen Beurteilung des Knochenmarks hat die Untersuchung von Ausstrichpräparaten den Nachteil, dass die Organstruktur mit ihrer komplizierten räumlichen Zellanordnung bei der Aspiration und Ausstrichherstellung weitgehend zerstört wird. Um diesem Nachteil zu begegnen, wurde zunächst versucht, kleine, bei der Markaspiration anfallende Gewebspartikel zu fixieren und in Paraffin einzubetten, um zumindest in begrenztem Umfang Einblick in die histologischen Dimensionen des Knochenmarks zu gewinnen. Systematisch hat dieser Ansatz in das von 1939 bis 1960 vielfach verlegte Standardwerk von Karl Rohr (12) Eingang gefunden und rechtfertigte dessen programmatischen Titel: *Das menschliche Knochenmark. Seine Anatomie, Physiologie und Pathologie nach Ergebnissen der intravitalen Markpunktion.* Allerdings sind mit dieser Technik nur kleine Ausschnitte des Knochenmarks beurteilbar, und sie versagt ebenso wie die ausstrichzytologische Untersuchung in all jenen Fällen, in denen eine Knochenmarkaspiration wegen fibrosierender Prozesse ineffektiv bleibt.

Eine wesentliche Verbesserung der histologischen Untersuchung wurde durch die Gewinnung von Trepanaten mit dem Fräsbohrer (13) aus dem Beckenkamm bzw. aus der **Spina iliaca posterior** (14), mit der heute überwiegend verwendeten Punktionsnadel vom Typ Jamshidi (15) oder ihren verbesserten Modifikationen (16, 17, 18) erreicht. Sinnvollerweise wird an die Gewinnung solcher Spongiosazylinder eine Knochenmarkaspiration aus identischer Entnahmestelle angeschlossen, so dass zytologische und histologische Präparate komplementär verfügbar werden.

## 4.2. Histotechnische Voraussetzungen

Anfängliche histotechnische Probleme, die auf inadäquaten Fixationsverfahren und artefaktträchtigen Entkalkungsprozeduren des Knochens beruhten, haben eine zunächst zögerliche Etablierung histologischer Methoden in der Knochenmarkdiagnostik bedingt. Zwei unterschiedliche Strategien sind zur Vermeidung dieser Einschränkungen entwickelt worden:

- Die Einbettung von unentkalkten Trepanaten in Kunstharz, angelehnt an die in der Elektronenmikroskopie üblichen Methodik
- Eine optimierte Fixation und schonende Knochenentkalkung mit Chelatbildnern und anschließende Paraffineinbettung

### 4.2.1. Kunststoffeinbettung von Beckenkammbiopsien

Diverse Modifikationen von Kunststoffeinbettungen auf Methacrylat- (19-21) oder Glycolmethacrylatbasis (22) sind für die Aufarbeitung von Beckenkammbiopsien entwickelt worden. Ein Vorteil dieser Methoden liegt in der Möglichkeit, unentkalktes Material zu schneiden, wobei allerdings ein spezielles Hartschnittmikrotom eingesetzt werden muss. Dieses Vorgehen kann besonders für die osteologische Beurteilung des Mineralisationsgrads von Knochenstrukturen vorteilhaft sein. Auch lassen sich von den in Kunststoff eingebetteten Trepanaten Schnitte in Semidünnschnittqualität gewinnen. Da die zur Kunststoffeinbettung verwendeten Monomere vor ihrer Polymerisation eine chemische Bindung mit dem Gewebe eingehen können, ist das tinktorielle Verhalten von kunststoffeingebettetem Knochenmark verändert. Daher sind färberische oder histochemische Prozeduren, wie sie für Paraffinschnitte oder Ausstriche entwickelt worden sind, nicht ohne weiteres auf Kunststoffschnitte übertragbar.

### 4.2.2. Paraffineinbettung von Beckenkammbiopsien

Auf Paraffineinbettung basierende Untersuchungsverfahren haben den grundsätzlichen Vorteil, dass das Einbettungsmedium Paraffin keine chemischen Reaktionen mit dem Gewebe eingeht und sich alle färberischen und histochemischen Verfahren, wie sie in der "Paraffinwelt" etabliert sind, auf Beckenkammbiopsien übertragen lassen. Daraus resultiert eine bessere Vergleichbarkeit zwischen histologischen Aspekten des Knochenmarks mit denjenigen anderer Organstrukturen.

#### 4.2.2.1. Prinzipielle Vorteile einer Paraffineinbettung

Der osteologisch scheinbare Nachteil einer Entkalkung des Knochens wird dadurch aufgehoben, dass die lamelläre Substruktur und das Kittlinienmuster des entkalkten Knochens wesentlich besser beurteilbar sind, zumal in Kunststoff eingebetteter, unentkalkter Knochen zu störenden Bruchartefakten bei der Schnittherstellung neigt. Übrigens lässt sich mit besonderen Verfahren der vor der Entkalkung des Knochens vorhandene Mineralisationsgrad indirekt bestimmen; diese Verfahren beruhen auf färberischen Unterschieden zwischen primär mineralisierter und unmineralisierter Knochensubstanz: Die Kalziumhydroxylapatit-Kristalle mineralisierter Knochensubstanz hinterlassen in entkalkten Knochen ultrastrukturelle Lücken mit spezifischen Eigenschaften einer Farbstoffbindung (23, 25).

#### 4.2.2.2. Typische Artefakte

Ohne die Einhaltung bestimmter Kautelen bei der Fixation und Entkalkung von Beckenkammbiopsien kann das Knochenmark nach Paraffineinbettung störende Artefakte mit Schrumpfung der Markzellen, Lyse der Erythrozyten und mangelhafter Anfärbbarkeit mit panoptischen Färbemethoden vom Giemsa-Typ wegen eines Verlustes von Polysaccharidstrukturen, RNA und DNA zeigen.

**Artefakte einer sauren Entkalkung**

Verluste besonders basophiler Strukturelemente können im Extremfall den Eindruck einer Gewebsnekrose mit fehlender Anfärbbarkeit von Zellkernen vortäuschen. Diese extremen Artefakte beruhen auf einer sauren Hydrolyse im niedrigen pH-Bereich und werden oft von rasch wirksamen Entkalkungsmedien ("Schnellentkalkern") ausgelöst.

**Fixationsartefakte**

Besonders eine Fixierung in ungepufferter Formalinlösung kann Schrumpfungsartefakte der Knochenmarkzellen und partielle oder komplette Lyse von Erythrozyten auslösen. Auch die vielfach verwendete Fixation mit alkoholischen oder auf Methanolbasis aufgebauten Aldehydgemischen ist mit einer Hämolyse verbunden und vermag wasserlösliche Zellinhalte wie Glykogen oder Ferritin nicht befriedigend zu fixieren. Typisch ist das Phänomen der sogenannten Alkoholflucht des Glykogens in Beckenkammbiopsien, die mit der Schaffer-Lösung fixiert worden sind, unabhängig davon, ob solches Gewebe in Kunststoff oder in Paraffin eingebettet wurde.

Saure Fixativa entkoppeln Hämoglobin in Globin und Häm, das sich in mikrokristallin ausgefälltes Hämatin umwandelt. Dieses sogenannte Formalinpigment entsteht regelmäßig, wenn durch Oxidation aus Formaldehyd gebildete Ameisensäure mit Hämoglobin reagiert (☞ Abb. 4.1a+b). Formalinpigment ist chemisch identisch mit Hämozoin (beta-Hämatin), wie es aus dem trophozytären Hämoglobinabbau bei Malaria entsteht. Analog diesem sogenannten Malariapigment ist artifizielles Formalinpigment polarisationsoptisch doppelbrechend, schwarzbraun gefärbt und stört daher den polarisationsmikroskopisch elegant zu führenden Nachweis von Hämozoin, das bei intravasaler oder intraerythrozytärer Lokalisation eine floride Malaria beweist (☞ Abb. 4.2a+b, 4.3) oder, gespeichert in sessile Makrophagen des Knochenmarks oder anderer Organe, eine durchgemachte Malaria anzeigt. Zwar wird die Beckenkammbiopsie nicht als Methode der ersten Wahl zur Diagnostik einer Malariainfektion anzusehen sein; in der täglichen Praxis werden Beckenkammbiopsien jedoch häufig unter der Fragestellung eines Fiebers unbekannter Ursache durchgeführt. In solchen Situationen darf eine histotechnisch mangelhafte Aufarbeitung des Trepanates die Erkennung einer unvermuteten Malaria nicht durch Ablagerung von Formalinpigment verschleiern!

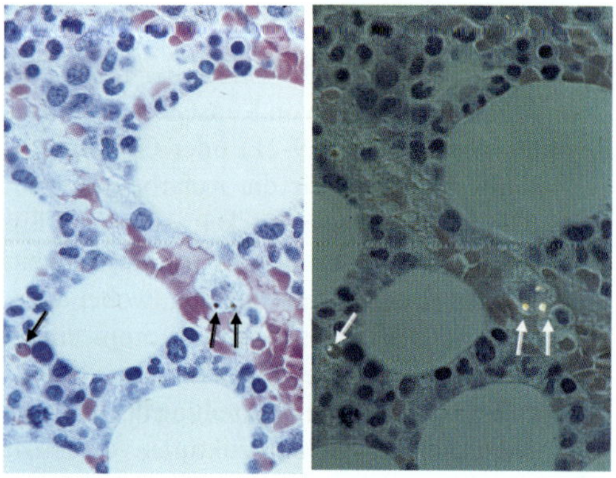

a b

***Abb. 4.2a+b:*** Nachweis von Hämozoin (Malariapigment) in einer histotechnisch vorschriftsmäßig prozessierten Beckenkammbiopsie bei Malaria tropica. **(a)** In der linken unteren Bildhälfte ist ein Pigmentpartikel intraerythrozytär erkennbar (**Pfeile**) und in der rechten Bildhälfte erscheinen drei Pigmentkörner in einem intrasinusoidal gelegenen Makrophagen (**Pfeile**). **(b)** Diese intrazellulären Hämozoineinschlüsse lassen sich bei Abwesenheit von Formalinpigment (vergl. Abb. 4.3a+b) polarisationsoptisch als hell aufleuchtende optisch anisotrope Strukturen eindeutig identifizieren. Zur Ultrastruktur solcher Ablagerungen vergl. Abb. 4.3!.

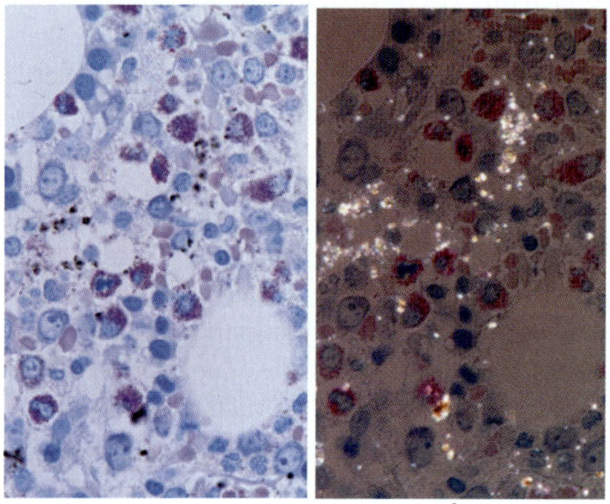

a b

***Abb. 4.1a+b:*** Artifizielle Bildung von Formalinpigment infolge saurer Aldehydfixation: **(a)** Das nach Giemsa gefärbte Knochenmark wird überlagert von schwarzbraunen Pigmentablagerungen, **(b)** die polarisationsoptisch doppelbrechend sind. Daraus resultiert polarisationsoptischer Smog, welcher den Nachweis von Hämozoin (Malariapigment) unmöglich macht (vergl. Abb. 4.2a+b).

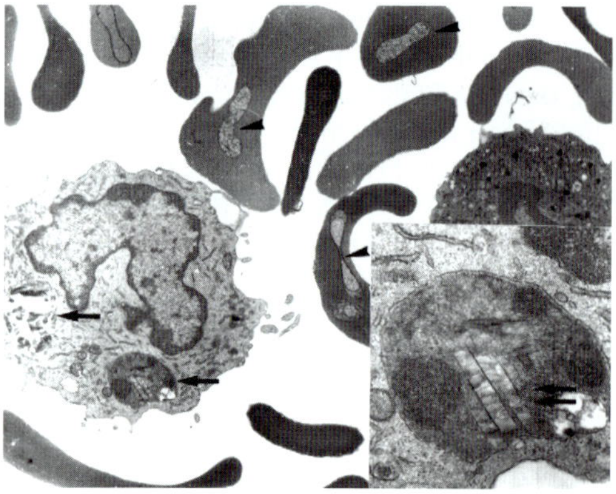

***Abb. 4.3:*** Elektronenmikroskopische Darstellung von Phagolysosomen (**Pfeile**) in einem Blutmakrophagen bei Malaria tropica. In der Ausschnittvergrößerung sind parallel angeordnete Hämozoinkristalle, die für die die lichtmikroskopische Doppelbrechung (vergl. Abb. 4.4a+b) verantwortlich sind, erkennbar (**Doppelpfeile**). Erythrozyten enthalten Trophozoiten (**Pfeilköpfe**).

#### 4.2.2.3. Empfohlene Fixationen

Zur Vermeidung dieser Artefakte empfiehlt sich die KGF-Lösung (10-1 molare Kalziumazetatlösung mit niedrig konzentriertem Glutardialdehyd und Formaldehyd. Das **KGF**-Fixativ setzt sich aus den folgenden Komponenten zusammen: 2 ml 25 %iges **G**lutaraldehyd, 3 ml **F**ormalin (37 %iges Formaldehyd), 1,5 g wasserfreies **K**alziumazetat oder eine äquivalente Menge von Kalziumazetat mit Kristallwasser (Endkonzentration von Kalziumazetat: 10-1 m), werden in destilliertem Wasser mit einem Endvolumen von 100 ml gelöst; es resultiert ein pH um 7 (24-26).

Die relativ niedrige Aldehydkonzentration der KGF-Lösung kann durch Oxidation und Polymerisation der Aldehydkomponenten auf suboptimale Werte abfallen. Aus diesem Grunde sollte das Fixativ im Kühlschrank nicht länger als zwei Monate, bei Zimmertemperatur nicht länger als zwei Wochen aufbewahrt werden. Zur Vermeidung von Verwechslungen kann es nützlich sein, diese Lösung mit einer kleinen Menge von Methylenblau hellblau zu markieren.

Knochenmarkbiopsien werden unmittelbar nach ihrer Entnahme mindestens 24 h in KGF fixiert. Biopsien, deren Durchmesser 3 mm überschreitet (z.B. Fräsbiopsien), werden zur Verbesserung der Imprägnation des Gewebes mit einer scharfen Mikrotomklinge in zwei Längshälften gespalten. Auch kleine Mengen von Blut oder flüssigem Markaspirat (1-2 ml) lassen sich zu einem festen Koagel fixieren: Markblut wird über eine Injektionskanüle vorsichtig auf den Boden eines KGF enthaltenden Gefäßes gegeben. Derartig fixiertes Markblut enthält häufig kleine Markpartikel, die sich in der Paraffineinbettung histologisch gut beurteilen lassen.

Alternativ kann mit einer sorgfältig gepufferten und definiert konzentrierten Formaldehydlösung fixiert werden. In unserem Labor hat sich ein von der Fa. Merck vertriebenes Produkt (Cat.No 100496 [oder 103999 als zu verdünnende Stammlösung]) als bedingt geeignet erwiesen: *Formaldehyd solution 4 % buffered (pH 6,9) for histology*. Der Nachteil dieser Fixation liegt in einer Neigung zur Zellschrumpfung und Diffusion löslicher Proteine während des Fixationsvorganges. So treten Immunglobuline aus Sinusoiden in das extravasale Markparenchym ein und verursachen dort eine störende Hintergrundfärbung beim komparativen immunhistochemischen Nachweis von Kappa- und Lambda-Leichtketten im Rahmen der Klonalitätsanalyse von Plasma- bzw. Myelomzellen. – Ein deutlicher Vorteil dieser Fixation liegt in der immunhistochemischen besseren Nachweisbarkeit gewisser KGF-empfindlicher Antigene wie Cyclin D1, MIB-1/Ki67 oder CD30. – Der Vorteil einer allerdings zeitlich limitierten Formalinfixierung liegt in einem geringeren Grad der Denaturierung von Proteinen, RNS und DNS, wodurch nicht eigentlich histologische Analysen mit PCR-Verfahren am paraffineingebetteten Material begünstigt werden (181). So lassen sich an formaldehydfixierten Paraffinschnitten mit der FISH-Technik Genumlagerungen darstellen, wenngleich solche Untersuchungen an Ausstrichen besser realisierbar sind, zumal in Schnittpräparaten die punktförmigen Fluoreszenzsignale in unterschiedlichen Schnittebenen liegen und Zellkerne von der zufallsbedingten Schnittführung sehr variabel erfasst werden. Zufriedenstellend lassen sich Chromosomenbrüche mit solchen Sondenpaaren darstellen, die möglichst dicht benachbarte Loci diesseits und jenseits eines erwarteten Bruchpunkt erkennen und bei eingetretenem Bruch aus ihrer normalen Überlagerungsposition weit auseinander driften.

Wegen der morphologisch grundsätzlich nicht voll befriedigenden Qualität von formalinfixierten Knochenmarkbiopsien bevorzugen hämatopathologisch renommierte Arbeitsgruppen z.T. auch Quecksilber-haltige Fixativa wie die Zenkersche oder die B-5-Lösung mit hervorragenden, nicht zuletzt auch immunhistologischen Ergebnissen (183, 184, 187). Eine mögliche Alternative zum Ersatz von Quecksilber ist von Bonds et al. (182) vorgeschlagen worden: saure Zinkazetat-Formaldehyd-Lösung.

#### 4.2.2.4. Neutrale Chelatentkalkung

Die fixierten Trepanate werden bei neutralem pH mit dem Chelatbildner *Ethylendiaminotetraazetat* (EDTA) (30) entkalkt. Diese Entkalkungslösung besteht aus (24-26): 10 g Di-Natrium-Ethylendiaminotetraazetat (z.B. Merck: Triplex IIIR) und 3,3 g Tris[hydroxymethyl]aminomethan (TRIS) werden in 100 ml Wasser gelöst; es resultiert ein pH um 7.

In dieser Lösung werden fixierte Beckenkammbiopsien etwa zwei Tage lang bei Zimmertemperatur entkalkt. Durch vorsichtige Agitation in einem Schüttelgerät oder Ultraschallbehandlung kann die Entkalkungszeit verkürzt werden.

### 4.2.2.5. Paraffineinbettung, Färbungen

Nach der Entkalkung wird das Gewebe in der aufsteigenden Alkoholreihe entwässert, in Xylol überführt und einer üblichen Paraffineinbettung unterzogen. Methodische Einzelheiten der an den gewonnenen Paraffinschnitten durchgeführten Färbungen, baustein-, enzym- und immunhistochemischen Methoden sind an anderer Stelle ausführlich dargestellt worden (25).

#### Standardfärbungen

Zum Standardarsenal hämatopathologisch relevanter Färbemethoden rechnen mindestens vier Verfahren:

- Hämatoxylin-Eosin- oder besser die panoptische Giemsa-Färbung
- Enzymhistochemischer Nachweis der Chlorazetatesterase (Naphthol-AS-D-Chlorazetatesterase) zur selektiven Darstellung der neutrophilen Granulozytopoese, zuzüglich von Gewebsmastzellen
- Darstellung des Retikulinfasernetzes (Versilberung nach Gomori oder alternative Varianten)
- Berliner Blau-Färbung nach Perls (29) zur Darstellung von Siderin- und Ferritineisen

Enzymhistochemisch lassen sich an Paraffinschnitten zusätzlich tartratresistente saure Phosphatase besonders in Osteoklasten und ihren Vorstufen (☞ Abb. 4.11a+b), in Gaucher-Zellen und Haarzellen (☞ Abb. 4.25a-d) sowie Plättchenesterase in Megakaryozyten und Thrombozyten darstellen. Diese Enzyme sind "einbettungsresistent", d.h. sie werden im Gegensatz zur Mehrzahl zytochemisch nachweisbarer "labiler" Zellfermente weder durch die hier angegebenen Fixationen, noch durch Entkalkung oder die mit der Paraffineinbettung verbundene Hitzeeinwirkung inaktiviert.

#### Immunhistochemische Verfahren

Zur Typisierung von leukämischen und lymphomatösen Infiltraten lässt sich immunhistochemisch eine große Auswahl von Markerantigenen mit der PAP-Technik (*Peroxidase-Antiperoxidase*), der ABC-Methode (*Avidin-Biotin-Peroxidase-Complex*) oder dem APAAP-Verfahren (*Alkalische-Phosphatase-Anti-Alkalische-Phosphatase*) nachweisen. Von diversen Herstellern werden perfektionierte Kits angeboten, die zweckmäßig in Färbeautomaten angewendet werden.

Aus der breiten Palette verfügbarer kommerzieller Antikörper sei hier besonders auf Detektionsantikörper zum Nachweis von Immunglobulinleichtketten und -schwerketten zur Klonalitätsanalyse von Plasmazellen sowie auf Antikörper zum Nachweis der Antigene CD3, CD19, CD20, CD34, CD43, CD61, CD68, Myeloperoxidase, Lysozym, Laktoferrin, Hämoglobin, Zytokeratin, Vimentin und alpha-Aktin hingewiesen. Methodische Details sind an anderer Stelle ausführlich dargestellt (24, 25, 28). Der erfolgreiche immunhistochemische Nachweis solcher Zellmarker ist in den meisten Fällen von einer vorangehenden Antigenreaktivierung (*Antigen retrieval*) abhängig. Die Auswahl geeigneter Verfahren hängt von der Art und Charge jeweiliger Detektionsantikörper ab und muss den Begleitinformationen der kommerziellen Quelle entnommen und an das verwendete Fixations- und Entkalkungsverfahren angepasst werden.

Immunhistochemische Färbungen sind mit durchflusszytophotometrischen Daten insofern nur bedingt vergleichbar, als bei der FACS-Analyse mehr oder weniger native Zielantigene dargestellt werden und daher ein *Antigen retrieval* entfällt. Daraus resultiert FACS-analytisch eine höhere Sensitivität; so sind z.B. die Oberflächenimmunglobuline von B-Zellen zur Klonalitätsanalyse identifizierbar, während immunhistochemisch nur intrazytoplasmatische Immunglobuline z.B. in Plasmazellen sicher darstellbar sind. Antigene, die schon in der FACS-Analyse nur mit schwachem Signal (als "*dim*") erkennbar sind, mögen einem immunhistologischen Nachweis entgehen. – Berücksichtigt man diese Gegebenheiten, so sind in der Regel immunhistochemische und FACS-Ergebnisse zumindest für stark exprimierte Markerantigene durchaus vergleichbar. Die Immunhistochemie bietet übrigens den Vorteil, auch die "Stecknadel im Heuhaufen", also z.B. eine einzelne Karzinomzelle anhand positiver Zytokeratinfärbung im Knochenmark nachweisen zu können. – Tab. 4.1 vermittelt eine Übersicht über jene Antigene, die in besonderer Weise geeignet sind, be-

| An Beckenkammbiopsien immunhistochemisch nachweisbare Antigene von diagnostischer Relevanz | | | |
|---|---|---|---|
| Antigen | *Genkürzel* Genlocus | Genprodukt, Synonyma | Genexpression |
| | | **CD-klassierte Antigene** | |
| CD1a | *CD1A* 1q21-q23 | Thymozytenantigen CD1A | Kortikale Thymozyten; Langerhans-Zellen; interdigitierende Retikulumzellen |
| CD2 | *CD2* 1p13.1 | T-lymphozytäres Oberflächenantigen CD2; Oberflächenrezeptor für Schaferythrozyten (Rosettentest) | 95 % der Thymozyten; reife T-Lymphozyten; Subpopulation von NK-Zellen |
| CD3 | *CD3G* 11q23 Transloziert bei (infantiler) ALL mit t(4;11)(q21;q23) und anderen Leukämien mit Bruch von Chromosom 11 | CD3G: Gamma-Untereinheit des T-Zellantigenrezeptors (TiT3-Komplex) | Mature T-Lymphozyten und T-Zellen in beginnender Maturation, davon abgeleitete T-Lymphome |
| CD10 | *MME, CD10, CALLA, NEP* 3q21-q27 | CALLA (*Common acute lymphocytic leukemia antigen*); membranassozierte Metalloendopeptidase; neutrale Endopeptidase (EC 3.4.24.11): Inaktivator diverse Peptidhormone; Enkephalinase; Atriopetidase; Neprilysin | Präkursor-B-Lymphozyten, PräB-ALL; Ferner: Nierenepithelien, Zellen des ZNS |
| CD20 | *MS4A1, CD20* 11q13 | MS4A1 (*Membrane-spanning 4-domains, subfamily A, member 1*); B-lymphozytisches Oberflächenantigen B1 | Späte Präkursor- und reife B-Zellen; entsprechende B-Lymphome; Sternberg-Reed-Zellen vorwiegend des Paragranuloms |
| CD21 | *CR2, C3DR* 1q32 | CR2 (*Complement component receptor-2*) ; Epstein-Barr-Virus-Rezeptor der B-Lymphozyten | Besonders starke Expression mit Markercharakter: follikuläre dendritische Retikulumzellen |
| CD23 | *FCER2, FCE2, CD23, CLEC4J* 19q13.3 | Niedrig affiner Rezeptor II für das Fc-Fragment von IgE | Schlüsselmolekül für Aktivierung und Wachstum von B-Lymphozyten; Expression auf durch Interleukin-4 aktivierten B-Lymphozyten und Lymphozyten der B-CLL |

| | | | |
|---|---|---|---|
| CD30 | *TNFRSF8, CD30, D1S166E*<br>1q36 | Lymphatisches Aktivierungsantigen CD30; Mitglied Nr. 8 der TNF-Rezeptor-Superfamilie; Ki-1-Antigen | Aktivierte T- und B-Lymphozyten; Sternberg-Reed-Zellen; großzellig anaplastisches Lymphom (ALCL, Ki-1-Lymphome) |
| CD34 | *CD34*<br>1q32 | Hämatopoietisches Progenitorzellantigen CD34 | Stammzellen (myeloisch und lymphatisch), Blasten bei AML M1, M2; T- und B-Lymphome/Leukämien vom Präkursortyp; Endothelien des venösen, kapillären und arteriellen Typs; fetale Fibroblasten; Stromaspindelzelltumore (GIST, SIST) |
| CD38 | *CD38*<br>4q15 | CD38 Antigen (p45); ADP-Ribosyl-Zyklase | Starke Expression mit Markercharakter: Plasmazellen, multiples Myelom |
| CD43 | *SPN, LSN, CD43*<br>16p11.2 | Sialophorin; Leukosialin | T-Lymphozyten, Monozyten, Granulozyten, bestimmte B-Lymphozyten; u.a.: starke Expression im Mantelzelllymphom |
| CD45 | *PTPRC, CD45, LCA*<br>1q31-q32 | LCA (*Leukocyte-common antigen*); Glykoprotein T200; C-Polypeptid einer Rezeptorproteintyrosinphosphatase | Hämatopoetische Zellen |
| CD61 | *ITGB3, GP3A*<br>17q21.23 | Integrin-β3; Plättchenglykoprotein IIIa | Megakaryozytäre Zelllinie, Thrombozyten |
| CD68 | *CD68*<br>17p13 | Makrophagenantigen CD68, Makrosialin | Sessile Makrophagen |
| CD71 | *TFRC, TFR1*<br>3q29 | Transferrinrezeptor 1 | Erythroblastische Zelllinie mit stärkster Expression in Proerythroblasten, Erythrozyten negativ |
| CD79a | *CD79A, IGA*<br>19q13.2 | CD79A-Antigen (Immunglobulin-assoziiert, Typ alpha) | Späte Präkursor-B- und reife B-Lymphozyten, davon abgeleitete Lymphome |
| CD117 | *KIT, PBT*<br>4q12<br>mutiert bei systemischer Mastozytose | Virales Onkogen des felinen Hardy-Zuckerman-4-Sarkoms (v-kit), c-kit-Onkogen, Rezeptor für Mastzellwachstumsfaktor, SCFR (*Stem cell factor receptor*) | Gewebsmastzellen: Mastozytose; myeloische Stammzellen; Blasten bei AML; ferner: kleinzelliges Lungenkarzinom |
| Enzymatische Antigene (nicht CD-klassifiziert) | | | |
| Myeloperoxidase | *MPO*<br>17q23.1<br>transloziert in allen Fällen von AML M3 t(15;17)(q22;q11.2) | EC 1.11.1.7<br>Verdoperoxidase | Neutrophile Granulozytopoiese: azurophile Granula, Monozyten: unreif < reif |

| | | | |
|---|---|---|---|
| Neutrophilen-elastase | *ELA2*<br>19p13.3 | EC 3.4.21.37<br>medulläre Serinprotease | Neutrophile Granulozytopoese: azurophile Granula |
| Lysozym | *LYZ*<br>12q15 | EC 3.2.1.17 | Monozytäre und neutrophil granulozytopoetische Zellreihe |
| Mastzell-tryptase | *TPSAB1, TPS1*<br>16p13.3 | Alpha/beta-1-Tryptase; Alpha-1-Tryptase (AA1) | Granula der Gewebsmastzellen |
| Terminale Desoxynukleotidyl-transferase | *TDT, DNTT*<br>10q23-q24 | EC 2.7.7.31 | Intranukleär lokalisiert: immature Thymozyten, B- und T- Präkursorzellen |
| Sonstige differenzierungs- oder tumortypische Antigene | | | |
| Cyclin D1 | *CCND1, PRAD1, BCL1*<br>11q13 | Beteiligt an der Fusion t(11;14)(q13;q32) | Nukleäre Expression bei Mantelzelllymphomen: nachweisbar bei Formaldehydfixation |
| Lakto-ferrin | *LTF*<br>3q21-q23 | Laktotransferrin | Sekundärgranula der postpromyelozytären neutrophilen Granulozytopoese |
| Hämoglobin | *HBA1 und HBA2*<br>16pter-p13.3 | Alpha-Globinketten des Hämoglobins | Erythropoese |
| Immun-globulin-leicht-ketten: Kappa und Lambda, Immun-globulin-schwer-ketten Alpha, Gamma und My | IGKC<br>2p12<br>IGLC1, IGLC<br>22q11.2<br>IGHA1, 2;<br>IGHG1, 2, 3, 4;<br>IGHM;<br>14q32-q33 | Konstante Immunoglobulinregionen Kappa und Lambda<br>Konstante Schwerkettenregionen: IgA1, IgA2; IgG1-IgG4; IgM | Intrazytoplasmatisch lokalisiert: Plasmazellen, Plasmoblasten, Immunglobulinretention (häufig kristallin) bei B-CLL. Oberflächenimmunglobuline sind histologisch nicht zuverlässig darstellbar.<br>Die vergleichende Darstellung von Ig-Kappa und Ig-Lambda dient der Klonalitätsanalyse (Nachweis einer Leichtkettenrestriktion). |
| MIB-1 | *MKI67*<br>10q26.2 | MIB-1 erkennt offenbar das Proliferationsantigen Ki67 | Expression in den Zyklusphasen G1 (spät), S, G2, und M: nachweisbar bei Formaldehydfixation |
| Nucleo-phosmin 1 | *NMP1*<br>5q31.1 | Phosphoprotein B23, Numatrin | Intranukleäres Protein, bei bestimmten AML-Typen permanent zytoplasmatisch lokalisiert (186, 187) |
| S100B | S100B<br>21q22.2-q22.3 | Kalziumbindendes Protein S100beta der S100-Familie, neuraler Typ | Langerhanszellen, interdigitierende Retikulumzellen und davon abgeleitete Tumore; Fettzellen, Melanom |

***Tab. 4.1:*** Diese Auflistung stellt nur eine Auswahl jener Antigene dar, die unter der Voraussetzung eines geeigneten *Antigen retrieval* problemlos an Beckenkammbiopsien nachweisbar sind, die mit der hier empfohlenen Fixation und Entkalkung vorbereitet wurden. Bezüglich positiver und negativer Auswirkungen einer Formalinfixierung sei auf den Abschnitt 4.2.2.3. verwiesen.

stimmte Zellen der Hämatopoese und der davon abgeleiteten Neoplasien zu markieren.

## 4.3. Algorithmus der beckenkammbioptischen Diagnostik

Die histologische Beurteilung eines Beckenkammtrepanates folgt mit deskriptiver Befunderhebung und diagnostischer Schlussfolgerung einem rationalen Algorithmus.

### 4.3.1. Implikationen der Dimension von Beckenkammbiopsien

Zunächst muss die Größe des Trepanates bewertet werden. Besonders die Erfassbarkeit herdförmig limitierter Veränderungen des Knochenmarks, wie z.B. von Mikrometastasen oder initialen Lymphominfiltraten ist wesentlich von der Größe des Trepanates abhängig. In dieser Hinsicht ausreichend ist eine Trepanatlänge von mindestens 2 cm, wie sie mit dem Jamshidi-Verfahren gut erreicht werden kann (☞ Abb. 4.4). Da frühe Infiltrate nicht leukämischer Lymphome sehr diskontinuierlich entwickelt sein können, wird für ein zuverlässiges Lymphom-Staging eine bilaterale Beckenkammbiopsie empfohlen (31). Infiltrate leukämischer Neoplasien, Proliferationen des chronisch myeloproliferativen Formenkreises, myelodysplastischer Veränderungen oder Knochenmarkaplasien sind in der Regel innerhalb des Markraumes homogen verteilt und lassen sich insofern auch in kleineren Trepanaten beurteilen.

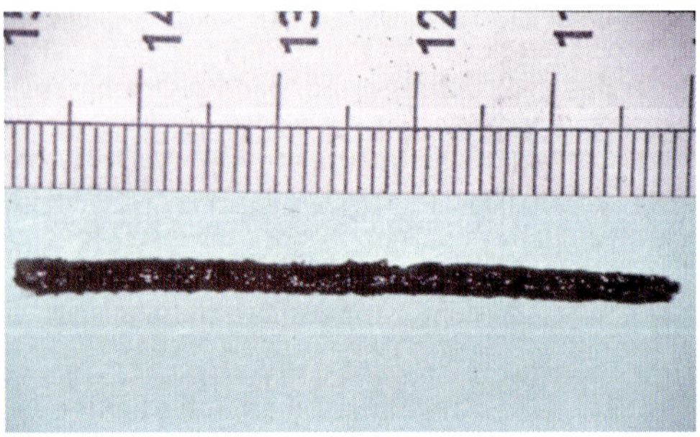

***Abb. 4.4:*** Optimal dimensionierte Beckenkammbiopsie gewonnen mit der Jamshidi-Methode (Professor Höffken/Köln fecit).

Von dieser Regel abweichend macht die sogenannte *Pseudoaplasie des hämatopoetischen Knochenmarks* onsofern eine bedeutende Ausnahme, als die Hämatopoese unterhalb der kortikalen Deckplatte des Beckenkamms komplett von Fettzellen ersetzt sein kann. Die diagnostisch repräsentativen, hämatopoetischen aktiven Markzonen folgen oft erst in einem Abstand von 5-10 mm in den tieferen Abschnitten des Beckenknochens. Eine solche Pseudoaplasie der Hämatopoese mit peripherer Vakatadipozytose wird besonders in Verbindung mit allgemeiner Osteoporose beobachtet, bei der sich das hämatopoetische Mark auf zentrale Skelettregionen zurückzieht (☞ Abb. 4.5 und 4.6). In dieser Situation kann eine mit weniger als 10 mm dimensionierte Beckenkammbiopsie mit ausschließlicher Präsenz von Fettzellen die Fehlinformation einer kompletten Markaplasie bzw. aplastischen Anämie liefern. Der einer solchen Konstellation zugrunde liegende *Sampling error* kann teilweise durch die Prüfung der Frage umgangen werden, ob die Markräume ausschließlich Fettzellen enthalten oder ob zwischen den Fettzellen phagozytäre Retikulumzellen oder eventuell auffällige Retikulinfaserbündel auftreten: Während im Fall einer Pseudoaplasie ausschließlich Fettzellen präsent sind (☞ Abb. 4.6), lassen sich im Falle einer tatsächlichen Aplasie der Hämatopoese zwischen den Fettzellen stets jene langlebigen sessilen Makrophagen mit ihrem wechselnden, bei Aplasie eher gesteigerten Eisengehalt darstellen, die für das hämatopoetische Knochenmark, speziell für die Zentren von Erythroblasteninseln, typisch sind.

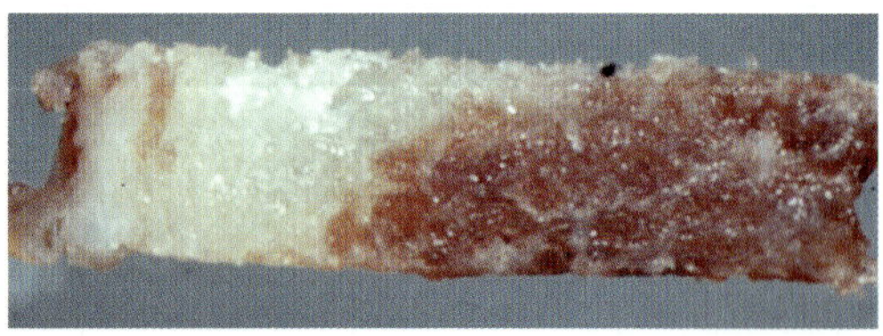

***Abb. 4.5:*** Makroskopischer Aspekt einer Pseudoaplasie des Knochenmarks. Die subkortikale Spongiosa (**linke** Bildhälfte) enthält ausschließlich Fettmark; repräsentatives rotes Knochenmark tritt erst in einer tieferen Zone (**rechte** Bildhälfte) auf. Bezüglich des histologischen Befundes vergl. Abb. 4.6.

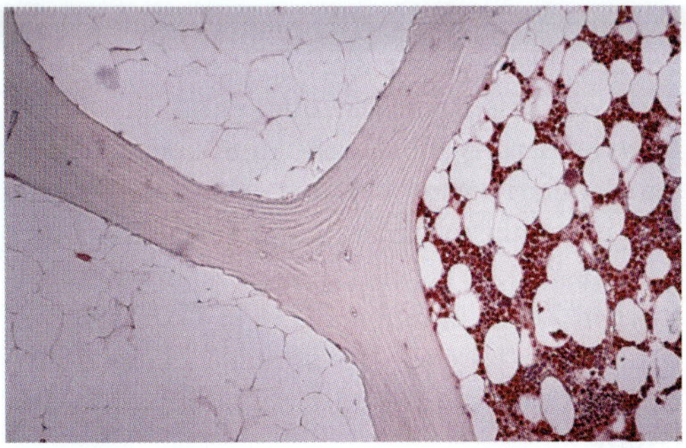

***Abb. 4.6:*** Pseudoaplasie der Hämatopoese: In der pseudoaplastischen Zone (**linke** Bildhälfte) sind die Markräume ausschließlich von Fettzellen ausgefüllt, während in einem angrenzenden, tieferen Markraum (**rechte** Bildhälfte) eine Hämatopoese üblicher Zelldichte auftritt, deren granulozytopoetischer Anteil über die Chlorazetatesterase-Reaktion rot markiert ist. Bezüglich des makroskopischen Befundes vergl. Abb. 4.5.

### 4.3.2. Osteologische Befundkomponenten

Nicht zuletzt zur Vermeidung solcher Fehlinterpretationen müssen auch bei primär nicht osteologischen Fragestellungen Quantität und Qualität des bioptisch erfassten Knochens, vor allem die Volumendichte der Spongiosa in die Beurteilung einfließen.

Eine Osteoporose äußert sich nicht nur in einer Verschmälerung der Knochenbälkchen, sondern auch in einer Lückenbildung innerhalb des normalerweise eher kohärenten Trabekelnetzes. Im Anschnitt eines porotischen Knochens stellen sich oft nur kleine, runde oder ovale Trabekelanschnitte ohne Verbindung zu benachbarten Spongiosatrabekeln dar. Für die altersbedingte Porose typisch ist auch ein Aufbau der Knochenbälkchen aus abnorm kleinen, gewissermaßen atrophischen Osteonen, die untereinander ein besonders engmaschiges Kittliniennetz bilden. Dieses aufschlussreiche Kriterium einer Porose ist auch dann sichtbar, wenn die Spongiosa entnahmebedingt gestaucht ist, so dass sich ihre Volumendichte nicht unmittelbar quantifizieren lässt.

Das Kittlinienmuster lässt sich besonders prägnant immunhistochemisch durch den Nachweis von Osteopontin oder mit der PAS-Färbung darstellen. Besonders prägnant tritt es auch bei polarisationsoptischer Betrachtung in zur Retikulinfärbung versilberten Präparaten zwischen den lamellär untergliederten Osteonen grenzlinienförmig in Erscheinung. Übrigens empfiehlt sich eine polarisationsmikroskopische Betrachtung des Knochens auch zur Abgrenzung eines regulären Lamellenknochens vom nicht lamellär untergliederten, sogenannten Geflechtknochen, wie er bei der überstürzten Knochenneubildung osteoblastischer Tumormetastasen oder auch bei der endophytischen Knochenneubildung bei Osteomyelofibrose gebildet werden kann.

Bei fortgeschrittener Osteoporose können sich in der Spongiosa Mikrofrakturen bilden, die eine fokal akzentuierte reparatorische Knochenneubildung induzieren und von einer Osteosklerose bei idiopathischer Osteomyelofibrose abzugrenzen ist. Es handelt sich dabei um lokal begrenzte, korallenstockartig angeordnete Neubildungen eines teils lamellären, häufig aber auch geflechtförmig substrukturierten Knochens, wobei die Präsenz aktiver Osteoblasten vom Alter der reparatorischen Osteophytenbildung abhängt.

Die Beurteilung eines gesteigerten osteoblastischen und/oder osteoklastischen Knochenumsatzes berücksichtigt die Präsenz von Osteoblasten und Osteoklasten bzw. von osteoklastischen Abbaulakunen. Da sich Osteoklasten amöboid an der Bälkchenoberfläche unter Hinterlassung grubenförmig angeordneter Abbaulakunen bewegen, enthalten nur junge Abbaulakunen aktive Osteoklasten, deren Quantität und Verteilung durch den enzymzytochemischen Nachweis der tartratresistenten sauren Phosphatase hervorgehoben werden kann.

### 4.3.3. Fettzellen und allgemeine Zelldichte des Knochenmarks

In einem weiteren Schritt richtet sich das Interesse des Diagnostikers auf den Markraum und die globale Beurteilung der allgemeinen Zelldichte bzw. der Präsenz von Fettzellen, die abgesehen von Fällen einer akuten Markaplasie mit Marködem in einer umgekehrten Proportionalität zur Hämatopoese stehen. Grob schwankt der normale Anteil von Fettzellen im Knochenmark des Erwachsenen um 50 Volumenprozent; im porotisch erweiterten Markraum kann der Fettzellanteil auch bei funktionell intakter Hämatopoese jedoch wesentlich höher sein. Umgekehrt ist der Fettzellanteil im kindlichen Knochenmark wesentlich geringer und tendiert in der Perinatalperiode und im Kleinkindesalter wegen der ungünstigeren Relation von verfügbarem Markraum zur Körpergröße gegen 0. Übrigens gleicht in dieser Hinsicht die Zelldichte des infantilen Knochenmarks derjenigen von erwachsenen Kleinsäugern.

Während unter normalen Bedingungen Fettzellen in ihrer vom Alter und der Knochendichte abhängigen Häufigkeit gleichmäßig über den Markraum verteilt sind, neigen Fettzellen besonders in Frühstadien einer primären Osteomyelofibrose aber auch im höher Lebensalter und bei Osteoporose zu einer Fehlverteilung mit bevorzugter Lokalisation im peritrabekulären Bereich: sogenannte peritrabekuläre Adipozytose.

Auch die Größe und Form von Fettzellen sind diagnostisch relevant. Polyvakuoläre Fettzellen weisen in aller Regel auf eine aktuelle Fettzellexpansion hin, wenn z.B. ein nach myeloablativer Therapie ein primär zellarmes Marködem sekundär nicht hämatopoetisch sondern vorwiegend von neu gebildeten Fettzellen wiederbesiedelt wird.

Fettzellen mit reduziertem Durchmesser und einem umgebenden, gallertigen Marködem treten typischerweise bei allgemeinem Marasmus, bei extremen Vegetariern oder bei Anorexia nervosa als sogenannte *Gallertatrophie des Knochenmarks* auf. Diese *gallertige Fettzellatrophie* spiegelt eine Atrophie des Fettgewebes auch außerhalb des Knochenmarks wider (56-61).

## 4.3.4. Retikulinfasern – Fibrose

Die Beurteilung des Gitterfasernetzes rechnet zu den vorrangig diagnostischen Bewertungen eines Präparates, wobei in der Übersichtsvergrößerung nicht nur die Frage einer normalen oder gesteigerten Gitterfaserdichte sondern auch das Verteilungsmuster dieser Faserstrukturen interessieren. Scheinbar unmotivierte, lokal begrenzte Faserverdichtungen können Hinweis geben auf eine lokal beginnende Lymphom- oder Tumorinfiltration.

Generalisierte Markfibrosen zeigen durchaus unterschiedliche Texturmuster: Während sich bei der fortgeschrittenen Haarzellleukämie mehr oder weniger gleichmäßig polygonal strukturierte, wie gehäkelt wirkende Fasernetze darstellen, ist die idiopathische Osteomyelofibrose eher durch besenreiserartig konfigurierte Faserzüge gekennzeichnet, die unmittelbar in neu gebildete Appositionen von Geflechtknochen einstrahlen und mit klaffend erweiterten Sinusoiden verbunden sind, deren Wandungen filzartig fibrosieren. Dieser Fibrosetyp wird von disseminierten oder fokal akzentuiert auftretenden Myofibroblasten und einer gesteigerten Kapillarisierung begleitet, Vorgänge, wie sie sich immunhistochemisch durch den Nachweis von alpha-Aktin in perithelialen und myofibroblastischen Zellen und von CD34 in Endothelzellen visualisieren lassen. – Das normale Sinusendothel reagiert CD34-negativ oder wesentlich schwächer positiv.

## 4.3.5. Eisengehalt des Knochenmarks

Besonders in der Anämiediagnostik ist die Beurteilung des bausteinhistochemisch färbbaren Eisengehaltes des Knochenmarks wesentlich. Die verschiedenen Typen der mit der Berliner Blau-Färbung nachweisbaren Eisenablagerungen sind von der gewählten Fixation abhängig.

Während bei einfacher Formalinfixierung vorwiegend das in lysosomalen Strukturen abgelagerte Hämosiderin als unlösliches Pigment erhalten bleibt, hat die KGF-Fixation den Vorteil, dass das diffus im Zytosol von phagozytären Retikulumzellen präsente und in wässrigen Medien an sich leicht lösliche Ferritin ausgefällt und anhand seines Eisengehaltes positiv dargestellt werden kann. Die effiziente Fixation von Ferritin ist vom Glutaraldehydanteil des KGF-Fixativs abhängig. Da Glutaraldehyd wegen der besonders intensiven Fixationswirkung auf Proteine langsamer als Formaldehyd in das Innere eines Gewebezylinders eindringt, ist die Fixation von Ferritin oft nur in den Randzonen eines Trepanates effektiv, während die zentralen Abschnitte besonders voluminöser Trepanate, wie sie z.B. mit der Fräsbohrtechnik gewonnen werden, nicht vom Glutaraldehyd erreicht werden. Dies führt zu dem Effekt, dass Ferritineisen am besten in den Randpartien eines Trepanates darstellbar ist und in zentralen Abschnitten nur Siderineisen anfärbbar ist. Ferritin ist als wasserlösliches Protein homogen im gesamten Zytosol phagozytärer Retikulumzellen verteilt (☞ Abb. 4.7), während das unlösliche Siderineisen granulär lokalisiert ist.

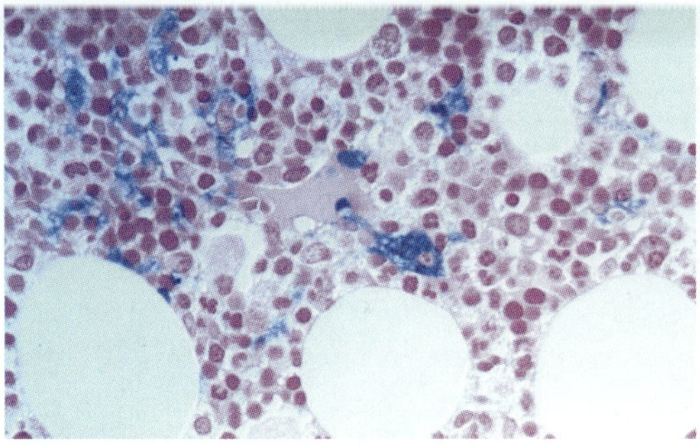

***Abb. 4.7:*** Ferritinsiderose phagozytärer Retikulumzellen bei Tumorinfektanämie: In der Berliner Blau-Färbung zeigen die Makrophagen eine gleichmäßig diffuse Verteilung von Ferritineisen über das gesamte Zytoplasma. Tentakelartige Zellausläufer sind bis in das Lumen von Sinusoiden vorgestülpt (Bildmitte).

Dem Nachweis von Ferritineisen kommt für die Diagnostik einer Anämie vom sogenannten Tumorinfekttyp (englisch: *Anaemia of chronical disorders*) eine kardinale diagnostische Bedeutung zu, da, selbst bei Abwesenheit von Hämosiderin, Ferritin in den Makrophagen des RES gebildet wird, typischerweise verbunden mit einer Hypoferrämie und einer tendenziellen Hypoplasie der Erythropoese (32-42).

Abhängig von der allgemeinen Eisenbilanz zeigen die phagozytären Retikulumzellen einen normalerweise geringen und sporadisch verteilten Gehalt an Hämosiderineisen. Bei einer auf primärem Eisenmangel beruhenden Anämie ist weder Ferritinnoch Hämosiderineisen nachweisbar. Der Umkehrschluss, dass eine Abwesenheit von färbbarem Eisen eine (blutungsbedingte) Eisenmangelanämie beweise, ist allerdings nicht erlaubt, zumal bei der Frau wegen des menstruationsbedingten Eisenverlustes auch unter physiologischen Bedingungen färbbares Eisen im Knochenmark häufig fehlt.

Wohl wegen der gesteigerten Eisenutilisation proliferierender Erythroblasten fehlt Eisen regelmäßig bei Polycythaemia vera rubra, übrigens auch vor einer therapeutischen Aderlasstherapie. Auch bei unbehandelter chronischer myeloischer Leukämie fehlt anfärbbares Eisen weitgehend.

Eine z.B. polytransfusionsbedingte Eisenüberladung induziert akut einen Anstieg des Ferritineisens, das sich im chronischen Verlauf in Hämosiderin umwandelt. – Massive Siderinablagerungen im RES des Knochenmarks treten auch bei abnormer exogener Eisenaufnahme auf und werden in Verbindung mit der sogenannten Schweißerlunge bei beruflicher Exposition gegenüber Eisendämpfen beobachtet. Im Gegensatz zur Tumorinfektanämie ist diese massive Knochenmarksiderose als Folge der pulmonalen Perfusionsstörung mit einer Polyglobulie und isolierten Hyperplasie der Erythropoiese verbunden (☞ Abb. 4.8a+b).

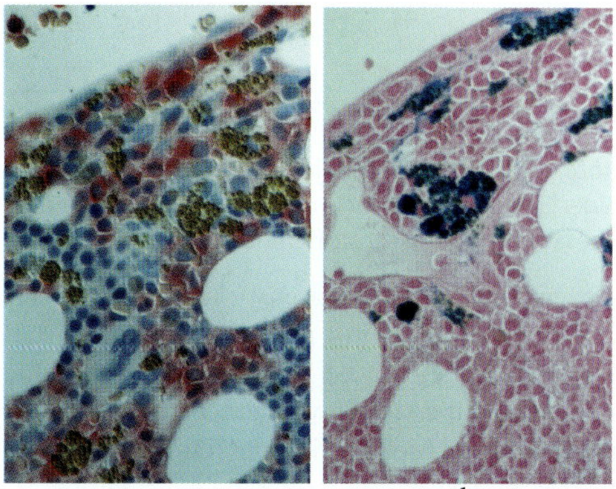

a b

***Abb. 4.8a+b:*** Exzessive Hämosiderinspeicherung in phagozytären Retikulumzellen bei berufsbedingter aerogener Eisenzufuhr. Dieser Patient wurde unter der Fragestellung einer unklaren Polyglobulie beckenkammbioptisch untersucht. Die extreme Eisenüberladung des RES in Verbindung mit einer isolierten hämatopoetischen Hyperplasie ergab den Hinweis auf eine aerogene Lungensiderose (sogenannte Schweißerlunge). Tatsächlich war der Patient Jahrzehnte als Kesselschweißer tätig. **(a)** Gemessen an der durch die Chlorazetatesterase-Reaktion rot gefärbten Granulozytopoese zeigt die Erythropoese eine mittelgradige Hyperplasie. Gruppenförmig angeordnete Makrophagen zeigen eine intensive Hämosiderinspeicherung. **(b)** Sequenzschnitt zu (a) mit positiver Berliner Blau-Färbung in den Pigmentgranula. Typisch für diese extreme Eisenüberladung des Knochenmarks ist die gruppenförmige, quasi deponieartige Anordnung der phagozytären Retikulumzellen.

Abgesehen vom Eisengehalt der phagozytären Retikulumzellen des RES kann unter pathologischen Bedingungen eine feinkörnige Siderinablagerung in Sinusendothelien auftreten (☞ Abb. 4.9), die als sogenanntes Therapieeisen mit einer parenteralen Eisenapplikation in Zusammenhang gebracht worden ist (43). Allerdings scheint eine solche feinkörnige Sinusendothelsiderose auch als Folge eines Unterganges eisenspeichernde Hepatozyten oder anderer eisenüberladener Zellformen vorkommen zu können.

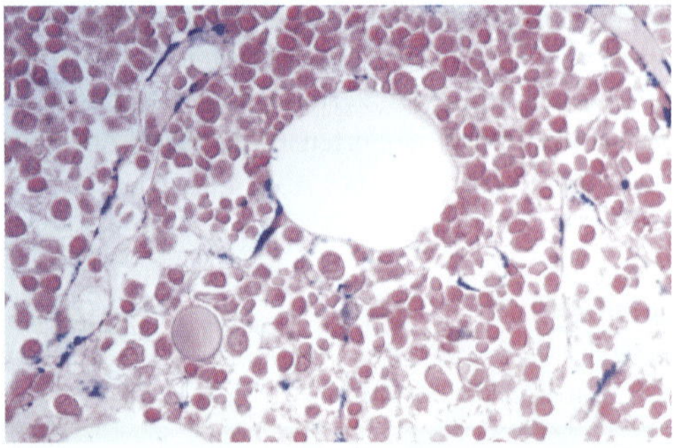

***Abb. 4.9:*** Sinusendothelsiderose mit dichter, feinkörniger Siderinablagerung in den Endothelien sämtlich erfasster Sinusstrukturen. Berliner Blau-Färbung.

Ungewöhnlich ist eine Eisenspeicherung von Hämosiderin und Ferritin in Plasmazellen (44-52). Regelmäßig besteht bei solchen Patienten eine starke Eisenüberladung von Parenchymzellen diverser Organe, wie bei primärer Hämochromatose oder extremer sekundärer Parenchymsiderose (sekundäre Hämochromatose) nach Polytransfusionen. Eine Siderose von RES-Zellen, wie sie nach Polytransfusion entwickelt ist, impliziert keinesfalls konstant eine Plasmazellsiderose. Besonders auffällig ist die isolierte Plasmazellsiderose bei fehlender RES-Siderose als frühes Manifestationszeichen der genetisch bedingten Hämochromatose (☞ Abb. 4.10). Der Nachweis siderotischer Plasmazellen in Abwesenheit einer Eisenspeicherung im RES des Knochenmarks kann einen sicheren Hinweis auf eine bestehende Hämochromatose liefern. Offenbar korreliert der Eisengehalt von Plasmazellen direkt mit demjenigen der Hepatozyten und mag mit der funktionellen Gemeinsamkeit einer Proteinsynthese beider Zellarten (Plasmazellen: Immunglobuline, Leberzellen: Albumin etc.) zusammenhängen.

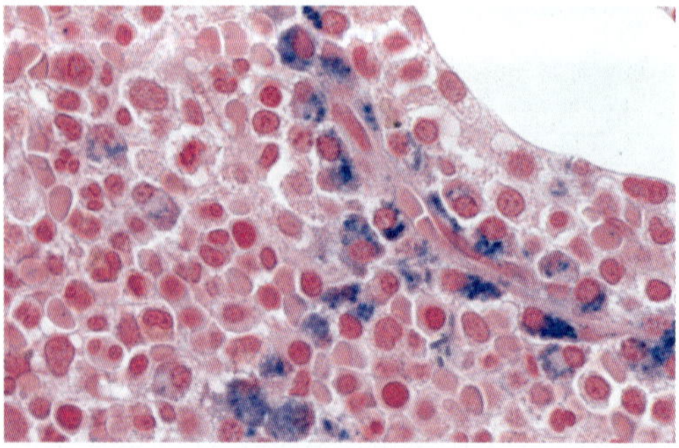

***Abb. 4.10:*** Plasmazellsiderose bei Hämochromatose. Die in der Berliner Blau-Färbung selektiv markierten Plasmazellen zeigen eine typisch perlschnurartige Anordnung in Begleitung einer Metarteriole. In diesem Falle haben die phagozytären Retikulumzellen keinerlei anfärbbares Eisen enthalten.

Besonders reife Erythroblasten bei makroblastischen oder megaloblastischen Anämien können im Schnittpräparat vermehrt sichtbare sporadisch verteilte fein- bis grobgranuläre Siderineinschlüsse enthalten, wobei es sich um intralysosomale Eisenablagerungen nach Art sogenannter *Ferric bodies* handelt, wie sie auch ausstrichzytologisch bekannt sind.

Die in der Matrix von Mitochondrien auftretenden Eisenablagerungen der Ringsideroblasten sind hingegen in Schnittpräparaten nicht nachweisbar. Das Eisen solcher "mitochondrialer Siderosomen" ist weder an Apoferritin noch an jene komplexen Lipide und Proteine gebunden, wie sie für Hämosiderin typisch sind. Mitochondriales Eisen (Ferrihydroxyphosphat) bildet mit EDTA lösliche Chelate und geht daher bei der Entkalkung verloren. Mitochondriales Eisen ist zwar im Prinzip in unentkalkten histologischen Paraffin- oder Kunststoffpräparaten nachweisbar, wobei jedoch eine sichere Quantifizierung von Ringsideroblasten, wie sie für die FAB-Klassifikation myelodysplastischer Syndrome gefordert wird, im Schnittpräparat kaum möglich ist: Die ringförmig den Kern umgebende Anordnung eisenhaltiger Mitochondrien ist im Gegensatz zu Ausstrichpräparaten mit ihren flach ausgebreiteten, im gesamten Umfange überschaubaren Zellen, im Schnittpräparat kaum zu identifizieren. Dieser einzige Nachteil entkalkter Beckenkammbiopsien wird kompensiert, wenn routinemäßig bei jeder histologischen Untersuchung einer Beckenkammbiopsie vergleichend die Eisenfärbung eines Knochenmarkausstriches einbezogen wird. Eine ergänzende Untersuchung von Ausstrichpräparaten ist zumindest bei jedem Verdacht einer ringsideroblastischen Anämie bzw. einer erklärungsbedürftigen ineffektiven Hyperplasie der Erythropoese geboten.

### 4.3.6. Zytologische Analyse von Knochenmarkschnitten

Zunächst wird die zytologische Analyse bei der besonders häufigen Fragestellung nach einer unklaren Anämie die Erythrozytenmorphologie berücksichtigt. Ein großer Vorteil von KGF-fixierten Beckenkammbiopsien liegt in der Vermeidung jeglicher Hämolyse mit guter Erhaltung der Erythrozytenform besonders in den Randzonen der Trepanate mit der hier optimalen Glutaraldehydwirkung. In genügend dünnen Schnittpräparaten lassen sich von regulär geformten Diskozyten ohne weiteres Sphärozyten mit ihren monoton runden Schnittprofilen, Stomatozyten mit asymmetrischen Eindellungen oder Kodozyten mit glockenförmigen Schnittprofilen abgrenzen. Dabei ist zu berücksichtigen, dass die Erythrozyten im Schnittpräparat zufallsbedingt in variablen Ebenen angeschnitten werden. Auch die Drepanozyten einer Sichelzellanämie sind als solche direkt nachweisbar. Oft lassen sich auch Drepanozyten bei heterozygoter Sichelzellanämie in den markzentralen Abschnitten eines Trepanates darstellen. Während die Randzonen rasch fixiert werden, kann sich während des Fixationsvorganges temporär im noch vitalen Knochenmark zentraler Trepanatabschnitte eine Hypoxiezone entwickeln, die dann das Sichelungsphänomen quasi supravital induziert.

Die weitere zytologische Analyse des Knochenmarks wird wesentlich durch die Betrachtung der Chlorazetatesterase-Färbung erleichtert, bei der die Verteilung der neutrophilen Granulozytopoese durch ihre positive Rotfärbung prägnant gegenüber der Erythropoese, gegebenenfalls auch lymphomatösen oder tumormetastatischen Infiltraten kontrastiert. Dieses enzymzytochemische Verfahren begünstigt wesentlich die Identifizierung spezifischer Kompartimente der Hämatopoese. So siedeln sich unter physiologischen Bedingungen promyelozytäre und frühe myelozytäre Vorstufen peritrabekulär oder im Adventitiabereich mittlerer Arteriolen an, während die myelozytären und metamyelozytären Ausreifungsstadien sowie die Markreserve reifer segmentkerniger Granulozyten eher trabekelfern perisinusoidal angeordnet sind. Erythroblasteninseln und Megakaryozyten bevorzugen die Nähe zu den trabekelfernen Sinusstrukturen. – Abweichungen von diesem normalen Verteilungsmuster liefern die Grundlage zur Identifizierung sowohl chronisch myeloproliferativer Prozesse als auch akuter myeloischer Leukämien. Abweichungen von dieser Normalverteilung sind für präleukämische Myelodysplasien oder initiale akute myeloische Leukämien charakteristisch und mit dem Akronym ALIP (*Abnormal localization of immature precursors*) apostrophiert worden (53).

Eine umfassende Darstellung aller neoplastisch proliferativen Prozesse des Knochenmarks nach Art eines Atlas (28) ist nicht Gegenstand dieser Abhandlung. Beispielhaft sei hier nur auf einige Verteilungsmuster von Knochenmarkinfiltraten akuter myeloischer Leukämien hingewiesen (☞ Kap. 4.4.5.). Wegen der erheblichen differentialdiagnostischen Bedeutung sollen die unterschiedlichen Verteilungsmuster lymphoproliferativer Knochenmarkinfiltrate ausführlicher gewürdigt werden (☞ Kap. 4.5.2.).

## 4.4. Histologie versus Zytologie

### Spezifische Beiträge der Knochenmarkhistologie zur hämatologischen Diagnostik

Der eingangs skizzierte historische Hintergrund macht verständlich, dass für die Lösung vieler diagnostischer Fragestellungen die ausstrichzytologische Untersuchung des Knochenmarks lange Zeit als ausreichend erachtet wurde. Auch praktische Gegebenheiten haben das Primat der Knochenmarkzytologie unterstützt: Während Ausstrichpräparate im klinischen Labor rasch zu färben und mikroskopisch zu beurteilen sind, muss das Beckenkammtrepanat der komplizierteren Prozedur einer Gewebeeinbettung und Schnittherstellung zugeführt werden, wie sie nur in entsprechend ausgerüsteten histopathologischen Laboratorien realisierbar ist. Daraus resultieren eine zeitliche Verzögerung des Untersuchungsganges und eine an sich unglückliche, dissoziierte Rollenverteilung zwischen zytologisch orientierten Klinikern und histologisch operierenden Hämatopathologen. – Theoretisch scheint dieses Dilemma die Indikation zur Beckenkammbiopsie auf jene Patienten zu beschränken, bei denen Knochenmark durch Aspiration nicht zu gewinnen ist und Art und Umfang eines markfibrotischen Prozesses nur histologisch geklärt werden können.

In der aktuellen Entwicklungstendenz gewinnt die histologische Untersuchung von Trepanaten jedoch einen immer breiteren Raum. Zunächst spricht das Bestreben einer möglichst raschen Diagnosestellung für eine simultane Gewinnung von zytologisch und histologisch verwertbarem Untersuchungsmaterial. So unbestritten die Möglichkeit ist, viele Formen von Anämien und Leukämien allein zytologisch zu klären, vermittelt doch auch bei scheinbar aussagekräftiger Zytologie, das histologische Bild häufig zusätzliche, nicht selten unerwartete Einblicke (185).

### 4.4.1. Sampling error der Markaspiration bei fokaler Markfibrose

Abgesehen von generalisierten Formen myelofibrotischer Prozesse sind häufig fokal begrenzte Lymphominfiltrate oder Tumormetastasen mit intrafokal begrenzten Fibrosen verbunden, während extrafokal eine kompensatorisch hyperplastische Hämatopoese mit normaler Gitterfaserstruktur existiert. In dieser nicht voraussehbaren Konstellation fördert die Aspiration nur das leicht mobilisierbare, hyperplastische hämatopoetische Knochenmark, während sich die neoplastisch veränderten, fibrosierten Zonen der Aspiration widersetzen. Aus diesem *Sampling error* resultierende Fehldiagnosen und Diskrepanzen zwischen zytologischen und histologischen Untersuchungsergebnissen sind alltäglich!

### 4.4.2. Nachweis fragiler Zellen in der Beckenkammbiopsie

Aber auch ohne die Einflüsse einer Markfibrose können zwischen dem zytologischen Aspekt von Knochenmarkausstrichen und der histologisch sichtbaren Realität gravierende, diagnostisch auch fehlleitende Diskrepanzen bestehen. So neigen Zellen mit einer pathologischen Substanzspeicherung bei der Aspiration und Ausstrichherstellung zum Zerfall, entgehen dem zytologischen Nachweis oder sind in Ausstrichpräparaten unterrepräsentiert. Beispielhaft sind jene Immunozytome oder Myelome, bei denen die Plasmazellen extrem vergrößerte Russell-Körper gespeichert haben, deren Volumen das Zytoplasma der Speicherzellen übersteigt und insofern an der mechanischen Verdrängung der Hämatopoese wesentlich beteiligt ist. Im Ausstrich bleiben solche Plasmazellen völlig unterrepräsentiert.

Für diese Situation typisch ist auch das Knochenmark bei Morbus Gaucher. Zwar ist der zytologische Aspekt der klassischen Gaucher-Zellen allgemein geläufig; die Anzahl nachweisbarer Gaucher-Zellen in Markausstrichen kann jedoch verschwindend gering sein, obwohl histologisch eine sehr ausgedehnte und tumorartig raumfordernde Markinfiltration entwickelt ist. Abgesehen von der Neigung der großen, Glukozerebrosid speichernden Makrophagen, bei mechanischer Belastung zu zerplatzen, neigen die Gaucher-Zellen zu einer tumorartigen Herdbildung mit intrafokaler Fibrose. Die neben diesen Herden existente intakte Hämatopoese wird deshalb von der Markaspiration präferenziell erfasst, während sich die Gaucher-Zellen kaum darstellen.

### 4.4.3. Mark-Knochen- und Knochen-Mark-Wechselwirkungen

Zytologisch kaum evaluierbar sind die an sich engen Beziehungen zwischen Mark- und Knochenstrukturen; sie können nur histologisch geklärt werden. Dieser Problemkreis soll hier nur beispielhaft skizziert werden.

#### 4.4.3.1. Hyperkalzämiesyndrome

Die pathogenetischen Zusammenhänge zwischen Hyperkalzämie und bestimmten neoplastischen Prozessen des Knochenmarks sind nur histomorphologisch aufzulösen und finden in der Regel ihre Erklärung in einer Induktion osteolytisch aktiver Osteoklasten, wie sie für Plasmazellmyelome (☞ Abb. 4.11a+b), osteolytische Karzinommetastasen aber auch das HTLV-1-induzierte T-Zell-Lymphom charakteristisch ist. Das weite Feld einer osteopathologischen Beurteilung des Knochens soll hier nicht in Einzelheiten behandelt werden. Es sei aber erwähnt, dass die differentialdiagnostische Abgrenzung tumorbedingter von hyperparathyreoten Hyperkalzämien nur histologisch möglich ist.

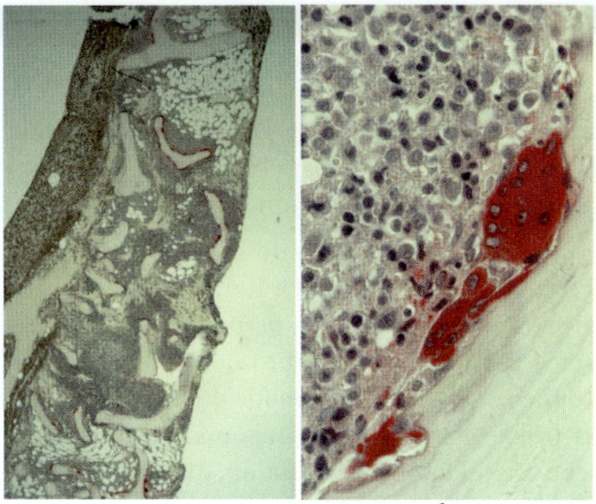

a b

***Abb. 4.11a+b:*** Hyperkalzämisches Myelom mit Aktivierung von Osteoklasten, die durch den enzymhistochemischen Nachweis der tartratresistenten sauren Phosphatase selektiv rot angefärbt sind. **(a)** In der Übersichtsvergrößerung des Trepanates sind rot gefärbte Osteoklastensäume an der Oberfläche etlicher Knochenbälkchen in der Kontaktzone zu den ungleichmäßig nodulär verteilten Myelominfiltraten sichtbar. **(b)** Ausschnitt aus (a) mit mehreren Osteoklasten in osteolytischen Lakunen in direkter Nachbarschaft zum Myelominfiltrat.

## 4.4.3.2. Osteopetrose

Die genetisch bedingte Osteopetrose engt den Markraum ein, wenngleich nur die schweren Varianten dieser primären Störung der Knorpelresorption (54) eine Anämie auslösen können. Bei allen Fällen entwickelt die Hämatopoese eine kompensatorische Hyperplasie, deren Grad sich proportional zur pathologisch gesteigerten Knochendichte verhält (☞ Abb. 4.12a+b).

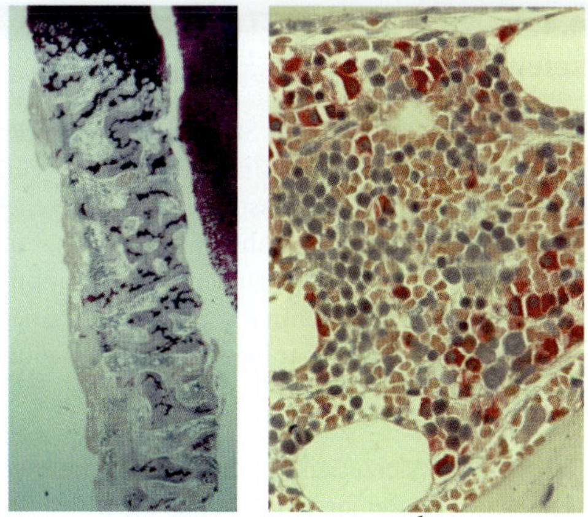

a b

***Abb. 4.12a+b:*** Osteopetrose vom Intermediärtyp bei einem 15-jährigen Knaben in relativem Wohlbefinden mit konstanter, auch bei der Mutter bekannter Leukopenie um 3000/fl. **(a)** Giemsa-Färbung der Beckenkammbiopsie in der Übersicht: dunkelblau-rot gefärbter Knorpel tritt nicht nur alterskonform in der noch wachstumsaktiven Randzone des Beckenkammes auf, sondern lässt sich als persistierendes Residuum filigranartig angeordnet im Zentrum der Knochenbälkchen auch in der tiefer gelegenen Spongiosa darstellen. **(b)** Die osteopetrotische Einengung des Markraumes bedingt eine kompensatorische Hyperplasie der Erythropoese und eine Linksverschiebung der vorwiegend peritrabekulär angeordneten, mit der Chlorazetatesterasereaktion rot gefärbten Granulozytopoese.

## 4.4.3.3. Ostitis deformans Paget

Unklare Knochenschmerzen mit Verdacht eines tumormetastatischen Knochenumbaus in der Altersgruppe jenseits der 6. Dekade klären sich auch bei ungezielt entnommenen Beckenkammbiopsien oft als Ostitis deformans Paget mit einem örtlichen Ersatz der extrafokal hyperplastischen Hämatopoese durch fibrotisches Bindegewebe und charakteristischen arteriolovenösen Shuntbildungen. Abgesehen vom lokal chaotischen Knochenumbau mit seinem mosaikartigen Kittlinienmuster zeigen die örtlich vermehrten Osteoklasten eine Verteilungsstörung der enzymzytochemisch darstellbaren tartratresistenten sauren Osteoklastenphosphatase mit gesteigerter Exozytose (55). Dieses zytologische Detail erlaubt die Diagnose einer Ostitis deformans fast am einzelnen Osteoklasten.

### 4.4.4. Nachweis von Tumormetastasen

Einen hervorragenden Stellenwert nehmen beckenkammbioptische Untersuchungen zum Nachweis von Tumormetastasen ein. Abgesehen vom Tumornachweis im Rahmen eines primär intendierten Tumorstagings stellen sich Karzinommetastasen im Knochenmark gelegentlich unerwartet bei primär hämatologischen Fragestellungen dar.

Selbst extrem kleine Mikrometastasen, die aus wenigen Tumorzellen bestehen und gelegentlich von einer scheinbar unmotivierten perifokalen Fibrose umgeben werden, lassen sich besonders immunhistochemisch (Nachweis von Zytokeratinen) auch als singuläre Karzinomzellen sicher identifizieren (☞ Abb. 4.13a+b). Dabei zeigt die Erfahrung, dass die unmittelbar unterhalb des kortikalen Beckenkammrands gelegenen Markzonen bevorzugt von Mikrometastasen besonders des Mammakarzinoms aufgesucht werden, ohne zunächst mit einem radiologisch identifizierbaren Knochenumbau oder klinischen Symptomen verbunden zu sein.

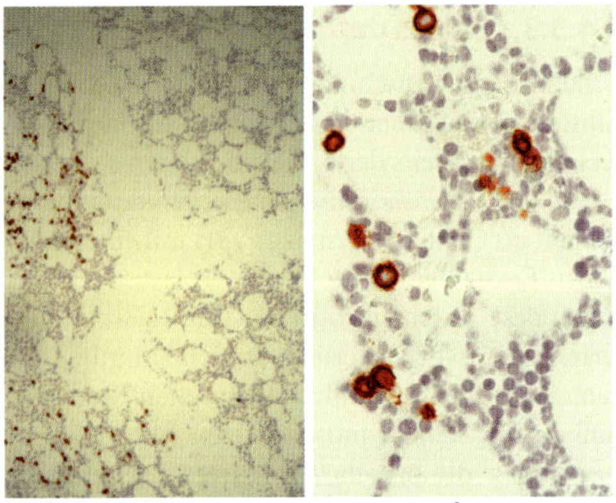

a b

***Abb. 4.13a+b:*** Einzelzellmetastasierung eines Mammakarzinoms vom invasiv-lobulären Typ, nachgewiesen durch die immunhistochemische Darstellung von Zytokeratin in einer Beckenkammbiopsie. **(a)** In der Übersicht stellen sich Schwärme von Karzinomzellen auf dem Hintergrund einer normalen Hämatopoese dar. **(b)** Ausschnittvergrößerung von (a) mit disseminierter Verteilung der Karzinomzellen nach Art eines Carcinoma dissolutum.

Beckenkammbioptische Untersuchungen dienen nicht nur dem unmittelbaren Metastasennachweis sondern auch der Ursachenforschung einer ausstrichzytologisch unklaren Punctio sicca oder der Klärung pathophysiologischer Zusammenhänge paraneoplastischer Syndrome.

Beispielhaft für eine Punctio sicca sind jene, zum Teil mikrofokal begrenzten Karzinommetastasen, die von zentimeterbreiten perifokalen Säumen einer Markaplasie und Fibrose begleitet werden können. Das metastasierende Prostatakarzinom ist beispielhaft für eine intra- und perimetastatische osteosklerotische Reaktion, die sich weit über die Umgebung kleinster Metastasenherde ausbreiten kann und insofern eine primäre Osteomyelofibrose vortäuscht. Die Osteosklerose derartiger osteoplastischer Metastasen ist mit einer lokalen Aktivierung von Osteoblasten verbunden. In seltenen Fällen kann bei ausgedehnter osteoplastischer Tumormetastasierung die von Osteoblasten vermittelte Knochenneubildung mit ihrer überstürzten, kalziumbindenden Biomineralisation eine Hypokalzämie auslösen. Auch die für solche Fälle typische Erhöhung der alkalischen Serumphosphatase erklärt sich durch die Aktivierung von Osteoblasten mit ihrem charakteristisch hohen Gehalt an alkalischer Phosphatase.

Manche Karzinommetastasen entwickeln im Knochenmark ein vorwiegend intrasinusoidales Wachstum. Dieser unmittelbare Kontakt der Tumorzellen mit der Blutzirkulation kann Gerinnungsprozesse auslösen, die sich beim Patienten als DIC (*disseminierte intravasale Koagulation*) mit massivem Verbrauch von Koagulationsfaktoren und Thrombozyten äußert. Solche Metastasen induzieren lokal hyaline Thromben, und über den immunhistochemischen Nachweis von CD61 (thrombozytäres Glykoprotein IIIa) lassen sich Plättchenthromben darstellen (☞ Abb. 4.14a-d). Sofern sich überhaupt Tumorzellen sicher in Ausstrichen erkennen lassen, werden solche komplexeren Interaktionen des Tumors mit seiner Umgebung ausstrichzytologisch kaum zu erfassen sein.

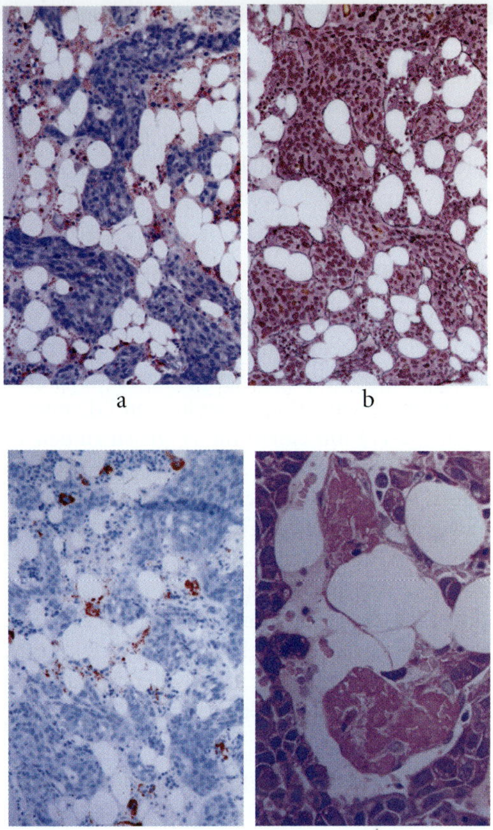


***Abb. 4.14a-d:*** Ein exquisit intrasinusoidal metastasierendes, gering differenziertes Adenokarzinom hat eine DIC (*disseminierte intravasale Koagulation*) ausgelöst. **(a)** Vor dem Hintergrund einer hypoplastischen Hämatopoese mit Fettzellvermehrung und roter Markierung der neutrophilen Granulozytopoese durch die Chlorazetatesterase-Reaktion stellen sich korallenstockartig angeordnete Tumorinfiltrate dar, welche stark erweiterte Sinusoide komplett ausgefüllt haben. **(b)** Sequenzschnitt zu (a): Die den Tumor begrenzenden Sinuswandungen sind als schwarze Linien durch die Retikulinversilberung hervorgehoben. **(c)** Im Sequenzschnitt zu (a) und (b) sind multiple Plättchenthromben durch den immunhistochemischen Nachweis von CD61 (Glykoprotein IIIa) braun markiert. **(d)** Bei höherer Vergrößerung stellen sich zwei schlierenförmig rötlich tingierte, hyaline Thromben an der Kontaktzone zum intrasinusoidal wachsenden Karzinom dar. PAS-Reaktion nach Diastasevorbehandlung.

## 4.4.5. Histotopographie der neoplastischen Hämatopoese

Auf dem Sektor primärer Malignome des hämatopoetischen Systems vermittelt die Analyse topographischer Verteilungsmuster neoplastischer Zellpopulationen innerhalb des Markraumes diagnostisch relevante Beiträge, die ausstrichzytologisch nicht zu erlangen sind. Dies gilt insbesondere für die bei den diversen Lymphomentitäten zumindest in den Initialstadien gesetzmäßige Zuordnung entweder zu den Spongiosatrabekeln oder zu bestimmten Gefäßstrukturen. Auch myeloische Leukämien entwickeln teilweise ein für die einzelnen Entitäten stereotypes Infiltratmuster.

Charakteristisch für die AML M2 ist das Auftreten CD34-positiver und zunächst chlorazetatesterase-negativer Blasten an der unmittelbaren Oberfläche von Spongiosatrabekeln. Diese Zellpopulation geht nach Art eines quasi trabekulofugalen Gradienten in eine sequenzielle Ausreifung mit intermediärer Präsenz CD34-negativer und peroxidase- wie chlorazetatesterase-positiver Reifungsstufen über, aus der schließlich trabekelfern angesiedelte postpromyelozytär ausreifende Zellen mit charakteristischem Gehalt an Laktoferrin enthaltenden Sekundärgranula hervorgehen. Eine topographisch analog verteilte Differenzierungssequenz ist auch in der Umgebung mittlere Arterien nachweisbar.

Dieses Verteilungsmuster unterscheidet sich grundsätzlich von demjenigen der akuten myelomonozytären Leukämie M4 mit einer ungeordnet mosaikförmigen Anordnung variabel granulozytopoetisch und monozytopoetisch differenzierter, fakultativ partiell ausreifender Zellformen.

Die akute Promyelozytenleukämie M3 ist in ihren Frühstadien oft durch rasenartig monoton angeordnete abnorme Promyelozyten auf dem Hintergrund einer umgebend teilweise noch intakten Hämatopoese gekennzeichnet. Diese Infiltratzellen reagieren konstant CD34-negativ und zeigen eine in der klassischen Form von M3 positive Chlorazetatesterase-Reaktion, die bei der Variantform M3v vollkommen fehlen kann. Innerhalb von M3-Infiltraten gelegene sessile Makrophagen des Knochenmarks können eine ausgeprägte Speicherung von Chlorazetatesterase wohl als Ausdruck einer Aufnahme exozytotisch freigesetzter, auch prokoagulatorisch wirkender Proteasen aufweisen.

Eine detaillierte Darstellung derartiger histotopographischer Konstellationen übersteigt den Umfang dieser Darstellung. Wegen ihrer besonderen differentialdiagnostischen Relevanz sollen die topographischen Prinzipien der Lymphominfiltration des Knochenmarkes gesondert dargestellt werden (☞ Kap. 4.5.2.).

## 4.5. Lymphatische Strukturelemente und Lymphome im Knochenmark

Grundsätzlich kann ein Lymphombefall des Knochenmarks sowohl in Ausstrichpräparaten als auch histologisch in Beckenkammbiopsien beurteilt werden. Es besteht jedoch weitgehende Übereinstimmung, dass die histologische einer ausschließlich zytologischen Untersuchung überlegen ist (62, 63). Diese Feststellung gilt insbesondere für das Staging von Hodgkin-Lymphomen (64-67) analog zu sonstigen granulomatösen oder tumormetastatischen Prozessen (68). Für ein prätherapeutisches Lymphomstaging erscheint eine beckenkammbioptische Untersuchung unverzichtbar, da sie in vielen Fällen bei einer scheinbar noch regional begrenzten Lymphombildung bereits einen beginnenden Knochenmarkbefall aufdeckt (63, 69). Da in Frühstadien eines lymphomatösen Markbefalles oft nur sehr kleine, weit auseinander gelegene Streuherde vorliegen, ist die Forderung nach einer grundsätzlich bilateral durchzuführenden Beckenkammbiopsie erhoben worden. Tatsächlich wächst die Effizienz eines Nachweises initialer Lymphomherde im Knochenmark mit der Größe der Biopsie und dem bilateralen Punktionsmodus (31, 70).

Die für diverse Lymphomtypen oft charakteristischen histotopographischen Verteilungsmuster lassen sich teilweise von der Anordnung normaler, jedenfalls nicht neoplastischer lymphatischer Komponenten des Knochenmarks ableiten. Unabhängig von dieser eher theoretischen Erwägung ist die differentialdiagnostische Abgrenzung der Lymphome von der Kenntnis normaler lymphatischer Knochenmarkkomponenten abhängig.

### 4.5.1. Nicht neoplastische lymphatische Zellen im Knochenmark

Das normale Vorkommen von Lymphozyten im Knochenmark wurde bereits 1902 von Pappenheim (71) hervorgehoben, der solchen Zellen unter dem Begriff sogenannter Hämatogonien generell eine Stammzellrolle zugeschrieben hat. Diese Sicht stand damals im Gegensatz zum dualistischen Schema der Zytogenese, wie sie von Ehrlich und Pincus (zitiert nach 71) mit strikter Trennung myeloischer und lymphatischer Zelllinien postuliert worden war. Nach deren Ansicht war die Präsenz von Lymphozyten im Knochenmark auf separate kleine, organoide Zellgruppen in Analogie zu den Malpighischen Körperchen der Milz beschränkt.

#### 4.5.1.1. Diffus verteilte Lymphozyten

Neben inkonstant nachweisbaren nodulären Lymphozytengruppen enthält das normale hämatopoetische Knochenmark diffus verteilt reife Lymphozyten mit einer Präponderanz von T-Lymphozyten (72-77) mit einem im Vergleich zu den T-Lymphozyten des Blutes inversen CD4/CD8-Verhältnis (75). Im normalen Knochenmark des Erwachsenen machen diese nicht nodulären sondern diffus verteilten Lymphozyten etwa 10 % (78, 79) bzw. 16,2 % (Schwankungsbereich 11,1 bis 23,2 %) ausgezählt an Knochenmarkausstrichen (80) aus. Dieser letztgenannte, relativ hohe Wert beruht wahrscheinlich auf einer in Knochenmarkausstrichen unvermeidlichen Beimengung von peripheren Blutzellen.

Besonders unter Berücksichtigung immunphänotypischer Daten erscheint die Präsenz diffus verteilter Lymphozyten im normalen Knochenmark mit einer Schwankungsbreite von 1-5 % wesentlich niedriger (73) wobei T-Lymphozyten prädominieren.

Erhöhte Lymphozytenwerte wurden bei Eisenmangelanämie, idiopathisch thrombozytopenischer Purpura und bei Kleinkindern beobachtet, bei welchen kleine bis mittelgroße lymphozytenartige Zellen mit einem hohen Kern-Zytoplasma-Verhältnis überwiegen, die neben CD19 und CD20 zum Teil auch terminale Desoxynukleotidyl-Transferase (TdT) exprimieren. Besonders diesen TdT-positiven Lymphozyten wurde eine Rolle als Hämatogonien mit Stammzelleigenschaften zugewiesen (81, 82).

Aber auch im Knochenmark normaler Erwachsener wurde ein heterogenes Spektrum von reifen und unreifen B-Lymphozyten in Aspiraten registriert (83). Die meisten bisherigen immunphänotypischen Untersuchungen zu lymphoiden Zellen des Knochenmarks beziehen sich auf die diffus verteilten, nicht nodulär angeordneten Lymphozyten.

### 4.5.1.2. Perimetarteriolare Plasmazellen

Neben diffus verteilten Lymphozyten enthält das normale Knochenmark auch ein Kompartiment von nodulär angeordneten Lymphozyten und von Plasmazellen in einer vorwiegenden perimetarteriolären Anordnung. Metarteriolen sind synonym als terminale Arteriolen, arterioläre Kapillaren oder präkapilläre Arteriolen bezeichnet worden. Sie bestehen aus schmalen Tuben nicht fenestrierter Endothelien und Perizyten, die zumindest nach Fixation des Gewebes oft kontrahiert und insofern schwer erkennbar sind. Ihre Struktur wird durch eine Versilberung von Retikulinfasern hervorgehoben. Im Gegensatz zu normalen Sinusgefäßen des Knochenmarks oder den Sinusoiden von Leber und Milz zeigen die metarteriolären Endothelien eine starke Expression von CD34 und stimmen hierin mit allen übrigen Endothelien des Gefäßsystems überein.

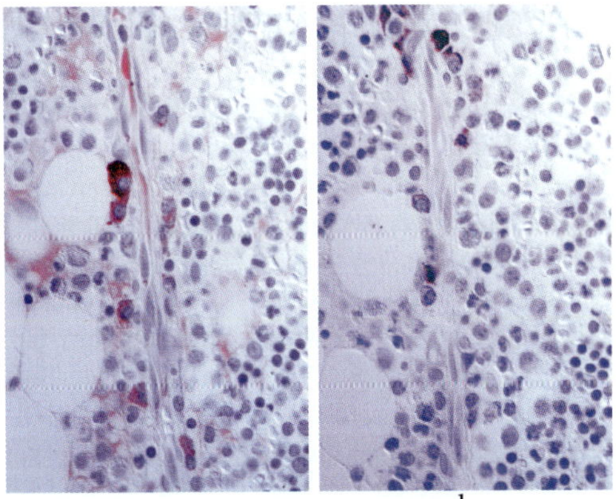


***Abb. 4.15a+b:*** Reaktive perimetarteriolare Plasmozytose mit immunhistochemischen Nachweis der Polyklonalität: **(a)** Neben Plasmazellen des Leichtkettentypes Kappa kommen **(b)** Plasmazellen des Leichtkettentypes Lambda vor.

Bei chronisch entzündlichen Erkrankungen oder unter den Bedingungen einer immunpathologischen Stimulation des B-Zellsystems werden Metarteriolen vermehrt von scheidenartig angeordneten Plasmazellen umgeben (84, 85), die in longitudinalen Anschnitten perlschnurartig diesen Gefäßen zugeordnet sind (☞ Abb. 4.15a+b). Einige Autoren (86, 87) haben diese Plasmazellen als Kapillaren beschriebenen Gefäßstrukturen zugeordnet. Insgesamt lässt sich also die perimetarteriolare Zone als Kompartiment des Knochenmarks charakterisieren, das B-Immunozyten aufnimmt.

Bei CVID (*Common variable immunodeficiency disorder)* sind Plasmazellen im Knochenmark reduziert. So einfach eine Plasmazellvermehrung erkennbar und quantifizierbar ist, erscheint der Nachweis einer signifikanten Plasmozytopenie, zumal im Schnittpräparat, problematisch. Bei dieser Fragestellung ist die gezielte Inspektion von Metarteriolen aufschlussreich: Fehlen in deren Umgebung Plasmazellen vollständig, so erscheint eine signifikante Plasmozytopenie plausibel (☞ Abb. 4.16).

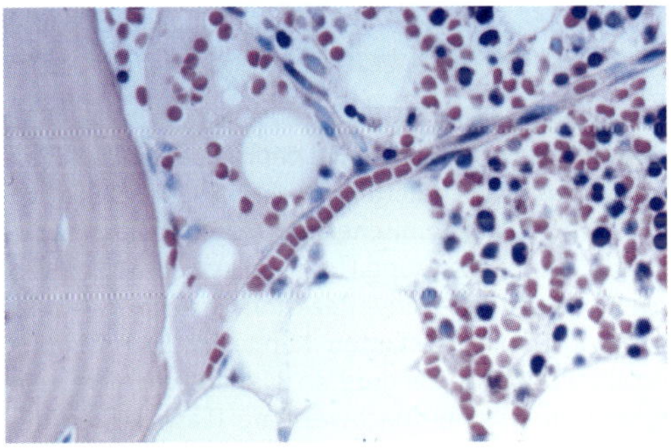

***Abb. 4.16:*** Plasmozytopenie bei CVID: Eine langs angeschnittene Metarteriole enthält in ihrer Umgebung keinerlei Plasmazellen (vergl. Abb. 4.15a+b).

Während die vermehrten klonalen Plasmazellen bei MGUS (*Monoklonale Gammopathie unbestimmter Signifikanz*) zumindest teilweise die perimetarteriolare Position einhalten (☞ Abb. 4.17a-c), geht dieser Zusammenhang bei Myelomen verloren.

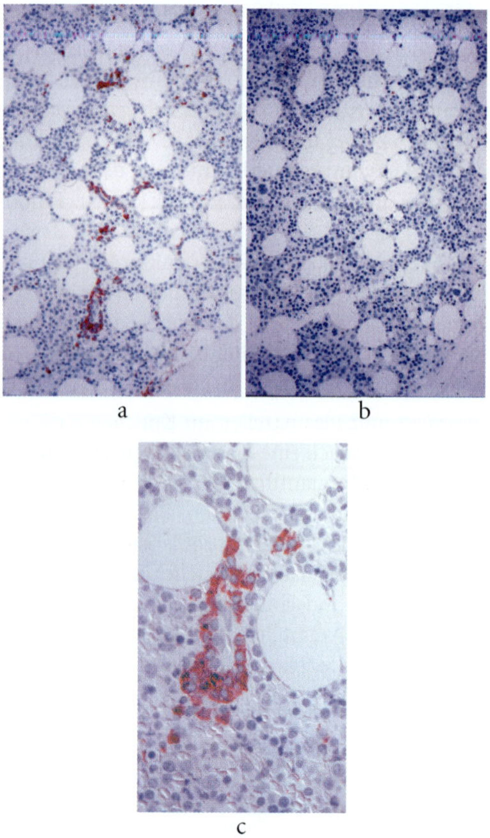


***Abb. 4.17a-c:*** Monoklonale perimetarterioläre Plasmozytose mit Leichtkettenrestriktion Kappa bei MGUS mit immunhistochemischer Darstellung der Immunglobulinleichtketten Kappa und Lambda zum Nachweis der Klonalität. **(a)** Positive Reaktion beim Nachweis der Immunglobulinleichtketten Kappa mit perimetarteriolärer Position in der unteren Bildhälfte. **(b)** Sequenzschnitt zu (a) ohne nachweisbare Plasmazellen des Leichtkettentyps Lambda. **(c)** Ausschnittvergrößerung aus (a) mit Orientierung der klonalen Plasmazellen vom Leichtkettentyp Kappa zu einer schräg angeschnittenen zentral gelegenen Metarteriole.

### 4.5.1.3. Marklymphknötchen

Nodulär angeordnete Lymphozytengruppen lassen sich als *Marklymphknötchen* (MLK) bezeichnen, wenn sie einen komplexen organoiden Aufbau zeigen, dessen räumlicher Architektur aber oft nur in Serienschnitten oder beim Vergleich von Anschnitten multipler MLK zu erfassen ist. Sie stehen in einer konstanten Zuordnung zu kleinen, auch verzweigten terminalen Arteriolen oder Metarteriolen (88-96). Gelegentlich werden in den Zentren der MLK auch glomerulumartige vaskuläre Strukturen mit fokaler Sklerosierungstendenz beschrieben (97). Aufgrund dieser Gefäßassoziation wurde zwischen MLK des Knochenmarks und Malpighischen Körperchen der Milz eine Analogie gesehen (91, 97). MLK sind aus kleinen Lymphozyten, retikulären Stromazellen und sporadischen Makrophagen zusammengesetzt und enthalten ein Netzwerk argyrophiler Fasern, das häufig in der Peripherie der MLK verdichtet ist (97, 98).

Im Zentrum der MLK können Keimzentren mit einer umgebenden Mantelzellzone entwickelt sein, an welche sich eine äußere Marginalzone anschließt, die von der Mantelzone durch Retikulinfasern unscharf abgegrenzt ist (Aschoff [91]: sogenannte Außenzone). Ungeklärt ist die gelegentliche Präsenz von reifen Eosinophilen besonders in der Peripherie der MLK. Vergrößerte MLK mit prominenten Keimzentren (MLK Typ A nach Hashimoto et al. [94]) sind aufgrund ihrer Größe leicht zu identifizieren (73) und treten häufiger im Knochenmark von Kindern auf (91, 94, 95), speziell vermehrt bei Rachitis (88) und Diphtherie (86).

Nach anderen Beobachtungen soll die Häufigkeit von MLK mit zunehmendem Alter steigen; bei systematischen autoptischen Untersuchungen variierte ihr Nachweis zwischen 26,1 % (94), 10 % unterhalb des Alters von 14 Jahren und 32 % oberhalb von 40 Jahren (92) und 62 % (90). Abgesehen vom Lebensalter sind diese Werte offenbar vom tatsächlich untersuchten Volumen des Knochenmarks beeinflusst. An Biopsien durchgeführte Untersuchungen gelangen dementsprechend zu wesentlich geringeren Inzidenzen: 4 % (93), 8,0 % (99), allerdings auch 47 % (100) oder 20 % (101).

Das Vorkommen von MLK ist bei Patienten mit Leberzirrhose, perniziöser Anämie und Agranulozytose erhöht (93). Die im Alter steigende Frequenz der MLK steht wahrscheinlich mit einer wachsenden Neigung zu autoreaktiv immunpathologischen Prozessen in Zusammenhang. Alternativ könnten die MLK auch als funktionell vikariierendes Phänomen in Verbindung mit der Altersinvolution peripherer lymphatischer Organe gesehen werden.

Immunhistochemisch setzen sich die MLK aus B-Zellen mit dispers verteilten, häufig auch zahlreicher ringförmig angeordnet, umgebenden T-Lymphozyten zusammen (73). Der organoid zonale

| Klassifikation maligner Lymphome: WHO 2008 | | | |
|---|---|---|---|
| WHO-Terminologie | Akronym | ICD-O | Deutsche Terminologie |
| Lymphatische Neoplasien vom Präkursortyp | | | |
| B lymphoblastic leukaemia/lymphoma, not otherwise specified<br>B-lymphoblastische Leukämie – Lymphom, unspezifiziert | | | |
| B lymphoblastic leukaemia/lymphoma, NOS | B-ALL<br>B-LBL | *9811/3* | B-lymphoblastische Leukämie – Lymphom, NOS |
| B lymphoblastic leukaemia/lymphoma with recurrent genetic abnormalities<br>B-lymphoblastische Leukämien -Lymphome mit stereotypen genetischen Anomalien | | | |
| B lymphoblastic leukaemia/lymphoma with t(9;22)(q34;q11.2); *BCR-ABL1* | | *9812/3* | B-lymphoblastische Leukämie – Lymphom mit t(9;22)(q34;q11.2); *BCR-ABL1* |
| B lymphoblastic leukaemia/lymphoma with t(v;11q23); *MLL* rearranged | | *9813/3* | B-lymphoblastische Leukämie – Lymphom mit t(v;11q23); *MLL*-Umlagerung |
| B lymphoblastic leukaemia/lymphoma with t(12;21)p(13;q22); *TEL-AML1 (ETV6-RUNX1)* | | *9814/3* | B-lymphoblastische Leukämie – Lymphom mit t(12;21)p(13;q22); *TEL-AML1 (ETV6-RUNX1)* |
| B lymphoblastic leukaemia/lymphoma with hyperdiploidy/ALL with favourable trisomies | | *9815/3* | B-lymphoblastische Leukämie – Lymphom mit Hyperdiploidie/ALL mit günstigen Trisomien |
| B lymphoblastic leukaemia/lymphoma with hypodiploidy/Hypodiploid ALL | | *9816/3* | B-lymphoblastische Leukämie/Lymphom mit Hypodiploidie/Hypodiploide ALL |
| B lymphoblastic leukaemia/lymphoma with t(5;14)(q31;q32); *IL3 IGH* | | *9817/3* | B-lymphoblastische Leukämie – Lymphom mit t(5;14)(q31;q32); *IL3-IGH* |
| B lymphoblastic leukaemia/lymphoma with t(1;19)(q23;p13.3); *E2A-PBX1 (TCF3-PBX1)* | | *9818/3* | B-lymphoblastische Leukämie – Lymphom mit t(1;19)(q23;p13.3); *E2A-PBX1 (TCF3-PBX1)* |
| T lymphoblastic leukaemia/lymphoma<br>T-lymphoblastische Leukämie - Lymphom | | | |
| T lymphoblastic leukaemia/lymphoma | T-ALL<br>T-LBL | *9837/3* | T-lymphoblastische Leukämie –Lymphom |
| Mature B-Zell-Neoplasien | | | |
| Chronic lymphocytic leukaemia/Small cell lymphocytic lymphoma | CLL/ SLL | 9823/3 | Chronische lymphatische Leukämie/ Kleinzelliges Lymphom |
| B-cell prolymphocytic leukaemia | B-PLL | 9833/3 | Prolymphozytenleukämie vom B-Zelltyp |
| Splenic B-cell marginal zone lymphoma/Splenic lymphoma with circulating villous lymphocytes | SMZL/ SLVL | 9689/3 | Lienales B-zelluläres Marginalzonenlymphom/Lienales Lymphom mit zirkulierenden villösen Lymphozyten |
| Hairy cell leukaemia | HCL | 9940/3 | Haarzellleukämie |

| | | | |
|---|---|---|---|
| *Splenic B-cell lymphoma/leukaemia, unclassified*<br>• *Splenic diffuse red pulp small B-cell lymphoma/…with villous lymphocytes*<br>• *Hairy cell leukaemia-variant/Prolymphocytic variant of HCL* | <br>• *SMZL-diffuse variant*<br>• *HCL-v* | 9591/3 | *Lienales B-Zelllymphom/Leukämie, unspezifiziert*<br>• *Diffuses B-Zelllymphom der roten Milzpulpa/…mit villösen Lymphozyten*<br>• *Haarzellenleukämie vom Varianttyp/ Prolymphozytische Variante der HCL* |
| Lymphoplasmocytic lymphoma<br>• Waldenström macroglobulinaemia | LPL<br>• WM | 9671/3<br>9761/3 | Lymphoplasmozytäres Lymphom/ Lymphoplasmozytäres Immunozytom/LPI<br>• Makroglobulinämie Waldenström |
| Heavy chain diseases<br>• α heavy chain disease<br>• γ heavy chain disease<br>• μ heavy chain disease | HCD<br>• α-HCD<br>• γ-HCD<br>• μ-HCD | 9762/3 | Schwerkettenkrankheit<br>• α-Schwerkettenkrankheit<br>• γ-Schwerkettenkrankheit<br>• μ-Schwerkettenkrankheit |
| Monoclonal gammopathy of undetermined significance | MGUS | 9765/1 | Monoklonale Gammopathie unbestimmter Signifikanz |
| Plasma cell myeloma/Multiple myeloma<br>• Plasma cell leukaemia | <br>• PCL | 9732/3 | Plasmazellmyelom/Plasmozytom/Morbus Kahler<br>• Plasmazellleukämie |
| Solitary plasmacytoma of bone | | 9731/3 | Solitäres Plasmozytom des Knochens |
| Extraosseous plasmacytoma | | 9734/3 | Extraossäres Plasmozytom |
| Monoclonal immunoglobulin deposition disease/Randall disease<br>• Light chain deposition disease<br>• Heavy chain deposition disease<br>• Primary amyloidosis | MIDD<br>• LCDD<br>• HCDD | 9769/1 | Monoklonale Immunglobulinablagerungskrankheit<br>• Leichtkettenablagerungen<br>• Schwerkettenablagerungen<br>• Primäre Amyloidose |
| Extranodal marginal zone lymphoma of mucosa-associated lymphoid tissue | MALT lymphoma | 9699/3 | Extranodales MALT-Lymphom |
| Nodal marginal zone lymphoma/ Monocytoid B-cell lymphoma<br>• *Paedriatic nodal marginal zone lymphoma* | NMZL | 9699/3 | Nodales Marginalzonenlymphom/Monozytoides B-Zelllymphom<br>• *Nodales Marginalzonenlymphom pädiatrischen Typs* |
| Follicular lymphoma<br>• Paediatric FL<br>• Primary intestinal FL<br>• Other extranodal FL<br>• Intrafollicular neoplasia/"In situ" FL<br>FL, grade 1<br>FL, grade 2<br>FL, grade 3A<br>FL, grade 3B | FL | 9690/3<br><br><br><br><br>9695/3<br>9691/3<br>9698/3<br>9698/3 | Follikuläres Lymphom<br>• FL paediatrischen Typs<br>• Primär intestinales FL<br>• Sonstige extranodale FL<br>• Intrafollikuläre Neoplasie/Lymphoma folliculare in situ<br>FL, Grad 1<br>FL, Grad 2<br>FL, Grad 3A<br>FL, Grad 3B |

| | | | |
|---|---|---|---|
| Primary cutaneous follicle center lymphoma | PCFCL | *9597/3* | Primär kutanes Follikelzentrumlymphom |
| Mantle cell lymphoma | MCL | 9673/3 | Mantelzelllymphom |
| Diffuse large B-cell lymphoma, not otherwise specified (NOS)<br>• DLBCL, centroblast variant<br>• DLBCL, Immunoblastic variant<br>• Primary DLBCL of the CNS<br>• Primary cutaneous DLBCL, leg type<br>• *EBV positive DLBCL of the elderly*<br>• T-cell/histiocytic rich large B-cell lymphoma | DLBCL<br><br><br><br><br><br><br>• THRLBL | 9680/3<br><br><br><br><br><br><br>9688/3 | Diffus großzelliges B-Zelllymphom, unspezifiziert<br>• DLBCL, zentroblastische Variante<br>• DLBCL, immunoblastische Variante<br>• Primäres DLBCL des ZNS<br>• Primär kutanes DLBCL vom Beintyp<br>• *EBV-positives DLBCL des Seniums*<br>• T-Zell-Histiozyten-reiches großzelliges B-Lymphom |
| DLBCL associated with chronic inflammation | | 9680/3 | Mit chronische Entzündung assoziiertes DLBCL |
| Lymphomatoide Granulomatose | LYG | 9766/3 | Lymphomatoide Granulomatose |
| Primary mediastinal (thymic) large B-cell-lymphoma | PMBL | 9679/3 | Primär mediastinales (thymisches) großzelliges B-Zelllymphom |
| Intravascular large B-cell lymphoma/ Angiotropic large cell lymphoma | IVLBCL | 9712/3 | Intravasales großzelliges B-Zelllymphom/Angiozentrisch großzelliges Lymphom |
| ALK positive large B-cell lymphoma | LBCL-ALK+ | 9737/3 | ALK-positives großzelliges B-Zelllymphom |
| Plasmablastic lymphoma | PBL | 9735/3 | Plasmoblastisches Lymphom |
| Large B-cell lymphoma arising in HHV8-associated multicentric Castleman disease | HHV8-MCD | *9738/3* | Großzelliges B-Zelllymphom bei HHV8-assoziierter multizentrischer Castleman-Krankheit |
| Primary effusion lymphoma | PEL | 9678/3 | Primär exsudatives Lymphom |
| Burkitt lymphoma | BL | 9687/3 | Burkitt-Lymphom |
| B-cell lymphoma, unclassified, with features between DLBCL and Burkitt-Lymphoma | | 9680/3 | Unbestimmtes B-Zelllymphom mit DLBCL- und Burkitt-Merkmalen |
| B-cell lymphoma, unclassified, with features intermediate between DLBCL and classical Hodgkin lymphoma | | 9596/3 | Unbestimmtes B-Zelllymphom mit intermediären Merkmalen von DLBCL und Hodgkin-Lymphom klassischen Types |
| Mature T- und NK-Zellneoplasien | | | |
| T-cell prolymphocytic leukaemia | T-PLL | 9834/3 | Prolymphozytenleukämie vom T-Zelltyp |
| T-cell large granular lymphocytic leukaemia | T-LGL | 9831/3 | T-Zellleukämie großer grob granulierter Lymphozyten |
| *Chronic lymphoproliferative disorders of NK-cells* | *CLPD-NK* | 9831/3 | *Chronisch lymphoproliferative NK-Zell-Erkrankungen* |
| Aggressive NK cell leukaemia/lymphoma | | 9948/3 | Aggressive NK-Zell-Leukämie, -Lymphom |

| | | | |
|---|---|---|---|
| EBV-positive T-cell lymphoproliferative disorders of childhood<br>• Systemic EBV-positive T-cell lymphoproliferative disease of childhood<br>• Hydroa vacciniforme-like lymphoma | | *9724/3*<br>*9725/3* | EBV-positive T-Zelllymphoproliferationen des Kindesalters<br>• Systemische EBV-positive T-Zelllymphoproliferation des Kindesalters<br>• Hydroa-vacciniforme-artiges Lymphom |
| Adult T-cell leukaemia/lymphoma | ATLL | 9827/3 | T-Zellleukämie-Lymphom vom Adulttyp (HTLV1-induziert) |
| Extranodal NK/T cell lymphoma, nasal type/Lethal midline granuloma/ Angiocentric T-cell lymphoma | | 9719/3 | Nasales extranodales NK/T-Zelllymphom/Letales Mittelliniengranulom/ Angiozentrisches T-Zelllymphom |
| Enteropathy-associated T-cell lymphoma<br>• Type II EATL, sporadic monomorphic variant without risk factors for celiac disease | EATL | 9717/3 | Enteropathie-assoziiertes T-Zellenlymphom<br>• EATL Typ II, sporadisch monomorph ohne Zöliakierisiko |
| Hepatosplenic T-cell lymphoma | HSTL | 9716/3 | Hepatolienales T-Zelllymphom |
| Subcutaneous panniculitis-like T-cell lymphoma | SPTCL | 9708/3 | Subkutanes Panniculitis-artiges T-Zelllymphom |
| Mycosis fungoides<br>• Folliculotropic MF<br>• Pagetoid reticulosis (localized Woringer-Kalopp type)<br>• Granulomatous slack skin disease | MF<br>• GSS | 9700/3 | Mycosis fungoides<br>• Follikulotrope MF<br>• Pagetoide Retikulose (lokaler Typ Woringer-Kalopp)<br>• Kutanes elastolytisches Lymphom |
| Sézary syndrome | SS | 9701/3 | Sézary-Syndrom |
| Primary cutaneous CD30 positive T-cell lymphoproliferative disorders<br>• Primary cutaneous anaplastic large cell lymphoma<br>• Lymphomatoid papulosis | • C-ALCL<br>• LyP | 9718/3<br>9718/1 | Primär kutane CD30-positive lymphoproliferative Erkrankungen<br>• Primär kutanes anaplastisch großzelliges Lymphom<br>• Lymphomatoide Papulose |
| Primary cutaneous peripheral T-cell lymphomas, rare subtypes<br>• Primary cutaneous gamma-delta T-cell lymphoma<br>• Primary cutaneous CD8 positive aggressive epidermotropic cytotoxic T-cell lymphoma<br>• Primary cutaneous CD4 positive small/medium T-cell lymphoma | PCGD-TCL | *9726/3*<br>9709/3<br>9709/3 | Seltene Subtypen primär kutaner T-Zelllymphome<br>• Primär kutanes $\gamma\delta$-T-Zelllymphom<br>• Primär kutanes CD8-positives aggressives epidermotrop zytotoxisches T-Zelllymphom<br>• Primär kutanes CD4-positives klein- bis mittelgroßzelliges T-Zelllymphom |

| | | | |
|---|---|---|---|
| Peripheral T-cell lymphoma, not otherwise specified<br>• Lymphoepitheliod Lennert lymphoma<br>• PTCL, follicular variant<br>• PTCL, T-zone variant | PTCL, NOS | 9702/3 | Peripheres T-Zelllymphom, unspezifiziert<br>• Lymphoepitheliodes Lennert-Lymphom<br>• PTCL, follikuläre Variante<br>• PTCL, T-zonale Variante/T-Zonen-lymphom |
| Angioimmunoblastic T-cell lymphoma/Angioimmonublastic lymphadenopathy | AITL | 9705/3 | Angioimmunoblastisches T-Zellenlymphom/Angioimmunoblastische Lymphadenopathie |
| Anaplastic large cell lymphoma, ALK positive | ALCL, ALK+ | 9714/3 | Anaplastisch großzelliges Lymphom, ALK-positiv |
| Anaplastic large cell lymphoma, ALK negative | ALCL, ALK- | 9702/3 | Anaplastisch großzelliges Lymphom, ALK-negativ |
| | | Hodgkin-Lymphome | |
| Nodular lymphocyte predominant Hodgkin-Lymphom | NLPHL | 9659/3 | Nodulär lymphozytär prädominantes Hodgkin-Lymphom/Paragranulom |
| Classical Hodgkin lymphoma | CHL | 9650/3 | Hodgkin-Lymphom klassischen Typs/ Lymphogranuloma malignum Hodgkin |
| • Nodular sclerosis classical Hodgkin lymphoma | • NSCHL | 9663/3 | • Nodulär sklerosierendes Hodgkin-Lymphom |
| • Lymphocyte-rich classical Hodgkin lymphoma | • LRHCL | 9651/3 | • Lymphozytenreiches klassisches Hodgkin-Lymphom |
| • Mixed cellularity classical Hodgkin lymphoma | • MCCHL | 9652/3 | • Gemischtzelliges Hodgkin-Lymphom |
| • Lymphocyte-depleted classical Hodgkin lymphoma | • LDCHL | 9653/3 | • Lymphozytenarmes Hodgkin-Lymphom |
| | | Neoplasien histiozytärer und dendritischer Zellen | |
| Histiocytic sarcoma | | 9755/3 | Histiozytisches Sarkom |
| Langerhans cell histiocytosis/Histiocytosis X/Eosinophilic granuloma (if solitary lesion) | LCH | 9751/3 | Langerhanszellhistiozytose/Hand-Schüller-Christian-Krankheit (multiple Läsionen)/Abt-Letterer-Siwe-Krankheit (disseminiert viszeraler Befall) |
| Langerhans cell sarcoma | LCS | 9756/3 | Langerhanszellsarkom |
| Interdigitating dendritic cell sarcoma | IDC sarcoma | 9757/3 | Sarkom interdigitierender Retikulumzellen |
| Follicular dendritic cell sarcoma | FDC sarcoma | 9758/3 | Sarkom follikulär dendritischer Retikulumzellen |
| Fibroblastic reticular cell tumor | | 9759/3 | Sarkom fibroblastischer Retikulumzellen |
| Indeterminate dendritic cell tumor/ Indeterminate cell histiozytosis | | 9757/3 | Sarkom unbestimmt dendritischer Zellen |

| | | | |
|---|---|---|---|
| Disseminated juvenile xanthogranuloma/Deep JXG (if soft tissue involvement)<br>• Benign cephalic histiocytosis<br>• Progressive nodular histiocytosis or generalized (non-lipidemic) eruptive histiocytosis (cutaneous disorders with multiple JXG but without systemic involvement)<br>• Xanthoma disseminatum (if skin and mucosal lesions)<br>• Erdheim-Chester disease (possible adult form of bone and lung involvement) | JXG | | Disseminiertes juveniles Xanthogranulom<br>• Benigne Histiozytose des Schädels<br>• Progressiv noduläre oder generalisierte (nicht lipidämische) eruptive Histiozytose (multiple kutane JXG ohne systemisch viszerale Beteiligung)<br>• Xanthogranuloma disseminatum (Haut und Schleimhäute)<br>• Erdheim-Chester-Krankheit (wahrscheinliche Adultform mit Knochen- und Lungenbefall) |
| Lymphoproliferative Prozesse nach Transplantation | | | |
| Post-transplant lymphoproliferative disorders | PTLD | | Lymphoproliferative Erkrankungen nach Transplantation |
| Early PTLD lesions<br>• Plamacytic hyperplasia<br>• Infectious mononucleosis-like PTLD | | <br>9971/1<br>9971/1 | PTLD-Frühformen<br>• Plasmozytäre Hyperplasie<br>• Mononucleosis infectiosa-ähnliches PTLD |
| Polymorphic PTLD | P-PTLD | 9971/3 | Polymorphes PTLD |
| Monomorphic PTLD<br>• Monomorphic B-cell PTLD<br>• Monomorphic T/NK-cell PTLD | M-PTLD<br>• B-PTLD<br>• T/NK-PTLD | ICD-O-Kodierung erfolgt analog zu primären Lymphomen | Monomorphes PTLD<br>• Monomorphes B-Zell-PTLD<br>• Monomorphes T-NK-Zell-PTLD |
| Classic Hodgkin lymphoma type PTLD | CHL-PTLD | | Klassisches Hodgkin-Lymphom als PTLD |

***Tab. 4.2:*** WHO-Klassifikation maligner Lymphome (180). Das Konzept der 2008 in vierter Auflage veröffentlichten WHO-Klassifikation unterscheidet bei den B- und T-Zellen-Lymphomen sog. Präkursorneoplasien von der Kategorie der maturen Lymphome. Lymphome vom Präkursortyp leiten sich von solchen Entwicklungsstadien der B- oder T-Zellenlinien ab, in denen reife B-Zellenrezeptoren (Oberflächenimmunglobuline) bzw. T-Zellenrezeptoren noch fehlen. Demgegenüber verfügen sog. mature Lymphome über voll entwickelte B- oder T-Zellenrezeptor oder leiten sich von nachgeordneten Entwicklungsphasen ab, in denen solche Rezeptoren zurückgebildet sind (z.B. Plasmazelle/Myelom). Das sich insofern auf die funktionelle Entwicklung lymphatischer Zellen beziehende Attribut "matur" sagt dagegen nichts über den zytomorphologischen Reifegrad (lymphozytisch oder lymphoblastisch) und den hiervon abhängigen Malignitätsgrad (niedrigmaligne oder hochmaligne) aus. Die aktuelle Edition enthält neben seltenen Neoplasien, die sich von Stromazellen ableiten, Gruppen von provisorischen Entitäten, deren Abgrenzung von allgemein akzeptierten Lymphomarten noch offen ist. Bemerkenswert ist die zunehmende Verwendung von Akronymen neben der herkömmlichen ICD-O-Kodierung. Auch etliche ICD-O-Codes werden als provisorisch apostrophiert (Kursivdruck).

• = Subentitäten; **/...** = Synonyma; **kursiv** = provisorische Entitäten oder provisorische ICD-O-Codes; **(...)** = taxonomisch relevante Zusatzkriterien.

Aufbau ist nur in idealen Anschnitten durch den Mittelpunkt mit einem zentralen Reaktionszentrum, einer umgebenden Mantelzone und einer äußeren Marginalzone, in der übrigens CD3-positive Lymphozyten vorherrschen, erkennbar. Tangentialschnitte, die nur die Marginalzone treffen, können von T-Zellen dominiert sein; wenig parazentral gelegene Schnittebenen mögen die Mantelzone mit CD20-positiven B-Zellen und einen umgebenden T-Zellsaum darstellen.

Bei schwerer Pneumokoniose (Silikose, Anthrakose) speichern intra- oder perinodulär angeordnete Makrophagen anthrakotisches Pigment oder Silikatkristalle (89, 90, 98).

Verteilung und Aufbau dieser normalen bzw. reaktiven MLK lässt prinzipiell eine sekundäre Zuordnung initialer Lymphome zu diesen primär vorhandenen Strukturen (96) bzw. zum perimetarteriolären B-Zell-Habitat (85) plausibel erscheinen. Aus diesem Grunde kann eine differentialdiagnostische Abgrenzung früher, insbesondere niedrigmaligner Lymphominfiltrate innerhalb dieser Zonen von reaktiv vergrößerten MLK problematisch sein. Im Hinblick auf diese Schwierigkeit haben Rywlin und Mitarbeiter (100) den pragmatischen Begriff einer *Nodular lympoid hyperplasia* (NLH) eingeführt. NLH soll sich aus dem Nachweis von vier oder mehr lymphoiden Noduli pro gering vergrößertem Areal einer Beckenkammbiopsie oder durch einen Durchmesser >0,6 mm definieren. Bei den NLH soll es sich um Vorläuferstadien niedrigmaligner lymphoproliferativer Erkrankungen handeln. Trotz dieser Definitionsansatzes bleibt im Einzelfall und in kleinen, wenig Übersicht gewährenden Biopsien die Frage, ob ein fragwürdiges MLK als immunreaktiv oder initiales Lymphom zu deuten sei, häufig offen (102). Wir sprechen in Fällen, in welchen der komplette organoide Aufbau eher reaktiv zu deutender MLK nicht zweifelsfrei darstellbar ist von ALI (*Abnormen lymphoiden Infiltraten*), deren Einordnung von den Ergebnissen einer Verlaufskontrolle (Progression?) abhängig gemacht werden sollte.

In ihrer Dimension sehr begrenzte NLH oder ALI können immunhistochemisch Plasmazellen mit klonaler Leichtkettenrestriktion aufweisen und erfüllen in Verbindung mit lokal präsenten B-Lymphozyten und lymphoplasmozytären Übergangsformen bereits Kriterien kleiner Immunozytome. Solche Herde verbunden mit einer Paraproteinämie des Typs IgM geringen Grades werden besonders bei Hepatitis C beobachtet und sollen sich teilweise bei effizienter antiviraler Therapie zurückbilden (177, 178).

### 4.5.2. Histotopographische Typologie der Lymphome im Knochenmark

Die Klassifikation von Lymphombefunden im Knochenmark bedient sich einerseits der konventionellen morphologischen, immunphänotypischen und molekulargenetischen Kriterien, wie sie für extramedulläre Lymphome üblich sind. Im Knochenmark aber lassen sich Lymphome zusätzlich durch ihr spezifisches topographisches Wachstumsmuster (*Homing pattern*) klassifizieren. Besonders in frühen Infiltratstadien zeigen die unterschiedlichen Lymphome ein typenspezifisches Wachstumsmuster innerhalb der unterschiedlichen Kompartimente des Knochenmarks. Rational lassen sich diese Musterbildungen nur teilweise von der Verteilung der nicht neoplastischen Zellen des Knochenmarks ableiten.

Erst in späten Ausbreitungsstadien mit fortschreitender Verdrängung der Hämatopoese wird die primäre Musterbildung undeutlicher. Unabhängig von den jeweiligen Lokalisationstypen neigen aleukämische Lymphome zu einer scharfen Demarkierung, während bei leukämischen Lymphomen die Infiltratzonen als Ausdruck der intensiveren Zellmigration unschärfer begrenzt sind. Hochleukämische blastäre Lymphome, also akute lymphatische Leukämien, infiltrieren das Knochenmark meist primär diffus ohne topographisch geordnete Herdbildung.

Aus unserer Sicht lassen sich abhängig von der Zuordnung der Infiltrate zu Gefäß- oder Knochenstrukturen 8 topographische Typen unterscheiden, die als solche nur histologisch in Beckenkammbiopsien erkennbar sind und dort für die Subklassifizierung besonders niedrigmaligner Lymphome wegweisend sind (☞ Abb. 4.18):

- 1. Intrasinusoidal
- 2. Perisinusoidal
- 3. Perimetarteriolär
- 4. Peritrabekulär
- 5. Paratrabekulär
- 6. Paratrabekulär mit osteolytischer Reaktion

- 7. Ungeordnet interstitiell
- 8. Ungeordnet tumorbildend

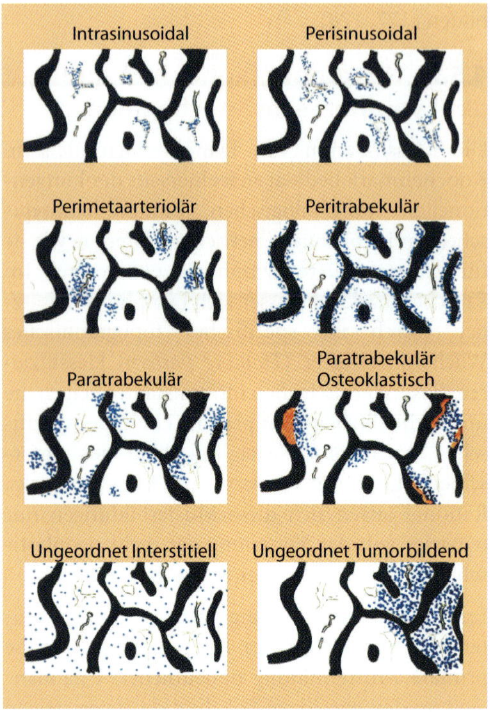


***Abb. 4.18:*** Übersicht über die acht verschiedenen topographischen Verteilungsmuster, mit denen sich maligne Lymphome im Knochenmark ausbreiten können.

### 4.5.2.1. Intrasinusoidale Lymphome

Als Prototyp des im Knochenmark intrasinusoidal wachsenden Lymphoms kann das klassische blastäre *intravasale B-Zell-Lymphom* (IVBL) gelten, das in den älteren Beschreibungen, von Endothelien abgeleitet, als maligne Angioendotheliose bezeichnet worden war (103, 104). Dieses seltene Lymphom neigt in unterschiedlichen Organen zu einem vasoobstruktiven Befall, wobei die zerebrale und pulmonale Manifestation meist deletär ist. Das weitgehend aleukämische IVBL ist in Knochenmarkausstrichen auf dem Hintergrund einer weitgehend intakten Hämatopoese schwer zu diagnostizieren, wenn man die typischerweise an den Ausstrichenden in kleinen kohäsiven Gruppen angeordneten Blasten übersieht.

Nach unserer Erfahrung ist bisher wenig beachtet worden, dass Haarzellleukämien vom Varianttyp (HCL-v; 105, 106) zumindest im Knochenmark ein analoges Ausbreitungsmuster zeigen (☞ Abb. 4.19). Auch das diffuse B-Zelllymphom der roten Milzpulpa neigt zu einem analogen Verhalten. Insofern erscheint es plausibel, dass beide Entitäten als Subtypen des provisorischen unklassifizierten lienalen B-Zelllymphoms unter ICD-O 9591/3 gelistet sind.

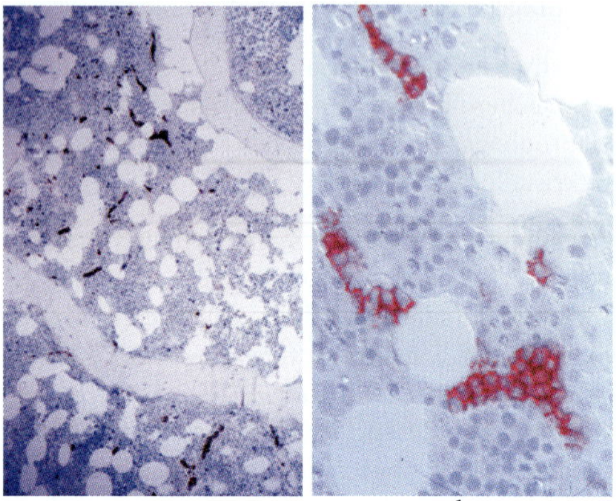

a b

***Abb. 4.19a+b:*** Intrasinusoidales Ausbreitungsmuster einer Haarzellleukämie vom Varianttyp. Immunhistochemische Darstellung von CD20. **(a)** In der Übersichtsvergrößerung stellt sich eine normal verteilte Hämatopoese mit regulärer Fettzelldichte dar. Auf diesem Hintergrund kontrastieren die ausschließlich intrasinusoidal gelegenen Haarzellen vom Varianttyp **(b)** Ausschnittvergrößerung von (a).

### 4.5.2.2. Perisinusoidale Lymphome

Beim perisinusoidalen Infiltrationstyp treten initial Lymphomzellen in der Umgebung eines meist dilatierten Sinusgefäßes auf, ohne dass die Oberflächen der Spongiosatrabekel auch bei weiterer Ausdehnung der Infiltratdichte berührt werden. Die Infiltrate verhalten sich insofern trabekulofugal. Ohne dass in der älteren Literatur für die Frühstadien der perisinusoidale Ausgangsort erwähnt worden ist, erscheint dieser Typ der Infiltration identisch besonders mit der chronischen lymphatischen Leukämie (B-CLL) vom interstitiell infiltrierenden Typ (107, 108). Definitionsgemäß ist der interstitielle Typ charakterisiert durch eine Ausbreitung der Lymphomzellen um und zwischen zunächst gut erhaltenen Fett- und hämatopoetischen Knochenmarkzellen. Bei diesem für die klassische B-CLL typischen Infiltratmuster zeichnen sich die frühesten Läsionen durch eine Bildung kleiner Lymphozytenaggregate mit direktem Kontakt zur Sinusoidwand aus. Mit zunehmendem Abstand von den Sinusoiden breiten sich die infiltrierenden Lymphozyten locker angeordnet zwischen hämatopoetischen Zellen aus (☞ Abb. 4.20a-b).

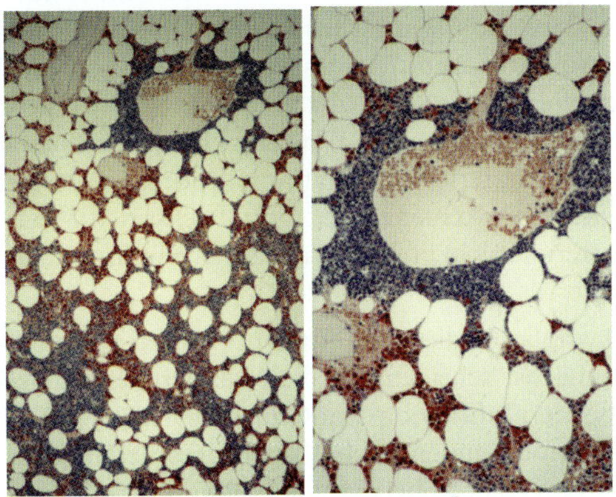

a b

***Abb. 4.20a+b:*** Frühstadium einer perisinusoidal interstitiell infiltrierenden chronischen lymphatischen Leukämie (B-CLL) mit roter Markierung der neutrophilen Granulozytopoese durch die Chlorazetatesterase-Reaktion. **(a)** In der Übersichtsvergrößerung werden einerseits eine betont perisinusoidale Infiltration in der oberen Bildhälfte und andererseits eine mehr interstitielle Infiltration in der unteren Bildhälfte deutlich. **(b)** Ausschnittvergrößerung von (a).

Bei fortschreitend verdrängendem Wachstum schwinden Fettzellen und granulozytopoetische Vorstufen und weichen auf die peritrabekulären und periarteriell adventitiellen Zonen aus, während Erythroblasten und Megakaryozyten innerhalb der Infiltrate persistieren. In fortgeschrittenen Infiltratstadien resultiert hieraus eine Segregation von Granulozytopoese einerseits und Erythropoese und Megakaryozyten andererseits: Erythroblasten und Megakaryozten bilden eine direkte Nachbarschaft zu den interstitiell infiltrierenden Lymphomzellen, während die meist linksverschobene residuale Granulozytopoese auf arterielle Adventitiazonen und vor allem auf die peritrabekulären Bereiche ausweicht. Im Gegensatz zu anderen Infiltrattypen besteht zwischen den Trabekeloberflächen und den Lymphominfiltraten kein direkter Kontakt (☞ Abb. 4.21a-c).

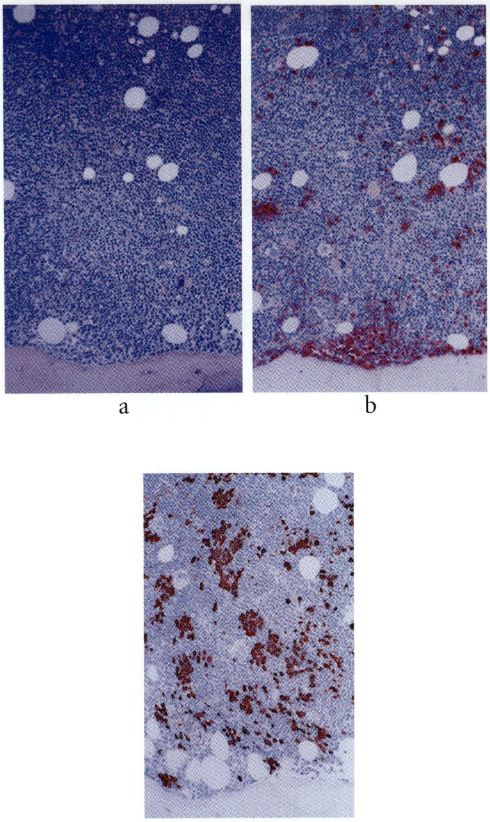

a b

c

***Abb. 4.21a-c:*** Segregation der Hämatopoese bei fortgeschrittener chronischer lymphatischer Leukämie mit diffus verdrängender Infiltration des Knochenmarks. **(a)** In der Giemsa-Färbung ist eine massive Infiltratdichte deutlich, Fettzellen sind stark reduziert. **(b)** Chlorazetatesterase-Reaktion: Im Sequenzschnitt zu (a) wird der Rückzug der residualen rot gefärbten Granulozytopoese auf die peritrabekuläre Zone deutlich. **(c)** Immunhistochemische Darstellung von Hämoglobin: Im Gegensatz zur Granulozytopoese (b) persistiert die Erythropoese innerhalb der Infiltrate ähnlich wie Megakaryozyten.

Dieses für fortgeschrittene Stadien einer klassischen B-CLL vom interstitiellen Infiltrationstyp charakteristische Phänomen einer verdrängungsbedingten Segregation der residualen Hämatopoese fehlt bei der Sonderform einer sogenannten *tumorbildenden CLL*: Hierbei treten innerhalb kompakter lymphozytischer Infiltrate weder Erythroblasten noch Megakaryozyten auf; diese Zellen bilden gemeinsam mit der Granulozytopoese trilineäre inselförmige Residuen zwischen den eher tumorförmig verteilten Lymphomherden.

Unter zytologischen Gesichtspunkten sind die meisten Fälle einer klassischen B-CLL dem initial perisinusoidalen, schließlich interstitiell infiltrativen Wachstumstyp zuzurechnen: Die Infiltrate bestehen fast ausschließlich aus zytoplasmaarmen kleinen, nur langsam proliferierenden B-Lymphozyten, die ausstrichzytologisch eine erniedrigte Aktivität an lysosomaler saurer Phosphatase zeigen, eine extrem geringe Expression von Oberflächenimmunglobulinen bieten (109) und übereinstimmend hiermit eine allenfalls schwach positive, meist negative immunhistologische Reaktion für CD20 zeigen. Demgegenüber besitzen Infiltrate bei perimetarteriolär nodulär infiltrierender B-CLL zumindest zentronodulär Zellen mit mittelstarker bis starker CD20-Expression.

Bei der immunhistologischen Analyse ist zu beachten, dass generell niedrig maligne B-Zell-Lymphome im Knochenmark von einem erheblichen Anteil offenkundig nicht neoplastischer T-Lymphozyten und zwar in einem Umfang von bis zu 30 % begleitet werden können. Ein Nachweis von etlichen CD3-positiven T-Lymphozyten auf dem Hintergrund eines überwiegend CD20-negativen Lymphozyteninfiltrats darf nicht als Infiltration durch ein T-Zell-Lymphom fehl gedeutet werden. Echte T-Zell-Lymphome zeigen eine fast ausschließliche Expression von T-typischen Markern (insbesondere CD3), sofern es sich nicht um Lymphome eines immaturen Prä-T-Zelltypes handelt. Eine Ausnahme von dieser Feststellung stellt das angioimmunoblastisches T-Zellenlymphom mit seinem durchaus erheblichen Anteil an stark CD20-positiven B-Lymphozyten und reifen Plasmazellen dar. Bei dieser Entität sind die eher minoritären CD3-positiven T-Zellen durch eine gewisse Polymorphie und einen angedeutet blastären Phänotyp charakterisiert.

Ein interstitieller Infiltrattyp des Knochenmarks ist zumindest für ein Teil der Fälle von Haarzell-Leukämie auch vom Varianttyp (105) sowie für die T-CLL und das Sézary-Syndrom beschrieben worden. Allerdings ist in diesen Fällen die primäre Verbindung der Infiltratzellen zur perisinusoidalen Zone nicht deutlich.

#### 4.5.2.3. Perimetarterioläre Lymphome

Bestimmte, vorwiegend niedrigmaligne B-Zell-Lymphome entwickeln im Knochenmark ein noduläres Wachstum, das in der Umgebung jener Metarteriolen startet, die das Blut von Arterien in Sinusoide leiten. Wie einleitend erörtert beherbergt das perimetarterioläre Kompartiment normalerweise Plasmazellen sowie lymphonoduläre Strukturen. Die in der bisherigen Literatur als sog. noduläre oder fokal paratrabekulär charakterisierten Infiltrattypen (110) lassen sich insofern einem perimetarteriolären Infiltrattyp zuordnen, wenngleich die Existenz einer zentral gelegenen Metaarteriole nicht immer ausdrücklich erwähnt wurde oder als solche erkennbar ist.

Lymphome dieses Infiltrattypes starten mit einer zunächst scheidenartig die Metarteriolen umgebenden Infiltration. Im Rahmen der späteren Expansion können solche Aggregate untereinander fusionieren, wobei dann die Zuordnung zur zentralen Metarteriole weniger deutlich ist. Der Ausgang der Lymphominfiltrate von solchen Gefäßstrukturen kann in Retikulinfärbungen oder durch immunhistochemische Darstellung der metarteriolären Endothelien mit dem Nachweis von CD34 hervorgehoben werden, sofern diese Strukturen in der jeweiligen Schnittebene zufällig erfasst sind.

Perimearterioläre Infiltrate sind für einen Teil der B-lymphozytischen Lymphome im Rahmen *chronischer lymphatischer Leukämien* (CLL) typisch (☞ Abb. 4.22a-d). Diese Manifestation entspricht weitgehend dem sogenannten nodulären Typ der CLL, wie sie von früheren Autoren apostrophiert worden ist (107, 108), die allerdings die Zuordnung der nodulären Infiltrate zum perimetarteriolären Kompartiment nicht ausdrücklich erwähnt haben. Allerdings wurde diese Gefäßassoziation der nodulär infiltrierenden CLL schon 1917 von v. Fischer (90) und später von weiteren Autoren (85, 111) registriert.

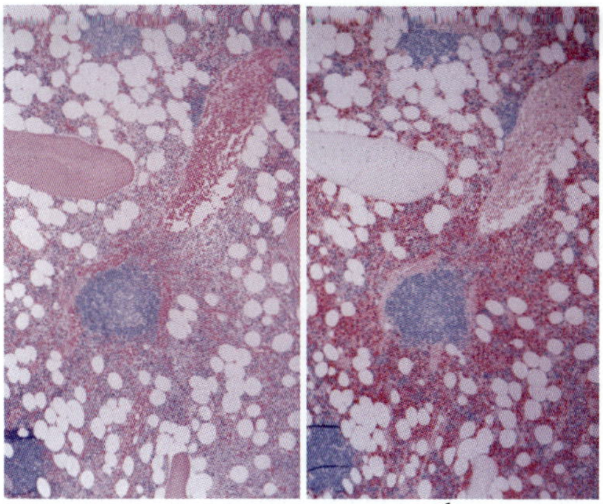

a b

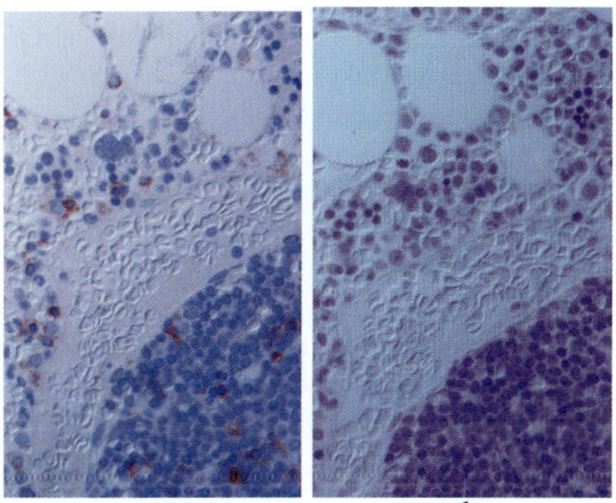

c d

***Abb. 4.22a-d:*** Frühstadium einer perimetarteriolären nodulär infiltrierenden B-CLL. **(a)** In der Giemsa-Färbung stellen sich betont noduläre Infiltrate auf dem Hintergrund einer intakten Hämatopoese ohne Bälkchenkontakt dar. **(b)** Sequenzschnitt zu (a) mit Hervorhebung der neutrophilen Granulozytopoese durch die Chlorazetatesterase-Reaktion (rot). **(c)** CD3: Ausschnittvergrößerung aus der Randzone eines nodulären Infiltrates, das hier exzentrisch an einen Sinusoid angrenzt. Innerhalb der Infiltrate stellen sich etliche begleitende T-Lymphozyten dar. **(d)** CD20: Die Mehrzahl der aufgrund des negativen CD3-Befundes (c) zur B-Zellreihe zu rechnenden leukämischen Lymphozyten zeigen eine fast negative, jedenfalls extrem abgeschwächte Expression von CD20.

Die perimetarteriolär infiltrierenden Fälle von B-CLL zeigen diskrete zytologische Unterschiede gegenüber der perisinusoidal (☞ unten) infiltrierenden B-CLL: Besonders in den zentralen Abschnitten der Noduli prädominieren etwas größere, prolymphozytische Zellen mit einer starken oberflächenbetonten Expression von CD20, die von einer entsprechenden Expression von Oberflächenimmunglobulinen begleitet wird. Solche Zellen können eine auch eher hohe Aktivität an lysosomaler saurer Phosphatase zeigen. Die höhere Aktivität saurer lysosomaler Enzyme unterscheidet die perimetarteriolär infiltrierende B-CLL graduell von der klassischen, eher perisinusoidal infiltrierenden B-CLL mit einer gemessen an normalen Lymphozyten auch in Ausstrichpräparaten eher niedrigen Aktivität saurer Phosphatase (112, 113).

Die Randzonen der nodulären Infiltrate werden von kleinen Lymphozyten mit abgeschwächter bis fehlender Expression von CD20 beherrscht. Insofern zeigen die Infiltratnoduli einen zentrifugalen Differenzierungsgradienten mit tendenziell CD20-negativen und chromatindichten sowie zytoplasmaarmen kleinen Lymphozyten in der Peripherie sowie CD20-positiven, eher prolymphozytischen Elementen im perimetarteriolären Zentrum. In den meisten Fällen beherrschen die nodulusperipheren kleinen B-Lymphozyten das leukämische Blutbild. Geht man davon aus, dass die an sich langsame Zellproliferation der nodulär infiltrierenden B-CLL von den zentronodulären, stärker CD20-positiven (Pro)Lymphozyten getragen wird, erscheint eine effiziente Therapie besonders der nodulär infiltrierenden B-CLL mit gegen CD20 gerichteten Antikörpern auch in jenen Fällen plausibel, in denen sich die peripheren Blutlymphozyten durch eine fehlende bis schwache CD20-Expression auszeichnen.

In einem Teil der Fälle (10-30 %) von perimetarteriolär infiltrierender B-CLL lassen sich intrazytoplasmatische Aggregate von Leichtkettenimmunglobulinen immunhistochemisch als stäbchenförmige, selten auch tropfenförmige Einschlüsse nachweisen. Elektronenmikroskopisch entsprechen diese lichtmikroskopischen Einschlüsse kristallinen Immunglobulinkomponenten (leichte Ketten), die innerhalb der Zisternen des rauhen endoplasmatischen Retikulums lokalisiert sind. Bezogen auf eine offenbar aktive Synthese und intrazytoplasmatische Lokalisation dieser Immunglobuline zeigen solche Lymphozyten eine gewisse Ähnlichkeit mit Plasmazellen und mögen in der früheren Kiel-Klassifikation Eingang in die Gruppe der lymphoplasmozytoiden Immunozytome gefunden haben. Dieser Subtyp von Immunozytomen war von dem klassischen lymphoplasmozytischen Immunozytom (Makroglobulinämie

Waldenström) mit Entwicklung voll differenzierter Plasmazellen abgegrenzt worden. Lymphozyten mit intrazisternalen stäbchenförmigen Einschlüssen von Immunglobulinkomponenten erreichen aber keine komplette plasmazelluläre Differenzierung. Offenbar liegt diesem Phänomen eine intrazelluläre Transportbehinderung mit fehlendem Übertritt in das Golgi-Kompartiment und insofern ausbleibender Sekretion zugrunde. Dabei ist offen, ob die in den Zisternen des RER retinierten Immunglobulinkomponenten trunkierten Immunglobulinen prospektiven Oberflächen- oder sekretorischen Typs entsprechen. Unter pragmatischen Gesichtspunkten betrachtet können nodulär infiltrierende Formen einer B-CLL mit mikroglobulären oder kristalloiden Immunglobulineinschlüssen als immunozytoide B-CLL bezeichnet werden. Übrigens enthalten die stäbchenförmig kristallinen Einschlüsse vorwiegend Leichtketten des Typs Lambda, sogenannte Lambda-Stäbchen.

Perimetarterioläre B-Zellen-Lymphome beinhalten ein variables Spektrum meist niedrigmaligner Lymphome. Auf der einen Seite handelt es sich um Fälle einer offenen B-CLL mit hoher peripherer Zellzahl und prominenter Lymphknoteninfiltration, auf der anderen Seite finden sich subleukämische Manifestationen mit dominierender Splenomegalie und ausstrichzytologischen Aspekten, wie sie für das splenische B-Zell-Lymphom mit Bildung villöser Lymphozytenoberflächen (114) oder ungewöhnlichen haarzellähnlichen Varianten einer CLL (115) charakteristisch sind. Diese Gruppe kann aber auch paratrabekulär noduläre Positionen einnehmen. Noduläre Infiltrattypen des Knochenmarks sind auch in Verbindung mit monoklonalen Makroglobulinämien sowohl eines benignen Typs oder im Rahmen einer Makroglobulinämie Waldenström berichtet worden (116).

Frühe Infiltratstadien von sekretorischen *lymphoplasmozytischen Immunozytomen* (LPI) haben oft eine perimetarterioläre Verteilung der Knochenmarkinfiltrate. Wie für nicht leukämische Lymphome typisch sind diese Infiltrate eher scharf begrenzt und schreiten in weiteren Stadien unter Bildung größerer tumorartiger Infiltratknoten vor, die sekundär an die Knochentrabekel angrenzen können. Viele Fälle von LPI mit voll entwickelter Symptomatik einer Makroglobulinämie Waldenström und ausgeprägter Makroglobulinämie haben zum Zeitpunkt der (bioptischen) Diagnosestellung dieses sekundäre tumorartige Verteilungsmuster erreicht.

## Perimetarterioläre Immunozytome mit Pseudo-pseudo-Gaucher-Zellen

Das durchaus nicht einheitliche Manifestationsspektrum von LPI umfasst auch Fälle mit ungewöhnlichen akzessorischen Merkmalen. Hierzu rechnen Fälle von LPI mit assoziierter, gelegentlich tumorförmig entwickelter und nicht nur auf das Knochenmark beschränkter Amyloidose vom AL-Typ. Das klassische lymphoplasmozytäre zytologische Erscheinungsmuster eines LPI kann überlagert werden von eigentümlichen phagozytären Speicherzellen, die das Bild eines Morbus Gaucher imitieren können. In diesen Fällen treten extrem zytoplasmareiche Makrophagen auf, die eine kristalline Proteinspeicherung betreiben, welche offenbar durch eine bestehende Paraproteinämie induziert wird. Solche Speicherzellen können ein größeres Volumen als die eigentlichen Lymphomzellen eines LPI einnehmen. Auch derartige Infiltrate sind typischerweise perimetarteriolär lokalisiert. Übrigens sind diese sehr großen Speicherzellen fragil und lassen sich in Knochenmarkausstrichen kaum nachweisen.

Proteinspeichernde Makrophagen sind abgesehen von ihrer kristalloiden Proteinspeicherung durch weitere Kriterien gekennzeichnet: Wie im normalen hämatopoetischen Knochenmark können sie Eisenablagerungen enthalten. In diesen Fällen heben sich bei der Eisenreaktion nach Perls (29) die ungefärbten Proteinkristalle vom Hintergrund eines Berliner Blau-positiven Zytoplasmas ab. Oft enthalten die proteinspeichernden Makrophagen Zeroid und zeigen wie andere zeroidspeichernde Zellen (117) eine deutliche Aktivität tartratresistenter saurer Phosphatase.

Die kristallin gespeicherten Proteine zeigen hydrophobe Eigenschaften, die sich in einer starken eosininduzierten UV-Fluoreszenz äußert. Dieses Phänomen ist darauf zurückzuführen, dass der Farbstoff Eosin eosinophile Substrate auf zweierlei Art färben kann: Als saurer Farbstoff bindet sich Eosin an basische Strukturen, wie z.B. das MBP (*Major basic protein*) von Eosinophilen in einer salzartigen Bindung, ohne dass hierdurch eine UV-Fluoreszenz induziert wird; in wässriger Lösung liegt Eosin teilweise auch als Lakton mit innerer Esterbildung vor, welches mit hydrophoben Proteinen eine hydrophobe Interaktion eingeht und in dieser Bindungsvariante eine Fluoreszenz im ultravioletten Licht analog zum chemisch verwandten Fluoreszein auslöst. Zur hydrophoben Interaktion geeignete Proteine lassen sich durch eine Eosinfärbung über ihre UV-Fluoreszenz unter analogen Beleuchtungsbedingungen identifizieren, wie sie für eine Fluoreszin-Fluoreszenz üblich sind.

In den LPI-assoziierten Speichermakrophagen lässt sich dieses Fluoreszenzphänomen zur Identifizierung von hydrophoben Proteinen besonders in differentialdiagnostische Abgrenzung sowohl von glukozerebrosidspeichernden Gaucher-Zellen als auch von jenen Pseudo-Gaucher-Zellen nutzen, die in etlichen Fällen von chronischer myeloischer Leukämie (118-120), Thalassämie (121) und regelmäßig bei kongenitaler dyserythropoetischer Anämie Typ II (HEMPAS) (122) gefunden werden. Pseudo-Gaucher-Zellen unterscheiden sich von den glukozerebrosidspeichernden Gaucher-Zellen durch eine mikrofibrilläre Ultrastruktur der lysosomalen Matrix (120). Dagegen zeigen die Speicherlysosomen bei Morbus Gaucher eine tubuläre Ultrastruktur, die sich aus 10-12 Fibrillen in einer rechtshändig spiralförmigen Anordnung zusammensetzen, die sich rechtsdrehend schraubenförmig um Tubuli anordnen (123). Da die proteinspeichernden Makrophagen bei LPI mit ihren kristallinen Lysosomeneinschlüssen eine sowohl von Gaucher-Zellen als auch von Pseudo-Gaucher-Zellen abweichende Ultrastruktur zeigen, wurde der Begriff *Pseudo-pseudo-Gaucher-Zelle* (PPGZ) vorgeschlagen (124).

Die Bildung von PPGZ resultiert offenkundig aus einer Kristallisation hydrophober Paraproteine, die von den LPI-Plasmazellen gebildet werden. Wie erstmals für Kryoglobuline gezeigt wurde (125), verringert sich die Löslichkeit hydrophober Paraproteine in wässrigen Medien unter Bedingungen wie erniedrigter Temperatur oder erniedrigtem pH-Wert zusätzlich (126). Besonders die sauren Bedingungen des lysosomalen Kompartiments dürften insofern die Kristallisation primär hydrophober Paraproteine, die durch Makrophagen endozytotisch aufgenommen worden sind, zusätzlich fördern. Die Ähnlichkeit des Phänomens LPI-assoziierter PPGZ mit der Glukozerebrosidose Gaucher wird durch den Umstand verstärkt, dass wegen der Zirkulation sekretorischer Paraproteine außerhalb des Knochenmarks identische Speicherzellen auch in anderen Organen analog der Verteilung von Speicherzellen beim Morbus Gaucher auftreten können. Das Auftreten von PPGZ, z.B. in Leberbiopsien, kann die Fehldiagnose eines Morbus Gaucher bedingen.

Abgesehen von der Eosin-induzierten UV-Fluoreszenz sind PPGZ besonders durch ihren ultrastrukturen Aspekt sowohl von echten Gaucher-Zellen als auch von Pseudo-Gaucher-Zellen elektronenmikroskopisch leicht zu unterscheiden. Während die Speicherlysosomen bei Gaucher-Zellen eine tubuläre Substrukturierung zeigen, enthalten die Pseudo-Gaucher-Zellen intralysosomale Fibrillenbündel in lockerer, paralleler aber nicht kristalliner Anordnung. Unter hoher Vergrößerung und optimaler Auflösung zeigen intralysosomal in PPGZ gespeicherten Proteinkristalle ein periodisch geordnetes Kristallgitter. Solche Kristalle zeigen entweder rhomboide, hexagonale oder nadelartige Schnittprofile, die von Fall zu Fall prädominierend für bestimmte Patienten individualtypisch sind. Lichtmikroskopisch lassen sich diese interindividuellen Kristallvarianten am besten mit dem Differentialinterferenzkontrast nach Nomarski darstellen.

In einigen Fällen treten PPGZ allerdings auch bei meist hoch differenzierten multiplen Myelomen auf. Auch in diesen Fällen kann die Anzahl von PPGZ die eher niedrige Anzahl klonaler Plasmazellen überschreiten, wobei gemessen an der numerischen Plasmazelldichte eher die Kriterien einer *monoklonalen Gammopathie unbestimmter Signifikanz* (MGUS) erfüllt sind. Übrigens können in derartigen Fällen auch Myelomzellen selbst Proteinkristalle enthalten. Solche intraplasmozytären Kristalle treten am Ort der Proteinsynthese, also in dilatierten Zisternen des *rauhen endoplasmatischen Retikulum* (RER) und im Gegensatz zu den begleitenden Speichermakrophagen nicht intralysosomal auf. Sowohl in Plasmazellen als auch in Makrophagen dürfte die Kristallisation mit den hydrophoben Eigenschaften der betreffenden Paraproteine (monoklonale Immunglobuline) zusammenhängen. Aufgrund der unterschiedlichen Umgebung – neutraler pH im RER, saurer pH in Lysosomen – unterscheiden sich in solchen Fällen die gespeicherten Kristalle sowohl durch ihre äußere Form als auch durch ihre ultrastrukturelle

Matrixstruktur. So zeigen die Makrophagenkristalle eine elektronenmikroskopisch leicht aufzulösende periodische Gitterstruktur, während Plasmazellkristalle auch bei hoher Vergrößerung scheinbar homogen erscheinen, da offenbar die Gitterabstände dieser Kristalle eine Dimension der Dicke von Ultradünnschnitten wesentlich unterschreiten.

Immunhistologisch zeigen sowohl die in Plasmazellen als auch in PPGZ gespeicherten Paraproteinkristalle bei Darstellung der leichten oder schweren Immunglobulinleichtketten eine negative oder nur sehr schwach positive Reaktion. Diese negative immunhistologische Darstellbarkeit lässt sich damit erklären, dass die für die Bindung der meist verwendeten monoklonalen Antikörper relevanten Epitope innerhalb der kompakten Kristalle für den Detektionsantikörper kaum zugänglich sind. Zusätzlich können Epitope der in PPGZ gespeicherten Proteine auch durch eine limitierte lysosomale Proteolyse zerstört worden sein.

Bemerkenswert sind kasuistische Berichte besonders in der älteren Literatur, die eine syndromale Beziehung zwischen Morbus Gaucher und Plasmazellmyelom (127-131, 172, 173, 175), IgM-Immunozytom (176) oder auch eine Beziehung zwischen Morbus Gaucher mit monoklonalen (133, 140, 141, 176), biklonalen (136) oder polyklonalen (132, 133) Gammopathien registriert haben. Pathogenetisch wurde vermutet, dass eine Blockade des retikuloendothelialen Systems durch die Glukozerebrosidspeicherung bei Morbus Gaucher die Clearance von Antigenen beeinträchtigt (132-134) und auf diesem Wege eine lebenslange Hyperstimulation durch protrahiert präsente Antigene eine zunächst reaktive Plasmozytose mit späterer Evolution von Plasmozytomen bedingen kann. Tatsächlich lassen sich experimentell massive reaktive Plasmozytosen und daraus hervorgehende Plasmazelltumoren bei BALB/C-Mäusen durch protrahierte intraperitoneale Injektion von Mineralölen induzieren (135). Diese Betrachtungsweise wird auch unterstützt durch eine hoch signifikante Reduktion von NK-Zellen, wie sie bei zehn systematisch untersuchten Patienten mit Morbus Gaucher beobachtet worden ist (134). Außerdem wurde vermutet, dass die aus degenerierenden Gaucher-Zellen freigesetzten Glukozerebroside oder andere Lipide immunstimulatorisch wirken (130, 132, 136).

Die bei oberflächlicher Betrachtung erhebliche Ähnlichkeit von PPGZ bei LPI oder multiplen Myelomen mit Speicherzellen bei Morbus Gaucher (137-139) und die teilweise enorme Expansion von PPGZ auch außerhalb des Knochenmarks legt den Verdacht nahe, dass in etlichen Fällen die vermutete syndromale und kausale Beziehung zwischen Morbus Gaucher und Plasmazellmyelom auf einer durchaus irrtümlichen Diagnose des Morbus Gaucher aufgrund einer Verwechslung von PPGZ und Gaucher-Zellen beruht. Zumindest solche Fälle, bei denen die Diagnose eines Morbus Gaucher weder durch den Nachweis einer Vererbung noch durch den biochemischen Nachweis einer Glukozerebrosidasedefizienz oder durch ultrastrukturelle Daten bestätigt wurde, verdienen Skepsis. Übrigens erscheint bemerkenswert, dass in allen bisher beschriebenen Fällen einer Koinzidenz von Plasmazellmyelomen mit gaucherartigen Zellen, PPGZ oder sogenannten kristallspeichernden Histiozyten eine Leichtkettenrestriktion Kappa bestanden hat.

Jenseits aller Vorbehalte (137) existieren allerdings einige Berichte einer Koinzidenz M. Gaucher mit Plasmazellmyelomen (129), monoklonalen (140, 141) oder biklonalen (136) Gammopathien, bei denen eine Glukozerebrosidose Gaucher durch überzeugende biochemische, ultrastrukturelle oder sonstige Befunde bewiesen worden ist.

### 4.5.2.4. Paratrabekuläre Lymphome

Hierbei handelt es sich um einen Subtyp einer nodulären Knochenmarkinfiltration, die bereits im Frühstadium einen direkten Kontakt zu einem Knochenbälkchen aufweist. Die Herde breiten sich knospenförmig mit peritrabekulärer Basis in die hämatopoetischen Markräume aus. Anschnittbedingt können solche Herde auch im Spitzenbereich der Knospe zirkulär von hämatopoetischem Mark umgeben sein, ohne dass der Kontakt mit den Knochenbälkchen sichtbar würde. Besonders in solchen Fällen ist die Abgrenzung des paratrabekulären vom nodulär trabekelfernen Infiltrattyp nicht immer ganz eindeutig.

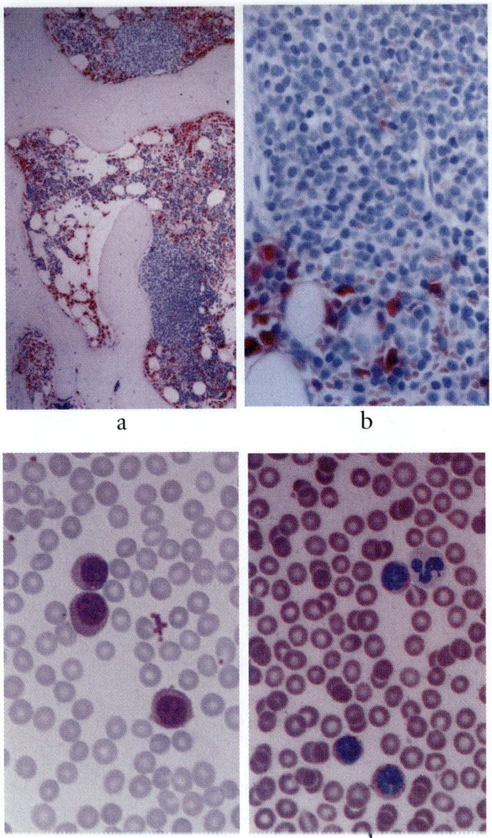

a b c d

*Abb. 4.23a-d:* Paratrabekuläre Infiltration des Knochenmarks durch ein Marginalzonenlymphom als Manifestation eines splenischen Lymphoms mit villösen Lymphozyten im peripheren Blut (SLVL): **(a)** In der Chlorazetatesterase-Färbung heben sich vom Hintergrund der noch intakten Hämatopoese mit roter Anfärbung der neutrophilen Granulozytopoese betont knospenförmig den Trabekeln angelagerte Infiltrate ab. **(b)** Ausschnittvergrößerung von (a). **(c)** Leukämische villöse Blutlymphozyten vom gleichen Fall eines splenischen Marginalzonenlymphoms mit villöser Lymphozytose (SLVL). Pappenheimfärbung. **(d)** Nachweis der betont granulär verteilten sauren Phosphatase in den SLVL-Zellen.

Infiltrate des paratrabekulären Verteilungsmusters sind typisch für Marginalzonen-Lymphome mit (☞ Abb. 4.23a-d) oder ohne SLVL (*splenisches B-Zell-Lymphom mit zirkulierenden villösen Lymphozyten*) (114), können aber auch von lymphoplasmozytären Immunozytomen und seltener von Mantelzelllymphomen aufgebaut werden. Wenn sich diese Infiltrate verdrängend flächenhaft im Markraum ausbreiten, geht der initial paratrabekuläre Charakter der Infiltrate verloren. Stets zeigen die Infiltrate jedoch einen ausgedehnten Kontakt mit der Bälkchenoberfläche, der auch in fortgeschrittenen Fällen von perisinusoidal interstitiellen Infiltratmustern ausbleibt. Im Falle von Marginalzonenlymphomen können kompakte paratrabekuläre Infiltrate randlich auch in einen intrasinusoidalen Verteilungstyp übergehen. – Analog zum nodulären oder auch tumorförmigen Infiltrattyp fehlen innerhalb der paratrabekulären Infiltratherde Fettzellen oder hämatopoetische Zellen vollständig ☞ (Abb. 4.23a-d).

### 4.5.2.5. Paratrabekuläre Lymphome mit osteoklastischer Reaktion

Während die häufig paratrabekulär angeordneten Marginalzonenlymphome oder auch lymphoplasmozytären Immunozytome trotz ihres direkten Kontaktes zu den Knochenbälkchen weder Osteoblasten noch Osteoklasten stimulieren und sich bezüglich des Knochens indifferent verhalten, geht von dem primär ebenfalls paratrabekulär angeordneten HTLV-I-induzierten T-Zell-Lymphom eine Osteoklastenstimulation aus. In etlichen Fällen resultiert daraus in frühen Infitratstadien eine auffällige Hyperkalzämie (142). Im weiteren Verlauf entwickeln sich größere osteolytische Tumoren, die den ursprünglich systematisch paratrabekulären Wachstumstyp verdecken.

Analog lassen sich auch hyperkalzämische Plasmazelllymphome zumindest in ihren frühen Infiltratstadien dem primär paratrabekulär osteolytischen Typ zurechnen. Allerdings ist der Umkehrschluss, dass alle Myelome dem primär paratrabekulären Typ zuzuordnen seien, unberechtigt; besonders die zunächst nicht hyperkalzämischen Myelome können ungeordnet interstitielle Wachstumsmuster entwickeln.

Der osteolytische Charakter dieser besonderen Gruppe paratrabekulärer Lymphome ist histologisch durch den enzymhistochemischen Nachweis der tartratresistenten sauren Osteoklastenphosphatase direkt nachweisbar. Diese Technik empfiehlt sich besonders auch zur Erfassung von abnorm flach ausgebreiteten Osteoklasten, Zytoplasmaausläufern von Osteoklasten oder deren mononukleären Vorstufen, zumal in kleinen Biopsien zytologisch typische mehrkernige Osteoklasten zufallsbedingt in der gegebenen Schnittebene nicht erfasst sind (☞ Abb. 4.11a+b).

#### 4.5.2.6. Peritrabekuläre Lymphome

Analog zum paratrabekulären Verteilungstyp zeichnen sich die peritrabekulär infiltrierenden Lymphome durch einen primären Kontakt der Infiltrate mit den Bälkchenoberflächen aus. Im Gegensatz zum paratrabekulären Typ, bei dem die Infiltratknospen mit ihrer Basis den Knochenbälkchen aufsitzen, sich in ihrem weiteren Wachstum aber vorwiegend in den Markraum hinein orientieren, breiten sich Lymphome vom peritrabekulär infiltrierenden Typ breitflächig auf den Bälkchenoberflächen aus, die schließlich systematisch von den Lymphomzellen ummantelt werden. Analog der Breitenwachstum eines Baumes breiten sich die peritrabekulären Infiltrate in trabekulofugaler Richtung in den Markraum aus, wobei die residuale Hämatopoese schließlich auf markzentrale Areale eingeengt wird, und die gesamte Spongiosaoberfläche von Lymphomgewebe okkupiert wird (☞ Abb. 4.24a-d).

Der peritrabekuläre Infiltrattyp ist außerordentlich charakteristisch für Knochenmarkinfiltrate durch das follikuläre Lymphom. Dieses Lymphom bildet mit seinen Markinfiltraten also keineswegs abgerundete follikelähnliche Strukturen, wie dies aus der Diktion der aktuellen WHO-Nomenklatur deduziert werden könnte. Nur in fortgeschrittenen Fällen bilden die tapetenartig peritrabekulär ausgebreiteten Infiltrate halbrund in den Markraum vorgewölbte Protrusionen, die zentral Nester von CD21- und CD23-positiven dendritischen Retikulumzellen enthalten, wie sie für Follikelzentren typisch sind.

In der älteren Literatur und in Anwendung vergangener Nomenklaturschemata sind die peritrabekulären Infiltrate von anderen Autoren (143) bei sogenannten gering differenzierten lymphozytischen Lymphomen und vom nodulären Typ (144), nodulären Lymphomen (145, 146), follikulären Lymphomen (147, 148) oder beim *Cleaved follicular center cell lymphoma* (110) registriert worden.

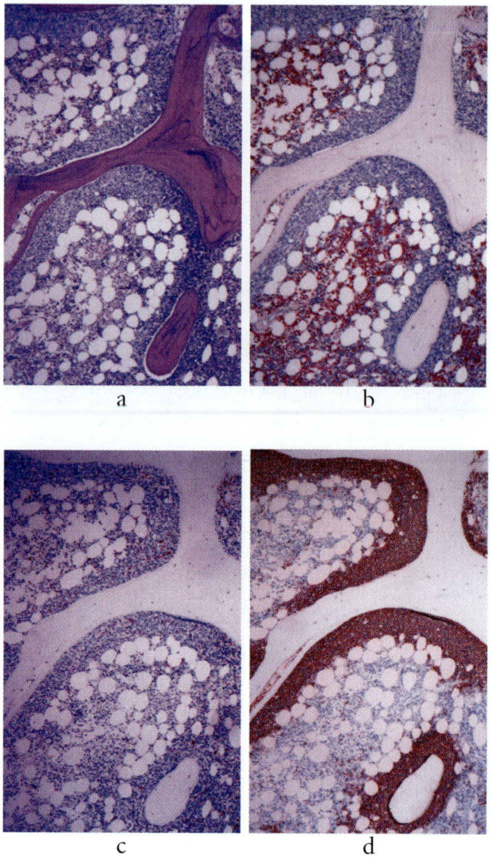

***Abb. 4.24a-d:*** Peritrabekuläre Infiltration des Knochenmarks durch ein follikuläres Lymphom (zentroblastisch-zentrozytisches Lymphom der Kiel-Klassifikation). **(a)** In der Giemsa-Färbung sind die Knochenbälkchen manschettenförmig von Lymphomzellen umgeben, während markzentral die Hämatopoese persistiert. **(b)** Sequenzschnitt zu (a) mit roter Anfärbung der residualen neutrophilen Granulozytopoese im Bereich der intakten Hämatopoese außerhalb der Lymphominfiltrate. **(c)** CD3: Innerhalb der Infiltrate und dem übrigen Knochenmark treten wenige begleitende T-Lymphozyten auf. **(d)** Sequenzschnitt zu (a)-(c): Lymphominfiltrate zeigen eine maximale Expression von CD20.

Georgii (147) hat diesen Infiltrattyp den sogenannten terminalen peritrabekulären Sinusoiden zugeordnet, wie sie besonders in Zonen eines appositionellen osteoblastischen Knochenaufbaues im Rahmen der physiologischen Spongiosaremodellierung beobachtet werden. Derartige Sinusoidstrukturen treten allerdings innerhalb peritrabekulärer Lymphominfiltrate eher ausnahmsweise in Erscheinung.

Die peritrabekulären Infiltrate des follikulären Lymphoms sind meist scharf gegenüber der tendenziell kompensatorisch hyperplastischen Hämatopoese abgegrenzt. Innerhalb der Infiltratzonen fehlen hämatopoetische Zellen vollkommen. Nur in den seltenen, leukämisch verlaufenden Fällen von follikulärem Lymphom treten disseminierte, meist zentrozytisch ausreifende Lymphomzellen auch verstreut im angrenzenden hämatopoetischen Parenchym wohl als Ausdruck einer gesteigerten migratorischen Aktivität solcher leukämischer Lymphomvarianten auf.

In einem scheinbaren Gegensatz zur streng peritrabekulären Verteilung der Knochenmarkinfiltrate beim follikulären Lymphom stehen ältere Berichte (149), die in 21 Fällen von angeblich zentroblastisch-zentrozytischem Lymphom noduläre Markinfiltrate beschrieben haben. Analoge Befunde wurden an einem größeren Kollektiv weiterer Patienten mit lymphoproliferativen Erkrankungen beschrieben (87). Eine spätere Untersuchung der gleichen Gruppe (188), die als direkt vergleichende Evaluation von Lymphknoten- und Markbefunden in Kooperation mit dem Kieler Lymphomzentrum durchgeführt worden war, betonte jedoch eine eher trabekelassoziierte Infiltration durch das zentroblastisch-zentrozytische Lymphom, wobei sich unter diesen trabekelassoziierten Formen allerdings auch lymphoplasmozytoide Immunozytome und zentrozytische Lymphome fanden. Die Aussagekraft dieser Studie ist jedoch aus heutiger Sicht begrenzt, zumal immunhistochemische Daten, beispielsweise zur Leichtkettenrestriktion plasmozytoider Lymphomzellen, damals noch nicht verfügbar waren.

Die zelluläre Zusammensetzung der peritrabekulären Knochenmarkinfiltrate beim follikulären Lymphom entspricht prinzipiell der Lymphommanifestation im Lymphknoten. Im Knochenmark sind Zentroblasten unmittelbar der Knochenoberfläche zugeordnet; die Majorität der Zentrozyten orientiert sich eher zum Markraum hin. Zentroblastenreiche follikuläre Lymphome entsprechen dem Grad II nach WHO; ausschließlich zentroblastische follikuläre Lymphome Grad III stellen sich im Knochenmark eher selten dar. Wie übrigens auch bei anderen niedrigmalignen Lymphomen ist besonders in der Randzone der Infiltrate stets mit einer Präsenz begleitender reifer T-Lymphozyten (20-30 %) zu rechnen.

Frühstadien peritrabekulärer Lymphominfiltrate, die dann noch nicht unbedingt die gesamte Spongiosaoberfläche besetzen, werden fast regelmäßig auch in Fällen eines noch lokoregional begrenzten follikulären Lymphoms (ca. 70 %) registriert (151). Solche Frühinfiltrate besetzen allerdings nur kleine Volumenanteile des Markraumes ohne wesentliche Verdrängung der Hämatopoese. Das innerhalb der Infiltrate stets verdichtete Retikulinfasernetz (151, 152) fesselt diese Infiltrate fest an das trabekuläre Endost. Aus diesem Grunde und der anfangs noch geringen Ausbreitung entziehen sich die peritrabekulären Infiltrate des follikulären Lymphoms in den meisten Fällen ihres Nachweises in Knochenmarkaspiraten.

Die scharfe Abgrenzung nicht leukämischer follikulärer peritrabekulärer Lymphome vom hämatopoetischen Knochenmark schließt eine Zirkulation einer kleinen Anzahl von Lymphomzellen im Blut nicht aus. Eine Zirkulation derartiger Blutzellen in geringer Zahl ist unter Berücksichtigung der Translokation t(14;18) mit PCR-Techniken nachgewiesen worden (153, 154) und erklärt übrigens die frühe systematische Infiltration des Knochenmarks im peritrabekulären Bereich. Elektronenmikroskopisch lassen sich solche Zellen gelegentlich an der luminalen Oberfläche von intralymphomatösen Blutgefäßen des sinusoidalen Types nachweisen.

Nach effektiver zytoreduktiver Chemotherapie können sich die peritrabekulären Infiltrate des follikulären Lymphoms weitgehend zurückbilden, wobei peritrabekuläre Fibrosezonen persistieren, die übrigens von granulozytopoetischen Zellen wiederbesiedelt werden.

#### 4.5.2.7. Ungeordnet interstitielle Lymphome

Ein eher chaotischer Infiltrattyp (engl.: *Random type*) ohne systematische Beziehung zu Gefäß- oder Knochenstrukturen breitet sich regellos teils interstitiell, häufig mosaikartig verteilt zwischen den hämatopoetischen Zellen des Knochenmarks aus.

Vor allem die Infiltrate der *Haarzellleukämie* (HCL) folgen diesem Chaosprinzip. Dabei scheinen die charakteristisch locker distant angeordneten Haarzellen gewissermaßen stellvertretend an Orten einer ehemals intakten Granulozytopoese aufzutreten, ohne dass im peritrabekulären Bereich eine kompensatorische Hyperplasie der verdrängten Granulozytopoese sichtbar würde, wie sie beispielsweise für die fortgeschrittene interstitiell infiltrierende B-CLL typisch ist. Dieses Verteilungsmuster lässt sich besonders klar durch den immunhistochemischen Nachweis von CD20 oder auch durch den enzymhistochemischen Nachweis der *tartratresistenten sauren Phosphatase* (TSP) hervorheben, wie er unter geeigneten Fixations- und Einbettungsbedingungen (24-26) auch am Paraffinschnitt möglich ist (117). Bekanntlich kann TSP als Markerenzym für Haarzellen verwendet werden (155-160), sofern das Reaktionsprodukt mikrogranulär diffus im Zytoplasma analog einer entsprechenden ultrastrukturellen Verteilung kleiner Lysosomen verteilt ist. Dieses Verteilungsmuster unterscheidet sich von der meist monofokal grob granulären Lokalisation von TSP in Prolymphozyten. Das gewissermaßen stellvertretend die normale Granulozytopoese und Monozytopoese ersetzende Verteilungsmuster der HCL-Infiltrate erklärt wahrscheinlich die prominente Monozytopenie und tendenzielle Granulozytopenie im peripheren Blut bei Haarzell-Leukämie.

Auch die allerdings selteneren Fälle von T-CLL oder eher T-PLL sowie die allenfalls in späten Entwicklungsstadien des Sézary-Syndroms auftretenden Infiltrate des Knochenmarks sind eher dem interstitiell ungeordneten Typ zuzuordnen.

### 4.5.2.8. Ungeordnet tumorbildende Lymphome

Von allen bisher geschilderten Infiltrattypen unterscheidet sich der tumorartige Infiltrattyp durch eine Bildung ausgedehnterer kohärenter Infiltratareale, die einen oder mehrere benachbarte Markräume unter lokal vollständiger Verdrängung von Fettzellen und hämatopoetischen Zellen ausfüllen können. Dieser Verteilungstyp zeigt keine erkennbare Zuordnung zu vorgegebenen Gefäß- oder Knochenstrukturen.

Während die Infiltratzellen der *Haarzellleukämie* (HCL) in den meisten Fällen nach dem Chaosprinzip im Knochenmark verteilt sind, zeichnen sich einige, meist komplett aleukämische Varianten durch ein tumorförmiges Verteilungsmuster aus. Wenn die Herde der tumorbildenden HCL in größeren Abschnitten über das Knochenmark verteilt sind, kann ihr Nachweis zufallsbedingt in Beckenkammbiopsien suboptimaler Dimension versäumt werden. Diese herdförmig flächendeckende Ausbreitung ist von französischen Autoren (162) als Infiltration *en nappes* beschrieben worden, um die neue Entität einer damals so bezeichneten generalisierten Lymphohistiozytose (162-163) aufgrund ihres Infiltratmusters zu charakterisieren; es dürfte sich dabei um die aleukämische Manifestation einer HCL gehandelt haben. In seltenen Fällen kann dieser Tumortyp einer HCL primär auch mit scheinbar solitären osteolytischen Herden radiologisch das Bild eines lokalisierten Plasmazellmyeloms vortäuschen.

Da die Herde der tumorbildenden HCL intrafokal fibrosiert sind, das hiervon scharf abgegrenzte, umgebende Knochenmark aber eine normale Faserdichte aufweist, entgehen die HCL-Infiltrate meist ihrem Nachweis in der Aspirationszytologie. In solchen Fällen kann die in fortgeschrittenen Stadien erhebliche kompensatorische Hyperplasie des für die zytologische Untersuchung ansaugbaren hämatopoetischen Knochenmarks in Verbindung mit einer klinisch manifesten Splenomegalie zur Fehldiagnose einer chronischen myeloproliferativen Systemerkrankung verleiten (☞ Abb. 4.25a-d).

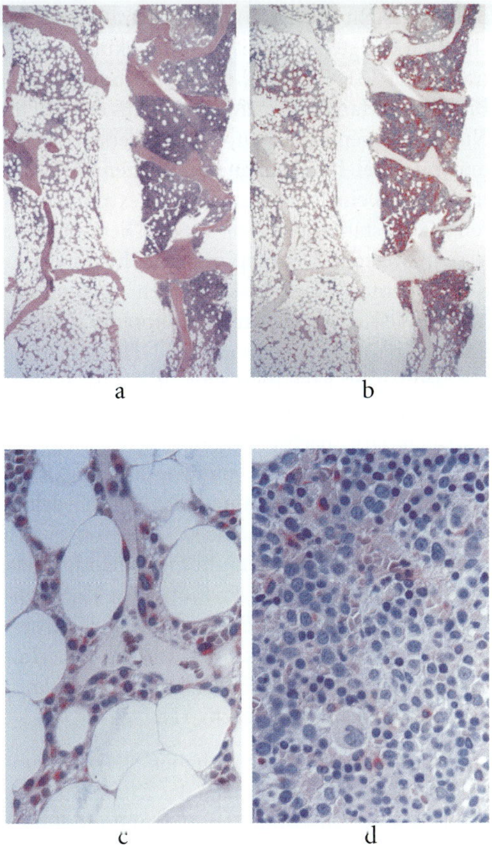


***Abb. 4.25a-d:*** Tumorförmig irreguläre Ausbreitung einer aleukämischen *Haarzellleukose* (HCL) mit massiver kompensatorischer Hyperplasie der Hämatopoese außerhalb der HCL-Infiltrate. In diesem Falle wurden bei der Aspiration nur die nicht fibrotischen, zellreichen Areale der hyperplastischen Hämatopoese gewonnen und hatten in Verbindung mit einer massiven Splenomegalie ausstrichzytologisch zur Fehldiagnose einer myeloproliferativen Systemerkrankung geführt. **(a)** Übersichtsvergrößerung, Giemsa-Färbung: Die linke, fettzellreicher Hälfte des großen Trepanates enthält die HCL-Infiltrate, während die rechte Hälfte von der hyperplastischen Hämatopoese dominiert wird. **(b)** Übersichtsvergrößerung, Chlorazetatesterase-Reaktion: Sequenzschnitt zu (a) mit roter Markierung der Granulozytopoese in der rechten Trepanathälfte. **(c)** Enzymhistochemischer Nachweis der *tartratresistenten sauren Phosphatase* (TSP): In der rechten Trepanathälfte treten ausschließlich HCL-Zellen zwischen reichlichen Fettzellen auf. **(d)** Enzymhistochemischer Nachweis der TSP: Innerhalb der hyperplastischen Hämatopoese aus der rechten Trepanathälfte stellen sich nur sporadische, TSP-positive HCL-Zellen dar, die wegen ihrer Seltenheit ausstrichzytologisch übersehen werden.

Auch die meisten aleukämischen blastären hochmalignen Lymphome, ebenso auch das *Hodgkin-Lymphom* (HL), entwickeln ein tumorförmiges Infiltratmuster. Wie andere metastasierende Tumoren können fleckförmige Infiltratherde mehrere benachbarte Markräume ausfüllen und gehen in ihren Rändern abrupt in hämatopoetisch intakte Markareale mit kompensatorischer Hyperplasie Verdrängungsmyelopathie über.

Wegen ihrer erheblichen Fibrosierungsneigung entziehen sich die tumorbildenden Infiltrate bei HL in den allermeisten Fällen dem Nachweis in Knochenmarkaspiraten (65, 66). Ähnlich anderen metastasierenden soliden Tumoren verfügen die HL-Infiltrate über ein neugebildetes fibrovaskuläres Stroma mit CD34-positiven Kapillargefäßen; neben einer variablen Anzahl an Lymphozyten, Plasmazellen, Histiozyten und Eosinophilen treten oft unregelmäßig verteilt und teilweise nur in kleinerer Zahl nachweisbare Sternberg-Reed-Zellen auf. Wenn solche Herde von Nadelbiopsien nur randlich erfasst sind, können sich die Infiltrate als scheinbar unspezifische lymphoplasmozytäre Fibrosezonen darstellen, sofern nicht eindeutige CD30- oder nukleär MUM-1-positive Sternberg-Reed-Zellen in Fällen von Hodgkin-Lymphomen des klassischen Typs oder CD20-positive Popcorn-Zellen bei Paragranulomen erfasst werden. In einigen Fällen signalisiert eine Erhöhung der alkalischen Serumphosphatase vom osteoblastischen Typ einen Knochenmarkbefall bei HL (66). Das Enzym wird möglicherweise von stimulierten Osteoblasten bei Kollision mit HL-Infiltraten gebildet. In fortgeschrittenen Fällen von HL findet auch eine Stimulation von Osteoklasten statt, die zu osteolytischen Zonen mit kortikaler Arrosion führen können. Mehrere Zentimeter große Herde dieses osteolytischen Infiltrattyps können im Periost eine ossifizierende Periostitis mit Bildung einer typischen *Codman triangle* auslösen und insofern das destruktive Wachstum eines Osteosarkoms imitieren. Im Gegensatz zum HL sind die tumorbildenden Infiltrate von Non-Hodgkin-Lymphomen in der Regel nicht mit einer Erhöhung der alkalischen Serumphosphatase verbunden (66).

Infiltrate mit tumorförmigen Verteilungsmustern sind besonders für jene T-Zell-Lymphome typisch, die eine lokale vaskuläre Proliferation oder granulomatöse Begleitreaktionen auslösen, wie sie sowohl bei der angioimmunoblastischen Lymphadenopathie als auch bei den durch das *humane T-Zell-Leukämie-Virus I* (HTLV-I) induzierten T-Zell-Lymphomen vorkommen. Während in den Frühstadien das HTLV-I-Lymphom zunächst kleinherdig paratrabekulär mit hyperkalzämischen Osteoklastenstimulation entwickelt sein kann, treten in Spätstadien größere osteolytische Tumoren auf.

Viele Fälle von Plasmazellmyelomen zeichnen sich durch ein diskontinuierlich tumorartiges Wachstumsmuster aus, wobei die hiermit verbundenen Osteolysen stets durch eine lokale Aktivierung von Osteoklasten an der Kontaktzone zwischen Myelom und Knochenbälkchen bedingt sind. – Das sogenannte solitäre Plasmozytom des Knochens mag als extremes Beispiel eines temporär lokal tumorförmig begrenzten Tumorwachstums aufgefasst werden, wird allerdings in der WHO-Klassifikation 2008 mit einem eigenen ICD-O-Code (9731/3) vom Plasmazellmyelom (9732/3) dezidiert abgegrenzt.

### 4.5.3. Diskordante Lymphome

Bezüglich des Auftretens von Lymphomen im Knochenmark besteht allgemeine Übereinstimmung in der Beobachtung, dass niedrig maligne *Non-Hodgkin-Lymphome* (NHL) eine höhere Neigung zur Knochenmarkinfiltration auch schon in Frühstadien der Erkrankung entwickeln, als hochmaligne NHL. Aufgrund ihrer leukämischen Propagierung ist bei akuten lymphatischen Leukämien bzw. leukämischen blastären Lymphomen das Knochenmark allerdings grundsätzlich mitbeteiligt. Sieht man von solchen offen leukämischen Lymphomen ab, so werden Knochenmarkinfiltrate beim follikulären Lymphom überraschend häufig auch in scheinbar lokoregionär begrenzten Frühstadien in einem Umfang von 85 % der Fälle im Knochenmark bei prospektiven Studien histologisch nachgewiesen (151, 179). In den meisten Fällen korrelieren Dignität und Typ eines niedrigmalignen NHL im Knochenmark mit der jeweiligen Lymphommanifestation in Lymphknoten oder anderen extramedullären Organen.

Das sogenannte diskordante Lymphom (62, 67) macht hiervon eine bemerkenswerte Ausnahme. Dabei präsentieren sich die Lymphome im Knochenmark meist als niedrigmalignes NHL oft auch nur geringer Ausbreitung, während peripher das Bild eines hochmalignen, diffus großzelligen Lymphoms besteht (164, 165). Die Infiltrate im Knochenmark zeigten ein meist paratrabekuläres Infiltratmuster (31, 70, 167), dessen Aufbau oft dem Bilde eines Marginalzonen-Lymphoms entspricht. Nur in seltenen Fällen wurde ein inverses Verhalten mit einer hochmalignen Knochenmarkinfiltration und einer niedrigmalignen extramedullären Manifestation berichtet (168). Diese Befunde lassen zweierlei Deutung zu: Die hochmaligne Komponente eines diskordanten Lymphoms könnte Teil eines primär biphänotypisch hoch- und niedrigmalignen, komplexen NHL sein (168); für die meisten Fälle wahrscheinlicher ist die Existenz eines primär generalisierten, jedenfalls im Knochenmark nachweisbaren, niedrigmalignen NHL, aus dem im Sinne einer Zweischritt-Malignisierung ein oft extramedullär angesiedeltes, hochmalignes NHL entsteht (70). Soweit es sich dabei um follikuläre Lymphome gehandelt hat, mag der niedrigmaligne Phänotyp im Knochenmark aus einer frühen Bildungsphase persistiert haben oder resultiert aus einer Ansiedlung zirkulierender, präferentiell niedrigmaligner Lymphomzellen im Knochenmark (31).

Die Existenz eines niedrigmalignen NHL im Knochenmark bei einer außerhalb des Knochenmarks hochmaligne diskordanten Lymphombildung scheint die Prognose bezüglich der Remissionsrate nach Chemotherapie, die sich an der prinzipiell hohen Malignität orientiert, nicht zu beeinflussen (167). Allerdings begünstigt die Persistenz niedrigmaligner Lymphome im Knochenmark einen späteren, hochmalignen Relaps (169).

Molekulargenetische Daten, bei denen eine vergleichende PCR-Analyse zur Typisierung der individuellen IGH-Genumlagerung bei niedrig- und hochmalignen Komponenten diskordanter Lymphome vorgenommen worden sind, unterstützen die Annahme, dass in der Regel hochmaligne Lymphome aus einer zunächst niedriger malignen Vorstufe abgeleitet sind (170).

### 4.5.4. Kombinierte Lymphome – Composite lymphoma

Die Problematik der diskordanten Lymphome schließt auch die Möglichkeit ein, dass nach Art eines Kollisionstumors zwei onkogenetisch separate Lymphome aufeinander treffen. Die Existenz dieser englisch als *composite lymphoma* (165) bezeichnete Konstellation ist in zytogenetisch genauer analysierten Fällen bewiesen worden (171).

Speziell bei beckenkammbioptischen Untersuchungen können scheinbar ungewöhnliche Lymphome im Sinne eines kombinierten oder komplexen Lymphoms aufgeklärt werden. Beispielhaft ist der Fall eines scheinbaren *lymphoplasmozytischen Immunozytoms* (LPI) mit ungewöhnlicher leukämischer Manifestation und Bildung von monoklonalem IgG Kappa anstatt einer Makroglobulinämie IgM. Die in Ausstrichpräparaten und in der Beckenkammbiopsie registrierte Präsenz von Lymphozyten und Plasmazellen wäre vordergründig mit der Annahme eines LPI vereinbar gewesen. Allerdings offenbarte der histologische Befund eine zytologische Zäsur zwischen Lymphozyten und Plasmazellen ohne Übergangsformen. Immunhistologisch zeigten die Plasmazellen die zu erwartende Leichtkettenrestiktion Kappa, während die Lymphozyten eine Leichtkettenrestriktion Lambda anhand der Präsenz typischer Lambda-Stäbchen (☞ Kap. 4.5.2.3.) aufwiesen. Beckenkammbioptisch handelt es sich also nicht um ein LPI sondern um eine Kombination aus B-lymphozytischem Lymphom (chronische lymphatische Leukämie) und initialem Plasmazellmyelom.

## Literatur


(1) Neumann E. Ueber die Bedeutung des Knochenmarkes für die Blutbildung. Zbl Med Wiss 1868; Nr. 44.

(2) Bizzozero G. Sulla formazione emotopoetica del midollo delle ossa. Gazz Med Ital - Lombardia 1868;46:381.

(3) Naegeli O. Ueber rothes Knochenmark und Myeloblasten. Dtsch Med Wochenschr 1900;26:287.

(4) Naegeli O. Blutkrankheiten und Blutdiagnostik. Springer, Berlin, 1923.

(5) Arinkin MI. Die intravitale Untersuchungsmethodik des Knochenmarks. Fol Haematol 1929;38:233.

(6) Ghedini G. Die Technik der Knochenmarkspunktion. Wien Klin Wschr 1910;24:284

(7) Klima R, Rosegger H. Zur Methodik der Sternalpunktion. Klin Wschr 1935;14:541

(8) Voswinckel P. Geschichte der Sternalpunktion. Arzt Krankenhaus 1986;Nr.6:186

(9) Bock HE. Das Hämomyelogramm. Klin Wochenschr 1939;18:1565

(10) Shibata A, Bennett JM, Castoldi GL, Catovsky D, Flandrin G, Jaffe ES, Katayama I, Nanba K, Schmalzl F, Yam LT et al. Recommended methods for cytological procedures in haematology. International Committee for Standardization in Haematology (ICSH). Clin Lab Haematol 1985;7:55.

(11) Schaefer HE. Zytologische Hämatopathologie unter besonderer Berücksichtigung histochemischer Methoden. Beitr Onkol 1990;38: 196.

(12) Rohr K. Das menschliche Knochenmark. Seine Anatomie, Physiologie und Pathologie nach Ergebnissen der intravitalen Markpunktur. Thieme, Stuttgart, 1939, 1949, 1960.

(13) Burkhardt R. Die Myelotomie, eine neue Methode zu kombinierten cytologisch-histologischen Knochenmarkbiopsie. Blut 1956;2:267.

(14) McFarland W, Dameshek W. Biopsy of bone marrow with the Vim-Silverman needle. J Am Med Assoc 1958;166:1464.

(15) Jamshidi K, Swaim WR. Bone marrow biopsy with unaltered architecture: a new biopsy device. J Lab Clin Med 1971;77:335.

(16) Jamshidi K, Windschitl HE, Swaim WR. A new biopsy needle for bone marrow. Scand J Haematol 1971; 8:69.

(17) Inwood MJ. Jamshidi bone marrow needle modification. J. Lab Clin Med 1975;86:535.

(18) Shanberge JN. Adaptor for Jamshidi needles to enhance penetration in hard bone. Blood 1992;80:2687.

(19) Burkhardt R. Präparative Voraussetzungen zur klinischen Histologie des menschlichen Knochenmarks. 2. Ein neues Verfahren zur histologischen Präparattiom von Biopsien aus Knochenmark und Knochen. Blut 1966;14:30.

(20) Burkhardt R. Bone Marrow and Bone Tissue. Color Atlas of Clinical Histopatholgy. Springer, Berlin, Heidelberg, New York, 1971.

(21) Islam A, Frisch B. Plastic embedding in routine histology I: preparation of semi-thin sections of undecalcified marrow cores. Histopathology 1985;9:1263.

(22) Beckstead JH, Halverson PS, Ries CA, Bainton DF. Enzyme histochemistry and immunohistochemistry on biopsy specimens of pathologic human bone marrow. Blood 1981;57:1088.

(23) Yoshiki S, Ueno T, Akita T, Yamanouchi M. Improved procedure for histological identification of osteoid matrix in decalcified bone. Stain Technol 1983;58:85.

(24) Schaefer HE. Die histologische Bearbeitungstechnik von Beckenkammbiopsien auf der Basis von Entkalkung und Paraffineinbettung unter Berücksichtigung osteologischer und hämatologischer Fragestellungen. Pathologe 1995;16:11.

(25) Schaefer HE. Zyto- und Histotechnologie in der hämatologischen Diagnostik. In: Pathologie. Remmele W (Hrsg). Springer, Berlin, 1999;1:698.

(26) Schaefer HE. How to fix, decalcify and stain paraffin embedded bone marrow biopsies. In: Pathology of the Bone Marrow. Lennert K and Hübner K (Hrsg). Gustav Fischer, Stuttgart, 1984;6.

(27) Werner M, Kaloutsi V, Walter K, Buhr T, Bernhards J, Georgii A. Immunohistochemical examination of routinely processed bone marrow biopsies. Pathol Res Pract 1992;188:707.

(28) Mufti GJ, Flandrin G, Schaefer HE, Sandberg AA, Kanfer EJ. An Atlas of Malignant Haematology: Cytology, Histology and Cytogenetics. Martin Dunitz, London, 1996.

(29) Perls M. Nachweis von Eisenoxyd in gewissen Pigmenten. Virchows Arch Pathol Anat Histol 1867;39:42.

(30) Sreebny LM, Nikiforuk G. Demineralization of hard tissue by organic chelating agents. Science 1951;113:560

(31) Hodges GF, Lenhardt TM, Cotelingam JD. Bone marrow involvement in large-cell lymphoma. Prognostic implications of discordant disease. Hematopathology 1994;101:305.

(32) Heilmeyer L, Keiderling W, Strüwe G. Kupfer und Eisen als körpereigene Wirkstoffe und ihre Bedeutung beim Krankheitsgeschehen. Gustav Fischer, Jena, 1941.

(33) Cartwright GE, Wintrobe MM. The anemia of infection. Adv Intern Med 1952;5:165.

(34) Freireich EJ, Miller A, Emerson C, Ross JF. The effect of inflammation on the utilization of erythrocyte and transferrin bound radioiron for red cell production. Blood 1957;12:972.

(35) Cartwright GE. The anemia of chronic disorders. Semin Hematol 1966;3:351.

(36) Cartwright GE, Lee GR. Annotation. The anaemia of chronic disorders. Br J Haematol 1971;21:147.

(37) Ward HP, Kurnick JE, Pisarczyk MJ. Serum levels of erythropoietin in anemias associated with chronic infection, malignancy, and primary hematopoietic disease. J Clin Invest 1971:50:332

(38) Hershko Ch, Cook JD, Finch CA. Storage iron kinetics. VI. The effect of inflammation on iron exchange in the rat. Br J Haematol 1974;28:67.

(39) Konijn AM, Hershko C. Ferritin synthesis in inflammation. I. Pathogenesis of impaired iron release. Br J Haematol 1977;37:70.

(40) Hershko C, Konjin AM. Pathogenesis of impaired iron release in inflammation. In: Proteins of Iron Metabolism. Brown EB (Hrsg). Grune & Stratton, New York, 1977: 417.

(41) Aulbert E, Jakob M, Kurschel E. Die Anämie bei malignen Tumorerkrankungen. V. Die Beziehung zwischen der tumorbedingtem Hypotransferrinämie und dem Grad der Anämie. Onkologie 1989;12: 81.

(42) Fuchs D, Hausen FD, Reibnegger G, Werner ER, Werner-Felmayer G, Dierich MP, Wachter H. Immune activation and the anaemia associated with chronic inflammatory disorders. Eur J Haematol 1991;46:65.

(43) Hausmann K, Wulfhekel U, Düllmann J, Kuse R. Iron storage in marcophages and endothelial cells; histochemistry, ultrastructure, and clinical significance. Blut 1976;32:289.

(44) Karcioglu GL, Hardison JE. Iron-containing plasma cells. Arch Intern Med 1978;138:97.

(45) Izarn P, Emberger J. Plasmocytes avec inclusions d'hémosiderine. Sang 1958;29:701.

(46) Goodmann JR, Hall SG. Plasma cells containing iron. An electron micrographic study. Blood 1966;28:83.

(47) Lerner RG, Parker JW. Dysglobulinemia and iron in plasma cells. Arch Intern Med 1968;121:284.

(48) Schaefer HE. Ageing of blood-forming organs. In: Pathology a Medical Speciality. Merten UP, Linder J (Hrsg). World Assoc. Soc. Path., Cologne, 1979:202.

(49) Shanmugathasa M, Sobel HJ, Marquet E, Trubowitz S. Plasma cells with inclusions containing iron. Arch Pathol Lab Med 1979;103:577.

(50) McCurley TL, Cousar JB, Graber SE, Glick AD, Collins RD. Plasma cell iron. Clinical and morphological features. Am J Clin Pathol 1984;81:312.

(51) Düllmann J, Wulfhekel U. The diagnostic significance of bone-marrow iron in hereditary hemochromatosis. In: Hemochromatosis. Proceedings of the first international conference. Weintraub LR, Edwards CQ, Krikker M (Hrsg). Ann NY Acad Sci 1988;526:357.

(52) Düllmann J, Wulfhekel U, Mohr A, Riecken K, Hausmann K. Absence of macrophage and presence of plasmacellular iron storage in the terminal duodenum of patients with hereditary haemochromatosis. Virchows Arch A Pathol Anat 1991;418:241.

(53) Tricot G, de Wolf-Peeters C, Vlietinck R, Verwilghen RL. Bone marrow histology in myelodysplastic syndromes. II. Prognostic value of abnormal localization of immature precursors in MDS. Br J Haematol 1987; 58:217.

(54) Schaefer HE. Osteopetrosis Albers-Schönberg im Adoleszenten- und Erwachsenenalter. Verh Dtsch Ges Pathol 1974;58:337.

(55) Schaefer HE. Ein atypisches Verteilungsmuster der tartratresistenten sauren Phosphatase in Osteoklasten bei Ostitis deformans Paget - zur pathogenetischen und

diagnostischen Bedeutung. Verh Dtsch Ges Pathol 1980; 64:569.

(56) Pearson HA.j Marrow hyoplasia in anorexia nervosa. J Pediatr 1967;71:211.

(57) Tavassoli M, Eastlund DT, Yam LT, Neiman RS, Finkel H. Gelatinous transformation of bone marrow in prolonged self-induced starvation. Scand J Haematol 1976;16: 311.

(58) Cornbleet PJ, Moir RC, Wolf PL. A histochemical study of bone marrow hypoplasia in anorexia nervosa. Virchows Arch A 1977;374:239.

(59) Seaman JP, Kjeldsberg CR, Linker A. Gelatinous transformation of the bone marrow. Hum Pathol 1973; 9:685.

(60) Amrein PC, Friedman R, Kosinski K, Ellman L. Hematological changes in anorexia nervosa. J Am Med Assoc 1979;241:2190.

(61) Savage RA, Sipple C. Marrow myxedema. Gelatinous transformation of marrow ground substance in a patient with severe hypothyreoidism. Arch Pathol Lab Med 1987;111:375.

(62) Jones SE, Rosenberg SA, Kaplan HS. Non-Hodgkin's lymphomas. I. Bone marrow involvement. Cancer 1972;29:954.

(63) Vinciguerra V, Silver RT. The importance of bone marrow biopsy in the staging of patients with lymphosarcoma. Blood 1973;41:913.

(64) Grann V, Pool JL, Mayer K. Comparative study of bone marrow aspiration and biopsy in patients with neoplastic disease. Cancer 1966;19:1898.

(65) Webb DI, Ubogy G, Siver RT. Importance of bone marrow biopsy in the clinical staging of Hodgkin's disease. Cancer 1970;26:313.

(66) Rosenberg SA. Hodgkin's disease of the bone marrow. Cancer Res 1971;31:1733.

(67) Rosenberg SA. Bone marrow involvement in the non-Hodgkin's lymphomata. Br J Cancer 1975; 31 (Suppl. II):261.

(68) Liao KT. The superiority of histologic sections of aspirated bone marrow in malignant lymphomas. A review of 1,124 examinations. Cancer 1971;27:618.

(69) Chabner BA, Johnson RE, Young RC, Canellos GP, Hubbard SP, Johnson SK, DeVita VT. Sequential nonsurgical and surgical staging of non-Hodgkin's lymphoma. Ann Intern Med 1976;85:149.

(70) Juneja SK, Wolf MM, Cooper IA. Value of bilateral bone marrow specimens in non-Hodgkin's lymphoma. J Clin Pathol 1990;43:630.

(71) Pappenheim A. Neurere Streitfragen aus dem Gebiet der Hämatologie. Zschr Klin Med 1902;47:216.

(72) Clark P, Normansell DE, Innes DJ, Hess CE. Lymphocyte subsets in normal bone marrow. Blood 1986; 67:1600.

(73) Horny HP, Engst U, Walz RS, Kaiserling E. In situ immunophenotyping of lymphocytes in human bone marrow: an immunohistochemical study. Br J Haematol 1989;71:313.

(74) Andreoni C, Rigal D, Bonnard M, Bernaud J. Phenotypic analysis of a large number of normal human bone marrow sample by flow cytometry. Blut 1990; 61: 271.

(75) Shin SS, Sheibani K, Kezirian J, Nademanee A, Forman SJ, Lee SK, Winberg CD. Immunoarchitecture of normal human bone marrow: A study of frozen and fixed tissue sections. Hum Pathol 1992;23: 685.

(76) Horny HP, Wehrmann M, Giesser H, Tiemann M, Bültmann B, Kaiserling E. Investigation of bone marrow lymphocyte subsets in normal, reactive, and neoplastic states using paraffin-embedded biopsy specimens. Am J Clin Pathol 1993;99:142.

(77) O'Donnell LR, Alder SL, Balis UJ, Perkins SL, Kjeldsberg CR. Immunohistochemical refrence ranges for B lymphocytes in bone marrow biopsy paraffin sections. Am J Clin Pathol 1995;104:517.

(78) Sundberg RD. Aspiration biopsy of bone marrow. Bull Univ Minn Hosp Minn Med Found 1950;21:471.

(79) Begemann H, Rastetter J. Atlas der Klinischen Hämatologie. Springer, Berlin. 1987:100.

(80) Wintrobe MM, Lee GR, Boggs DR, Bithell TC, Athens JW, Foerster J. Clinical Hematology. Lea and Febiger, Philadelphia, 1974:1796.

(81) Longacre TA, Foucar K, Crago S et al. Hematogones: a multiparameter analysis of bone marrow precursor cells. Blood 1989;73:543.

(82) Caldwell CW, Poje E, Helikson MA. B-cell precursors in normal pediatric bone marrow. Am J Clin Pathol 1991;98:816.

(83) Locken MR, Shah VO, Dattilio KL, Civin CI. Flow cytometric analysis of human bone marrow. II. Normal B lymphocyte development. Blood 1987;70:1316.

(84) Schaefer HE. Cytology and histology of the normal human bone marrow. In: Pathology of the Bone Marrow. Lennert K, Hübner K (Hrsg). Gustav Fischer, Stuttgart, 1984:6.

(85) Schaefer HE. The histotopography of bone marrow involvement in low malignant B-cell lymphoma. In: Contributions in celebration of the 65th birthday of Professor Dr. Hiroshi Hara. Hara H (Hrsg). Kochi Medical School, Shinkodo Printing Company, Kochi. 1995:117.

(86) Wienbeck J. Die Granulopoese des kindlichen Knochenmarkes und ihre Reaktion auf Infektionen. Beitr Pathol Anat Allg Pathol 1938; 101:268.

(87) Bartl R, Frisch B, Burkhardt R, Jager K, Pappenberger R, Hoffmann-Fezer G. Lymphoproliferations in the bone marrow: identification and evolution, classification and staging. J Clin Pathol 1984;37:233.

(88) Oehme C. Lymphfollikel im kindlichen Knochenmark. Münchener Med Wschr 1909; No.9:446.

(89) Askanazy M. Über die Lymphfollikel im menschlichen Knochenmark. Virchows Arch Pathol Anat 1915; 220:257.

(90) von Fischer O. Über die Lymphknötchen im menschlichen Humerus-, Wirbel- und Rippenmarke. Frankfurter Zschr Pathol 1917;20:347.

(91) Aschoff L. Die lymphatischen Organe. Med Klinik, Beihefte 1926;Nr.1:1.

(92) Williams RJ. The lymphoid nodules of human bone marrow. Am J Pathol 1939;15:377.

(93) Rohr K. Das menschliche Knochenmark. Seine Anatomie, Physiologie und Pathologie nach Ergebnissen der intravitalen Markpunktur. Georg Thieme, Stuttgart 1949.

(94) Hashimoto M, Higuchi M, Saito T. Lymph nodules in human marrow. Acta Pathol Japon 1957;7:33.

(95) Werner W. Die Lymphknötchen im menschlichen Knochenmark. Frankfurter Zschr Pathol 1960;70:398.

(96) Chomette G, Dumont J, Pinaudeau Y, Auriol M, Brocheriou C. Les îlots lymphoïdes dans la moelle osseuse. Ann Anat Pathol (Paris) 1967;12:91.

(97) Orsós F. Das Bindegewebsgerüst des Knochenmarks im normalen und pathologischen Zustand. Beitr Pathol Anat Allg Pathol 1926;76:36.

(98) Lennert K, Nagai K. Quantitative und qualitative Gitterfaserstudien im Knochenmark. I. Mitteilung. Normales Knochenmark. Virchows Arch Pathol Anat 1962; 336:151.

(99) Kabelitz HJ. Klinische und hämatologische Beobachtungen zur Entwicklung lymphatischer Keimzentren im Knochenmark. Acta Haematol 1950;3:347.

(100) Rywlin AM, Ortega RS, Dominguez CJ. Lymphoid nodules of bone marrow. Normal and abnormal. Blood 1974;43:389.

(101) Maeda K, Hyun BH, Rebuck JW. Lymphoid follicles in bone marrow aspirates. Am J Clin Pathol 1977; 67:41.

(102) Brunning RD, McKenna RW. Tumors of the Bone Marrow. Atlas of Tumor Pathology. 3rd series, fascicle 9. Armed Forces Institute of Pathology, Washington, D.C., 1994

(103) Molina A, Lombard C, Donlon T, Bangs CD, Dorfman RF. Immunhistochemical and cytogenetic studies indicate that malignant angioendotheliomatosis is a primary intravascular (angiotropic) lymphoma. Cancer 1990;66:474.

(104) Ferry JA, Harris NL, Picker LJ, Weinberg DS, Rosales RK, Tapia J, Richardson EP. Intravascular lymphomatosis (malignant angioendotheliomatosis). AB-cell neoplasm expressing surface homing receptors. Mod Pathol 1988;1:444.

(105) Sainati L, Matutes E. Mulligam S, de Oliveira MP, Rani S, Lampert IA, Catovsky D. A variant form of hairy cell leukaemia resistant to alpha-interferon: clinical and phenotypic characteristics of 17 patients. Blood 1990; 76:157.

(106) Catovsky D, O'Brien M, Melo JV, Wardle J, Brozovic M. Hairy cell leukemia (HCL) variant: An intermediate disease between HCL and B prolymphocytic leukaemia. Semin Oncol 1984;11:362.

(107) Rozman C, Montserrat E, Rodriguez-Fernández JM, Ayats R, Vallespi T, Parody R, Rios A, Prados D, Morey M, Gomis F, Alcalá A, Gutiérrez M, Maldonado J, González C, Giralt M, Hernández-Nieto L, Cabrera A, Fernández-Ranada JM. Bone marrow histologic pattern. The best prognostic parameter in chronic lymphocytic leukaemia: a multivariate survival analysis of 329 cases. Blood 1984;64:642.

(108) Pangalis GA, Roussou PA, Kittas C, Kokkinou S, Fessas P. B-chronic lymphocytic leukemia. Prognostic implication of bone marrow histology in 120 patients experience from a single hematology unit. Cancer 1987; 59:767.

(109) Richardson P, Gordon J. Chronic-type B-lymphocytic leukaemias. In: Lymphoproliferative Diseases. Jones DB, Wright DH (Hrsg). Kluwer Academic, Dordrecht, Immunology and Medicine 1990;15:107.

(110) Foucar K, McKenna RW, Frizzera G, Brunning RD. Bone marrow and blood involvement by lymphoma in relationship to the Lukes-Collins classification. Cancer 1982;49:888.

(111) Lennert K, Nagai K. Quantitative und qualitative Gitterfaserstudien im Knochenmark. II. Mitteilung. Chronische lymphatische Leukämie. Virchows Arch Pathol Anat 1965;340:25.

(112) Meuser P, König E, Fink U, Brittiger G. Lysosomal acid phosphatase: differences between normal and chronic lymphocytic leukaemia T and B lymphocytes. Blut 1978;33:313.

(113) Huhn D, Thiel E, Rodt H. Classification of normal and malignant lymphatic cells using acid phosphatase and acid esterase. Klin Wschr 1980;58:65.

(114) Melo JV, Hedge U, Parreira A, Thompson I, Lampert IA, Catovsky D. Splenic B cell lymphoma with circulating villous lymphocytes: differential diagnosis of B cell leukaemias with large spleens J Clin Pathol 1987;40:642.

(115) Fohlmeister I, Schaefer HE, Mödder B, Hellriegel KP, Fischer R. Chronisch lymphoproliferative Erkrankung unter dem Bilde einer Haarzell-Leukämie Blut 1981;42:367.

(116) Rywlin AM, Civantos F, Ortega RS, Dominguez CJ. Bone marrow histology in monoclonal macroglobulinemia. Am J Clin Pathol 1975;63:769.

(117) Schaefer HE, Hellriegel KP, Fischer R. Vorkommen Tartrat-resitenter saurer Phosphatase in verschiedenen Zelltypen des lymphoretikulären und hämatopoietischen Systems. Blut 1977;34:393.

(118) Albrecht M. "Gaucher-Zellen" bei chronisch myeloischer Leukämie. Blut 1966;13:169.

(119) Kattlove HE, Williams JC, Gaynor E, Spivack M, Brady RO. Gaucher cells in chronic myelocytic leukemia: An acquired abnormality. Blood 1969;33:379.

(120) Lee RE, Ellis LD. The storage cells in chronic myeloid leukemia. Lab Invest 1971;24:261.

(121) Zaino EC, Rossi MB, Pham TD, Azar HA. Gaucher's cells in thalassaemia. Blood 1971;38:457.

(122) Enquist RW, Gockerman JP, Jenis EH, Warkel RL, Dillon DE. Type II congenital dyserythropoietic anemia. Ann Intern Med 1972;77:371.

(123) Lee RE. The fine structure of the cerebroside occurring in Gaucher's disease. Proc Nat Acad Sci U.S.A. 1968;61:484.

(124) Schaefer HE. Gammopathy-related crystal-storing histiocytosis, Pseudo- and Pseudo-pseudo-Gaucher cells. Critical commentary and mini-review to "Subcutaneous crystal-storing histiocytosis associated with lymphoplasmacytic lymphoma (immunocytoma)". Path Res Pract 1996;192:1152.

(125) Wintrobe MM, Buell MV. Hyperproteinemia associated with multiple myeloma. Bull Johns Hopkins Hosp 1933;52:156.

(126) Schoengen A, Schreiner T, Amselstetter V, Binder T, Galle J, Weber L, Heimpel H. Cryocrystalglobulinaemia: pH-dependent precipitation of a monoclonal IgG-kappa-immunoglobulin. Blut 1989;58:255.

(127) Osserman EF, Takatsuki K. Plasma cell myeloma: gamma globulin synthesis and structure. Medicine 1963; 42:357.

(128) Pinkhas J, Djaldetti M, Yaron M. Coincidence of multiple myeloma with Gaucher's disease. Israel J Med Sci 1965;1:537.

(129) Benjamin D, Joshua H, Djaldetti M, Hazaz B, Pinkhas J. Nonsecrtory IgD-Kappa multiple myeloma in a patient with Gaucher's disease. Scand J Haematol 1979 ;22:179.

(130) Shoenfeld Y, Berliner S, Pinkhas J, Beutler E. The association of Gaucher's disease and dysproteinemias. Acta Haematol (Basel) 1980;64:241.

(131) Garfinkel D, Salamon F, Sidi Y, Ben-Bassat M, Lubin E, Pinkhas J. Multiple plasmocytomas of the liver and the spleen. Clin Nucl Med 1985;10:819.

(132) Pratt PW, Estren S, Kochwa S. Immunoglobulin abnormalities in Gaucher's disease, report of 16 cases. Blood 1968;31:633.

(133) Shoenfeld Y, Gallant LA, Shaklai M, Livni E, Djaldetti M, Pinkhas J. Gaucher's disease, a disease with chronic stimulation of the immune system. Arch Pathol Lab Med 1982;106:388.

(134) Burstein Y, Zakuth V, Rechavi G, Spirer Z. Abnormalities of cellular immunity and natural killer cells in Gaucher's disease. J Clin Lab Immunol 1987;23:149.

(135) Potter M, Boyce CR. Induction of plasma cell neoplasma in strain BALB/C mice with mineral oil and mineral oil adjuvants. Nature 1962;193:1086.

(136) MacDonald M, Pringle R, Goodall HB, Beck JS, Tudhope GR, Mitchell PEG, Wood AJJ, Gurthie W, Shaw D. Gaucher's disease with biclonal gammopathy. J Clin Pathol 1975;28:757.

(137) Scullin DC, Shelburne JD, Cohen HJ. Pseudo-Gaucher cells in multiple myeloma. Am J Med 1979; 67:347.

(138) Gallerani A, Ogier C, Ballerini G. Cellule pseudo-Gaucher in un caso di mieloma multiplo. Recenti Progr Med 1985;76:518.

(139) Takahashi K, Naito M, Takatsuki K, Kono F, Chitose M, Ooshima S, Mori N, Sakuma H, Uchino F. Multiple myeloma, IgA kappa type, accompanying crystal-storing histiocytosis and amyloidosis. Acta Pathol Jpn 1987;37:141.

(140) Turesson I, Rausing A. Gaucher's diaease with benign monoclonal gammopathy. Acta Med Scand 1975; 197:507.

(141) Marie JP, Tulliez M, Tricottet-Paczzinski V, Reynes M, Diebold J. Gaucher's disease with monoclonal gammopathy: Significance of splenic plasmocytosis. Scand J. Haematol 1982; 28:54.

(142) Veelken H, Köhler G, Schneider J, Dierbach H, Mertelsmann R, Schaefer HE, Lübbert M. HTLV-I-associated adult T cell leukemia/lymphoma in two patients from Bucharest Romania. Leukemia 1996;10: 1366.

(143) Dorfman RF, Kim H. The relationship of histology to site in the non-Hodgkin's lymphomata. A study based on surgical staging procedures. Br J Cancer 1975; 31 (Suppl.II):217.

(144) Stein RS, Ultmann JE, Byrne GE Jr, Moran EM, Golomb HM, Oetzel N. Bone marrow involvement in non-Hodgkin's lymphoma: implications for staging and therapy. Cancer 1976;37:629.

(145) Dick F, Bloomfield CD, Brunning RD. Incidence, cytology, and histopathology of non-Hodgkin's lymphomas in the bone marrow. Cancer 1974;33:1382.

(146) McKenna RW, Bloomfield CD, Brunning RD. Nodular lymphoma: bone marrow and blood manifestations. Cancer 1975;36:428.

(147) Georgii A. Classification of non-Hodgkin's lymphomas from biopsies of the bone marrow with special emphasis to their spread. In: Leukemia and Non-Hodgkin Lymphoma. Crowther DG (Hrsg). Advances in Medical Oncology, Research and Education. Pergamon Press, Oxford, 1979;7:179.

(148) Warnke RA, Weiss LM, Chan JKC, Cleary ML, Dorfman RF. In: Tumors of the Lymph Nodes and Spleen. Rosai J, Sobin LH. (Hrsg). Atlas of Tumor Pathology, 3rd Series, Fascicle 14, Armed Forces Institute of Pathology, Washington, D.C. 1995.

(149) Bartl R, Frisch B, Burkhardt R, Kettner G, Mahl G, FatehMoghadam A, Sund M. Assessment of bone marrow histology in the malignant lymphomas (non-Hodgkin's): correlation with clinical factors for diagnosis, prognosis, classification and staging. Br J Haematol 1982;51:511.

(150) Bartl R, Hansmann ML, Frisch B, Burkhardt R. Comparative histology of malignant lymphomas in lymph node and bone marrow. Br J Haematol 1988; 69:229.

(151) Nebeling M. Knochenmarkinfiltration durch Non-Hodgkin-Lymphome des niedrigen Malignitätsgrades unter besonderer Berücksichtigung der Centroblastisch-centrocytischen und centrocytischen Lymphoma. Inauguraldissertation, Köln, 1984.

(152) Thiele J, Langohr J, Skorupka M, Fischer R. Reticulin fibre content of bone marrow infiltrates of malignant non-Hodgkin's lymphomas (B-cell type, low malignancy) - a morphometric evaluation before and after therapy. Virchows Arch A, Pathol Anat Histopathol 1990; 417:485.

(153) Dölken G, Kohlund E, Nowicki B, Raidt T, Schalipp E, Finke J, Lange W, Lege H, Schaefer HE, Mertelsmann R. Detection of lymphoma cells carrying the t(14;18) translocation by in vitro amplification of DNA by PCR. Adv Mol Gen 1992;5:75.

(154) Finke J, Slanina J, Lange W, Dölken G. Persistence of circulating t(14;18)-positive cells in long-term remissionafter radiation therapy for localized-stage follicular lymphoma. J Clin Oncol 1993;11:1668.

(155) Yam LT, Li CY, Lam KW. Tartrate-resistant acid phosphatase isoenzyme in the reticulum cells of leukemic reticuloendotheliosis. N Engl J Med 1971;284:357.

(156) Flandrin G, Daniel MT, Fourcade M, Chelloul N. Leucémie à "tricholeucocyte" (hairy cell leukaemia): étude clinique et cytologique de 55 observations. Nouv Rev Fr Hematol 1973;13:609.

(157) Katayama J, Finkel H. Leukemic reticuloendotheliosis. A clinicopathologic study with review of the literature. Am J Med 1974;57:115.

(158) Möbius W, Hennekeuser HH, Westerhausen C, Stang-Voss C, Lesch R. Haarzell-Leukaemia. Acta Haematol 1975;53:1.

(159) von Heyden HW. Haarzell-Leukämie. Diagnostik und Verläufe bei 12 Patienten. Dtsch Med Wschr 1979; 104:467.

(160) Quan SG, Poolsawat SS, Golde DW. Ultrastructure and tartrate-restitant acid phosphatase localization in a T-cell hairy cell leukemia cell line. J Histochem Cytochem 1980;28:434.

(161) Flandrin G, Boiron M, Lasneret J, Ripault J, Lortholary P, Tanzer J, Bernard J. Étude par biopsie des infiltrations lymphocytaires de la moelle osseuse. Presse Med 1967;75:2497.

(162) Flandrin G, Boiron M, Lasneret J, Ripault J, Lortholary P, Tanzer J, Bernard J. Étude par biopsie des infiltrations lymphocytaires de la moelle osseuse. Presse Med 1967;75:2497.

(163) Boiron M, Flandrin G, Ripault L, Lortholary P, Teillet F, Jacquillat C, Bernard J. Histiolymphocytose médullaire et splénique d'apparance primitive. Nouv Rev Fr Hémat 1968;8:179.

(164) Fisher RI, Jones RB, DeVita VT, Simon RM, Garvin AJ, Berard CW, Young RC. Natural history of malignant lymphomas with divergent histologies at staging evaluation. Cancer 1981;47:2022.

(165) Hoppe R. Histologic variation in non-Hodgkin's lymphomas: Commentary. Cancer Treat Rep 1981;65: 935.

(166) Robertson LE, Redman JR, Butler JJ, Osborne BM, Velasquez WS, McLaughlin P, Swan F, Rodriguez MA, Hagemeister FB, Fuller LM, Cabanillas F. Discordant bone marrow involvement in diffuse large-cell lymphoma: A distinct clinical-pathologic entity associated with a continuous risk of relaps. J Clin Oncol 1991;9:236.

(167) Fisher DE, Jacobson JO, Ault KA, Harris NL. Diffuse large cell lymphoma with discordant bone marrow histology. Clinical features and biological implications. Cancer 1989;64:1879.

(168) Kluin PM, van Krieken J, Kleiverda K, Kluin-Nelemans HC. Discordant morphologic characteristics

of B-cell lymphomas in bone marrow and lymph node biopsies. Am J Clin Pathol 1990;94:59.

(169) Mead GM, Kushlan P, O'Neil M, Burke JS, Rosenberg A. Clinical aspects of non-Hodkin's lymphoma presenting with discordant histologic subtypes. Cancer 1983;52:1496.

(170) Mörder-Köttgen A. Diskordante Lymphome: Molekulargenetische Untersuchungen der histologisch divergenten Subtypen. Inauguraldissertation, Freiburg 1998.

(171) Slovak ML, Weiss LM, Nathwani BN, Bernstein L, Levine AM. Cytogenetic studies of composite lymphomas: monocytoid B-cell lymphoma and other B-cell non-Hodgkin's lymphomas. Human Pathol 1993;24: 1086.

(172) Gal R, Gukovsky-Oren S, Floru S, Djaldetti M, Kessler E. Sequential appearance of breast carcinoma, multiple myeloma and Gaucher's disease. Haematologica 1988;73:63.

(173) Ruestow PC, Levinson DJ, Catchatourian R, Sreekanth S, Cohen H, Rosenfeld S. Coexisting IgA myeloma and Gaucher's disease. Arch Intern Med 1986;140:1115.

(174) Padmalatha C, Hafez GR. Pseudo-Gaucher cell in IgMk plasmacytoid lymphoma. Am J Surg Pathol 1981; 5:501.

(175) Mullen B, Chalvardjian A. Crystalline tissue deposits in a case of multiple myeloma. Arch Pathol Lab Med 1981;105:94.

(176) Liel Y, Hausmann MJ, Mozes M. Case report: serendipitous Gaucher's disease presenting as elevated erythrocyte sedimentation rate due to monoclonal gammopathy. Am J Med Sci 1991;301:393.

(177) Silvestri F, Barillari G, Fanin R, Salmaso F, Pipan C, Falasca E, Puglisi F, Mariuzzi L, Zaja F, Infanti L, Patriarca F, Candoni A, Rogato A, Di Loreto C, Botta GA, Baccarani M. Impact of hepatitis C virus infection on clinical features, quality of life and survival of patients with lymphoplasmacytoid lymphoma/immunocytoma. Ann Oncol 1998;9:499.

(178) Negri E, Little D, Boiocchi M, La Vecchia C, Franceschi S. B-cell-non Hodgkin's lymphoma and hepatitis C virus infection: a systematic review. Int J Cancer 2004; 111:1.

(179) Rosenberg SA. Bone marrow involvement in non-Hodgkin`s lymphomata. Br J Cancer 1975; 31 (Suppl. II): 261.

(180) Swerdlow SH, Campo E, Harris NL, Jaffe ES, Pileri SA, Stein H, Thiele J, Vardiman JW (Eds) WHO Classification of tumours of haematopoietic and Lymphoid Tissues. IARC: Lyon 2008.

(181) Yan F, Wu X, Crawford M, Duan W, Wilding EE, Gao L, Nana-Sinkam SP, Villalona-Calero MA, Baiocchi RA, Otterson GA: The search for an optimal DNA, RNA, and protein detection by in situ hybridization, immunohistochemistry, and solution-based methods. Methods 2010;52:281.

(182) Bonds LA, Barnes P, Foucar K, Sever CE. Acetic acid-zinc-formalin: a safe alternative to B-5 fixative. Am J Clin Pathol 2005;124,205.

(183) Marsee DK, Pinkus GS, Yu H. (2010) CD71 (transferrin receptor): an effective marker for erythroid precursors in bone marrow biopsy specimens. Am J Clin Pathol 2010;134,429.

(184) DePalma L. The effect of decalcification and choice of fixative on histiocytic iron in bone marrow core biopsies. Biotech Histochem 1996;71,57.

(185) Orazi A. (2007) Histopathology in the diagnosis and classification of acute myeloid leukemia, myelodysplastic syndromes, and myelodysplastic/myeloproliferative diseases. Pathobiology 2007;74,97.

(186) Garzon R, Garofalo M, Martelli, MP, Briesewitz R, Wang L, Fernandez-Cymering C, Volinia S, Liu C-G, Schnittger S, Haferlach T, Liso A, Diverio D, Mancini M, Meloni G, Foa R, Martelli MF, Mecucci C, Croce CM, Falini B. Distinctive microRNA signature of acute myeloid leukemia bearing cytoplasmic mutated nucleophosmin. Proc Nat Acad Sci 2008;105,3945.

(187) Falini B, Mecucci C, Tiacci E, Alcalay M, Rosati R, Pasqualucci L, La Starza R, Diverio D, Colombo E, Santucci A, Bigerna B, Pacini R, Pucciarini A, Liso A, Vignetti M, Fazi P, Meani N, Pettirossi V, Saglio G, Mandelli F, Lo-Coco F, Pelicci PG, Martelli MF; GIMEMA Acute Leukemia Working Party. Cytoplasmic nucleophosmin in acute myelogenous leukemia with a normal karyotype. N Engl J Med 2005;352,254.

# Immunphäno-typisierung

# 5. Immunphänotypisierung

## 5.1. Einführung

Die durch die umfassende Verfügbarkeit monoklonaler Antikörper und verschiedener Fluorochrome sowie die Fortentwicklung innovativer Geräte und zugehöriger Software erreichte breite Einsatzmöglichkeit der *multiparametrischen Durchflusszytometrie* (MFC) hat zu einem zentralen Stellenwert dieser Technologie im modernen Hämatologielabor geführt. Die Vorzüge der MFC liegen dabei in der Möglichkeit einer umfassenden Charakterisierung verschiedener Zellpopulationen innerhalb einer Probe. Die MFC stellt somit eine zentrale Methode der Unterscheidung maligner von benignen Prozessen, der Diagnostik und Subklassifikation von Leukämien und Lymphomen sowie der Quantifizierung minimaler Resterkrankung dar. Von großer Bedeutung sind in diesem Zusammenhang die hohe Sensitivität und Reproduzierbarkeit dieser Methode. Die volle Ausschöpfung ihrer Möglichkeiten wird im modernen Hämatologielabor durch die interaktive Anwendung der MFC zusammen mit den weiteren diagnostischen Standbeinen Zytomorphologie, Zytogenetik und Molekulargenetik realisiert.

## 5.2. Methodik der Immunphänotypisierung mittels multiparametrischer Durchflusszytometrie (MFC)

Die Immunphänotypisierung dient der Identifizierung, Quantifizierung und Charakterisierung der in einer Blut- oder Knochenmarkprobe vorhandenen Zellpopulationen. Verschiedene Zellen werden dabei auf dem Boden ihrer Streulichteigenschaften, die durch die Zellgröße und die Heterogenität des Zellinneren bestimmt werden, sowie ihres Antigenexpressionsmusters voneinander unterschieden. Moderne Durchflusszytometer erlauben die Analyse von 1000 bis 2000 Zellen pro Sekunde, so dass durch die simultane Analyse der Expression bis zu zehn Antigene auf 10.000 Zellen innerhalb sehr kurzer Zeit genau charakterisiert werden können. Durch eine im Rahmen des Monitoring *minimaler Resterkrankung* (MRD) vorzunehmende Ausweitung der analysierten Zellen auf 250.000 (Dauer der Messung in diesem Fall wenige Minuten) können selbst Populationen identifiziert und quantifiziert werden, die lediglich 0,01 % aller Zellen ausmachen. Die Grundlage für die Einsatzmöglichkeiten dieser Methode stellt die ausgereifte Technologie der multiparametrischen Durchflusszytometrie dar.

### 5.2.1. Unterscheidung verschiedener Populationen anhand ihrer Streulichteigenschaft

Mit Hilfe der Durchflusszytometrie werden verschiedene Struktur- und Oberflächeneigenschaften von Zellen und anderen Partikeln charakterisiert. Die Basis dieser Methode ist das Durchlaufen eines Laserstrahls durch einzelne in einem Flüssigkeitsstrom befindliche Zellen und die Detektion der dadurch verursachten Veränderung des Laserstrahls. Diese Veränderungen sind zum einen bedingt durch die Struktureigenschaften der Zellen, zum anderen durch an monoklonale Antikörper gekoppelte Fluoreszenzfarbstoffe. Erstere werden in Form der Streuung des Laserlichtes im geraden und im rechtwinkligen Strahlengang erfasst (☞ Abb. 5.1).

Eine zunehmende Vorwärtsstreuung des Laserstrahls (*forward scatter*, FSC) entspricht dabei einer Zunahme der Zell- bzw. Partikelgröße. Die Heterogenität der zellulären Binnenstruktur, die im Wesentlichen der Granularität der Zelle entspricht, korreliert mit dem Ausmaß der Seitwärtsstreuung des Laserstrahls (*sideward scatter*, SSC). Für die Analyse von Blut und Knochenmark resultiert somit eine typische Verteilung der verschiedenen Zellpopulationen in Blut und Knochenmark (☞ Abb. 5.2). Vor allem ausreifende Zellen der Myelopoese lassen sich aufgrund ihrer zunehmenden Granularität und dem dadurch entstehenden SSC-Signal gut von anderen Populationen abgrenzen. Lymphozyten und Monozyten, die nur ein geringes SSC-Signal aufweisen, können durch ihre unterschiedliche Größe und dem daraus resultierenden differenten FSC-Signal voneinander getrennt werden. Die Grenzen der auf dem Streulichtmuster basierenden Trennung von Populationen werden bereits erreicht, wenn Blasten analysiert werden, da deren FCS-SSC-Muster sich zu großen Teilen mit demjenigen lymphatischer und

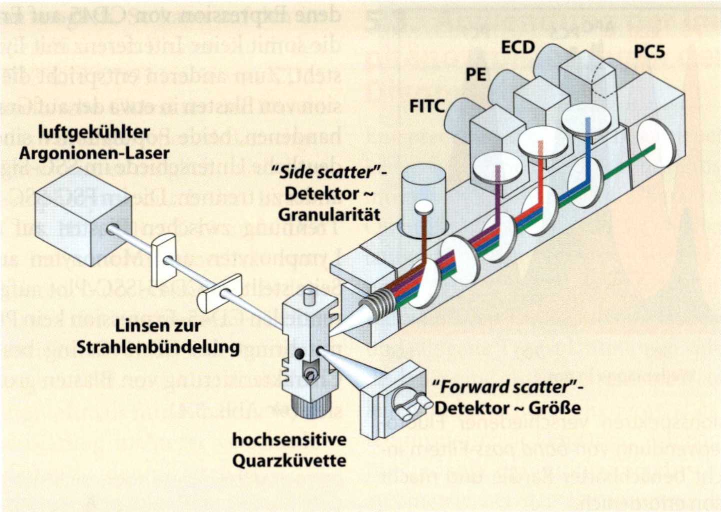


***Abb. 5.1:*** Schematischer Aufbau des optischen Systems eines Durchflußzytometers (EPICS XL-MCL, Beckman Coulter).

monozytärer Populationen überschneidet. Darüber hinaus ist die Unterscheidung zwischen B- und T-Lymphozyten auf dem Boden der Streulichteigenschaften nicht möglich. Auch als Debris bezeichnete Erythrozytenreste können nach nicht kompletter Lyse nicht vollständig von Lymphozyten getrennt werden.

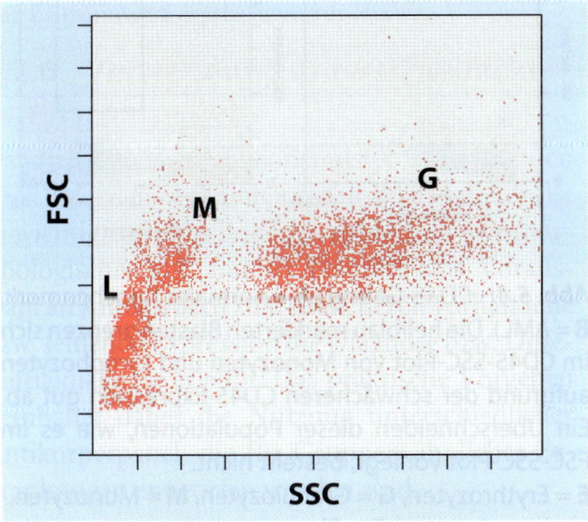


***Abb. 5.2:*** Streulichteigenschaften hämatopoetischer Populationen. Die kleinen und ungranulierten Lymphozyten (**L**) weisen ein geringes FSC- und SSC-Signal auf. Bei den größeren Monozyten (**M**) ist das FSC-Signal stärker, das SSC-Signal unterscheidet sich von dem der Lymphozyten (**L**) aufgrund der schwachen Granulierung nur wenig und ist bei den Granulozyten (**G**) um so ausgeprägter.

### 5.2.2. Einsatz fluoreszenzmarkierter monoklonaler Antikörper

Einen zunehmenden Wert hat die Durchflusszytometrie durch die Möglichkeit erlangt, neben den Streulichteigenschaften auch zahlreiche membranständige und intrazelluläre Antigene detektieren zu können. Dabei dienen monoklonale Antikörper der Identifizierung der Antigenstrukturen. An diese Antikörper gekoppelte Fluoreszenzfarbstoffe werden im Falle der Bindung des Antikörpers an die untersuchte Zelle vom Laserlicht exzitiert und emittieren im orthogonalen Verlauf Licht einer spezifischen Wellenlänge, das mit Hilfe von Detektoren erfasst wird. Aufgrund unterschiedlicher Emissionsspektren können mehrere Fluoreszenzfarbstoffe gleichzeitig zur Analyse eingesetzt werden. Die Detektion erfolgt über getrennte Kanäle und Detektoren. Dies ermöglicht somit neben der Erfassung der Streulichteigenschaften die simultane Untersuchung von zehn Antigenen auf einzelnen Zellen. Von zentraler Bedeutung ist dabei die Überlappung der Emissionsspektren der verschiedenen Fluoreszenzfarbstoffe (☞ Abb. 5.3).

| Kombination | FITC | PE | PC5 |
|---|---|---|---|
| 1 | cNK | cNK | cNK |
| 2 | TdT | cCD79a | cCD3 |
| 3 | MPO | cCD34 | cCD45 |
| 4 | NK | NK | NK |
| 5 | CD10 | CD13 | CD19 |
| 6 | CD7 | HLA-DR | CD33 |
| 7 | Kappa | Lambda | CD19 |
| 8 | CD2 | CD1a | CD3 |
| 9 | CD34 | 7.1 | CD117 |
| 10 | CD65 | CD56 | CD45 |
| 11 | CD61 | CD14 | CD45 |
| c = zytoplasmatisch; Kombinationen 1-3: zytoplasmatische Bestimmungen; 7.1 = Antikörper zur Detektion des NG2-Antigens | | | |

***Tab. 5.1:*** Konsensuspanel für akute Leukämien (Kompetenznetz "Akute und chronische Leukämien", 2004).

### 5.3.1.1. Akute lymphatische Leukämie (ALL)

Die *akute lymphatische Leukämie* (ALL) wird auf dem Boden des Immunphänotyps in B-Vorläufer- und T-Vorläuferleukämien unterteilt. Die weitere Einteilung erfolgt nach dem Reifungsgrad der Leukämie in Pro-B-ALL, *common*-ALL, Prä-B-ALL und reife B-ALL sowie Pro-T-ALL, Prä-T-ALL, kortikale T-ALL und reife T-ALL (☞ Tab. 5.2). Generell wird bei Vorliegen der entsprechenden morphologischen Befunde (Negativität für POX) eine B-Vorläufer-ALL diagnostiziert, wenn cCD22 und CD19 exprimiert werden. Eine T-Vorläufer-ALL liegt vor, wenn c/sCD3 und CD7 exprimiert werden. Die Definition einer ALL mit aberranter Expression myeloischer Antigene als eigenständige Entität erscheint aufgrund der hier zumeist vorliegenden Assoziation mit genetisch definierten und klinisch relevanten Aberrationen nicht sinnvoll.

| Antigen | B-Vorläufer-ALL | | | | T-Vorläufer-ALL | | | |
|---|---|---|---|---|---|---|---|---|
| | Pro-B-ALL | c-ALL | Prä-B-ALL | Reife B-ALL | Pro-T-ALL | Prä-T-ALL | Kortikale T-ALL | Reife T-ALL |
| cCD22 | + | + | + | + | - | - | - | - |
| CD79α | + | + | + | + | - | - | - | - |
| CD19 | + | + | + | + | - | - | - | - |
| CD24 | +/- | + | + | + | - | - | - | - |
| CD20 | -/(+) | +/- | +/- | + | - | - | - | - |
| sIg | - | - | - | + | - | - | - | - |
| cIgM | - | - | + | + | - | - | - | - |
| cCD3 | - | - | - | - | + | + | +/- | - |
| sCD3 | - | - | - | - | - | - | -/+ | + |
| CD7 | - | - | - | - | + | + | + | + |
| CD5 | - | - | - | - | - | +/- | + | + |
| CD2 | - | - | - | - | - | +/- | + | + |
| CD1a | - | - | - | - | - | - | + | - |
| CD4 | - | - | - | - | - | -/+ | +/- | +/- |
| CD8 | - | - | - | - | - | -/+ | +/- | +/- |
| CD10 | - | + | +/- | +/- | -/+ | -/+ | -/+ | - |
| HLA-DR | + | + | + | + | -/+ | -/+ | - | - |
| CD34 | + | + | + | - | -/+ | -/+ | - | - |
| TdT | + | + | + | - | + | + | + | +/(-) |
| c = zytoplasmatisch; s = membranständig | | | | | | | | |

***Tab. 5.2:*** Klassifikation der ALL (1).

#### 5.3.1.1.1. Pro-B-ALL

Die Pro-B-ALL exprimiert neben cCD22 und CD19 keine weiteren B-Zell-assoziierten Differenzierungsmarker, speziell liegt keine Expression von CD10, cIgM und sIg vor. In der Regel sind TdT, HLA-DR und CD34 exprimiert. In den meisten Fällen liegt eine t(4;11) vor, die typischerweise mit der Expression des NG2-Antigens (Detektion mittels 7.1-Antikörper) und von CD65 einhergeht.

#### 5.3.1.1.2. Common-ALL (c-ALL)

Die c-ALL ist definiert durch eine Expression von CD10 neben cCD22 und CD19 bei Negativität für cIgM und sIg (☞ Abb. 5.5). Speziell bei Vorliegen der t(9;22) wird häufig eine aberrante Koexpression von CD13 und CD33 beobachtet. In der Regel sind TdT, HLA-DR und CD34 exprimiert.

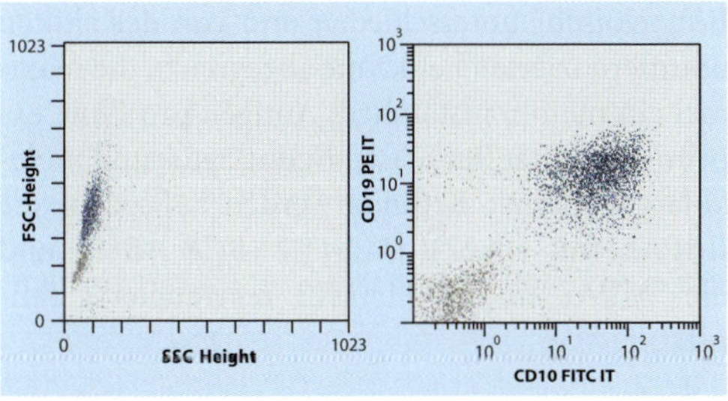


***Abb. 5.5:*** c-ALL, im Lymphozytengate liegende Zellen mit Koexpression von CD10 und CD19.

#### 5.3.1.1.3. Prä-B-ALL

Die Prä-B-ALL unterscheidet sich von der c-ALL durch die Positivität für cIgM.

#### 5.3.1.1.4. Reife B-ALL

Die reife B-ALL exprimiert charakteristischerweise sIgM. In einigen Fällen kann jedoch lediglich eine zytoplasmatische Positivität für Kappa oder Lambda gefunden werden. CD10 kann negativ sein, CD34 und TdT werden nicht exprimiert. Für HLA-DR liegt eine Positivität vor.

#### 5.3.1.1.5. Pro-T-ALL

Die Pro-T-ALL exprimiert neben cCD3 und CD7 keine weiteren T-Zell-assoziierten Differenzierungsmarker. Speziell liegt keine Expression von CD2, CD5, CD8 und CD1a vor. In der Regel ist TdT exprimiert, HLA-DR und CD34 können positiv sein.

#### 5.3.1.1.6. Prä-T-ALL

Bei der Prä-T-ALL sind CD2 und/oder CD5 und/oder CD8 exprimiert, darüber hinaus gleicht der Immunphänotyp weitgehend der Pro-T-ALL.

#### 5.3.1.1.7. Kortikale T-ALL

Die aufgrund ihrer besseren Prognose klinisch relevante kortikale T-ALL exprimiert das auf normalen kortikalen Thymozyten vorhandene CD1a. In der Regel werden neben CD7 auch CD2, CD5 und TdT exprimiert, während die Expression von CD4 und CD8 variabel ist. Teilweise ist eine Oberflächenexpression von CD3 vorhanden.

#### 5.3.1.1.8. Reife T-ALL

Die reife T-ALL zeichnet sich durch eine Oberflächenexpression von CD3 und eine Negativität für CD1a aus, während CD7, CD2 und CD5 exprimiert sind und CD4 und CD8 variabel exprimiert werden. Die Expression von TdT kann fehlen.

### 5.3.1.2. Akute myeloische Leukämie (AML)

Die *akute myeloische Leukämie* (AML) wird auf dem Boden von Zytomorphologie und Zytochemie diagnostiziert. Die einzigen Ausnahmen sind die AML M0 und AML M7. Darüber hinaus liegen für einige bei der AML auftretende genetische Aberrationen typische Immunphänotypen vor, wobei diese Korrelationen jedoch nicht vollständig sind und daher im Rahmen der Diagnostik lediglich einen wegweisenden Stellenwert haben.

Die AML M3 weist dem zahlreichen Vorliegen von Promyelozyten entsprechend einen charakteristischen Befund im *scatter*-Plot auf und zeichnet sich darüber hinaus durch eine Negativität für HLA-DR und eine starke Eigenfluoreszenz aus (☞ Abb. 5.6). Diese Befunde können aber auch in einigen Fällen mit AML M2 gefunden werden.

Die AML M2 mit t(8;21) geht typischerweise mit einer aberranten Koexpression von CD19 und CD56 einher, auch dieser Befund kann aber ebenso in AML ohne t(8;21) gefunden werden.

Selbiges gilt für den Immunphänotyp der AML M4Eo, der mit Positivität für CD2 sowie der asynchronen Koexpression von CD15 und CD34 auch bei anderen AML gefunden wird.

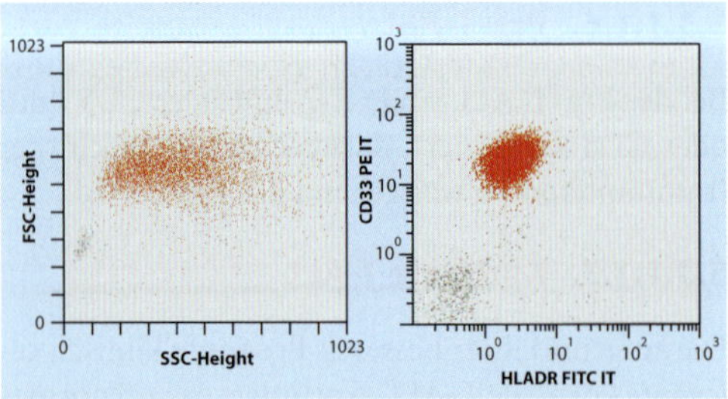


***Abb. 5.6:*** AML M3, aufgrund der Promyelozyten typisches FSC-SSC-Muster sowie fehlende HLA-DR-Expression.

## AML M0

Die AML M0 ist sehr undifferenziert und weist in der Zytochemie keine POX-Positivität auf, so dass diese Diagnose nicht allein morphologisch gestellt werden kann. Die Immunphänotypisierung nimmt die Abgrenzung gegenüber der ALL vor und weist die Expression von CD13, CD33 und CD117 sowie anderer myeloischer Antigene nach bei gleichzeitiger Negativität für lymphatische Antigene bzw. nicht ausreichendem lymphatischen Score für die Diagnosestellung einer akuten Leukämie mit gemischtem Phänotyp (☞ unten). In etwa der Hälfte der Fälle kann trotz der zytochemischen Negativität für POX durchflusszytometrisch eine Expression von MPO nachgewiesen werden (2).

## AML M7

Auch die AML M7 ist zytochemisch POX-negativ, durchflusszytometrisch wird die Expression von CD41 oder CD61 nachgewiesen. Aufgrund der häufig bestehenden Myelofibrose ist eine zytologische Beurteilung aber häufig nicht möglich.

### 5.3.1.3. Akute Leukämie mit gemischtem Phänotyp

Die akute Leukämie mit gemischtem Phänotyp (MPAL) zeichnet sich durch das gleichzeitige Vorliegen von myeloischen und lymphatischen Markern aus, ohne dass eine eindeutige Linienzuordnung möglich ist. Es ist wichtig, eine akute Leukämie mit aberranter Antigenexpression von der MPAL zu unterscheiden. So weist beispielsweise die c-ALL bei Vorliegen der t(9;22) regelhaft eine Expression von CD13 und/oder CD33 auf, und eine Expression von CD19 und CD56 wird in praktisch allen Fällen der AML M2 mit t(8;21) gefunden. Die WHO-Klassifikation 2008 definiert die Kriterien der MPAL und hat die von der EGIL-Gruppe vorgeschlagene Einteilung abgelöst, die auf dem Boden von Scores für B-lymphatisch, T-lymphatisch und myeloisch eine "*biphänotypische akute Leukämie*" (BAL) definiert hatte (☞ Tab. 5.3). Nach EGIL lag eine BAL dann vor, wenn für myeloisch und eine der beiden lymphatischen Linien ein Score von mehr als 2 vorliegt. Von großer Relevanz ist die zytoplasmatische Beurteilung von MPO, CD22 und CD3, deren Expression dementsprechend mit einem Punktwert von 2 versehen sind.

Die Definition der MPAL nach WHO 2008 basiert in größerem Maße auf dem Nachweis der zytoplasmatisch nachzuweisenden Antigene Myeloperoxidase für die myeloische Linie, zytoplasmatisch CD3 für die T-lymphatische Linie und stark CD19 für die B-lymphatische Linie (☞ Tab. 5.4). Die "MPAL, T/myeloisch" wird von der "MPAL, B/myeloisch" unterschieden und von der akuten undifferenzierten Leukämie abgegrenzt, die maximal ein membranständiges Antigen pro Linie exprimiert. Unter Berücksichtigung zyto- und molekulargenetischer Befunde werden außerdem die "MPAL mit t(9;22)(q34;q11.2);*BCR-ABL1*" und die "MPAL mit t(v;11);*MLL* rearrangiert" definiert.

| Punkte | B-lymphatisch | T-lymphatisch | Myeloisch |
|---|---|---|---|
| 2 | CD79α | c/sCD3 | MPO |
| 2 | cIgM | Anti-TZRαβ | |
| 2 | cCD22 | Anti-TZRγδ | |
| 1 | CD19 | CD2 | CD13 |
| 1 | CD10 | CD5 | CD33 |
| 1 | CD20 | CD8 | CD65 |
| 1 | | CD10 | CD117 |
| 0,5 | TdT | TdT | CD14 |
| 0,5 | CD24 | CD7 | CD15 |
| 0,5 | | CD1a | CD64 |
| c = zytoplasmatisch; s = membranständig; BAL liegt vor, wenn ein Score von mehr als 2 für myeloisch und eine der lymphatischen Linien erreicht wird. | | | |

***Tab. 5.3:*** Definition der *biphänotypischen akuten Leukämie* (BAL) nach EGIL.

| Linienzuordnung | |
|---|---|
| Myeloisch | Myeloperoxidase (durchflusszytometrisch, immunhistochemisch oder zytochemisch)<br>*oder*<br>monozytische Differenzierung (≥2 der folgenden Kriterien: nichtspezifische Esterase, CD11c, CD14, CD64, Lysozym) |
| T-lymphatisch | zytoplasmatisch CD3 (durchflusszytometrisch mit Antikörpern gegen CD3ε-Kette)<br>*oder*<br>membranständig CD3 (selten bei MPAL) |
| B-lymphatisch | stark CD19 und starke Expression ≥1 der folgenden Marker: CD79a, zytoplasmatisch CD22, CD10<br>*oder*<br>schwach CD19 und starke Expression ≥2 der folgenden Marker: CD79a, zytoplasmatisch CD22, CD10 |

***Tab. 5.4:*** Kriterien für die Zuordnung mehr als einer Linie zu einer einzigen Blastenpopulation bei der akuten Leukämie mit gemischtem Phänotyp (MPAL).

## 5.3.2. Myelodysplastische Syndrome (MDS)

Die wichtige Rolle, die die Immunphänotypisierung im Rahmen der Diagnostik von *myelodysplastischen Syndromen* (MDS) einnehmen wird, ist in einer Reihe von Publikationen aufgezeigt worden (3, 4). Dabei ist die zytomorphologisch im Vordergrund stehende Dysplasie auch durchflusszytometrisch nachweisbar, über die rein auf die Streulichteigenschaften begrenzten Merkmale hinaus sind zahlreiche Veränderungen im Antigenexpressionsmuster vorhanden. So ist neben dem Nachweis von Blasten im CD45-SSC-Plot vor allem eine abnorme Granulierung, eine aberrante Expression von CD56 sowie das Fehlen der CD33-Expression häufig nachweisbar. In der Granulopoese können aberrante Befunde in Form einer relativ schwachen CD45-Expression, dem Fehlen der CD11b- oder der CD64-Expression oder einem Fehlverhältnis der Expressionen von CD13 und CD16 erhoben werden. Monozytäre Aberrationen werden in Form einer abnormen Expression von CD11b oder HLA-DR sowie der fehlenden Expression von CD13 oder CD14 festgestellt. Neben der diagnostischen Relevanz, die sich bei Vorliegen mehrerer o.g. Aberrationen in einer sehr hohen Spezifität widerspiegelt, haben diese immunologischen Befunde aber auch eine hohe prognostische Relevanz. So konnte für einen durchflusszytometrischen Score bei MDS ein von konventionellen Prognoseparametern wie dem IPSS-Score unabhängiger Einfluss auf das Überleben der Patienten nachgewiesen werden (3).

## 5.3.3. Chronische myeloische Leukämie (CML)

Aufgrund der ausgeprägten Differenzierung der leukämischen Zellen spielt die Immunphänotypisierung in der Diagnostik der CML in der chronischen Phase keine Rolle und liefert lediglich das Bild normalen Knochenmarks mit einer Vermehrung myeloischer Zellen. In der Blastenkrise der CML wird die Immunphänotypisierung zur Bestimmung der Linienzugehörigkeit benötigt. So weisen die Blasten meist einen myeloischen Phänotyp auf, sind in einigen Fällen aber lymphatisch. In den letzteren Fällen ist mit der Positivität für CD19 und CD10 in der Regel der Immunphänotyp einer B-Vorläufer-ALL vorhanden, während der Befund einer T-ALL nur selten vorliegt. Die Unterscheidung der myeloischen von der lymphatischen Blastenkrise ist aufgrund der therapeutischen Konsequenzen mit grundlegend unterschiedlichen Behandlungskonzepten essentiell und sollte in jedem Fall angestrebt werden.

## 5.3.4. Reife B-Zell-Neoplasien

Ein großer Teil der reifen B-Zell-Neoplasien kann auf dem Boden ihres Immunphänotyps identifiziert werden. Tab. 5.5 gibt einen Überblick über die typischen Expressionsmuster.

### 5.3.4.1. B-CLL und B-PLL

Die B-CLL weist einen typischen Immunphänotyp auf mit einer Koexpression von CD5 und den B-Zell-assoziierten Antigenen CD19, CD20 und CD79a. Es besteht eine schwache Oberflächenexpression von CD22 und von Ig mit einer klonalen Leichtkettenrestriktion. Die bei der CLL in der Regel vorhandene Positivität für CD23 erlaubt die Unterscheidung vom Mantelzelllymphom, das darüber hinaus eine starke Ig-Oberflächenexpres-

| Antigen | B-CLL | B-PLL | MZL | SMZL | HZL | FL | MCL | DLBCL |
|---|---|---|---|---|---|---|---|---|
| CD19 | + | + | + | + | + | + | + | + |
| CD20 | (+) | + | + | + | + | + | + | + |
| CD22 | (+) | + | + | + | + | + | + | + |
| CD23 | + | - | - | -/+ | -/+ | +/- | -/+ | +/- |
| CD25 | - | - | - | -/+ | + | - | - | |
| FMC7 | - | + | + | + | + | + | + | +/- |
| CD79a | + | + | + | + | + | + | + | + |
| CD5 | + | - | - | - | -/+ | - | + | - |
| sIg | (+) | + | (+) | (+)/+ | (+) | + | + | +/- |
| CD10 | - | - | - | -/+ | -/+ | +/- | -/+ | -/+ |
| CD11c | - | - | +/- | -/+ | + | - | - | |
| CD103 | - | - | - | - | + | - | - | - |

***Tab. 5.5:*** Typische Expressionsmuster bei reifen B-Zell-Neoplasien.

sion sowie eine Expression von CD22 und FMC7 aufweist. Insgesamt gibt es keinen einzelnen Marker, der die Diagnosestellung einer CLL erlaubt. Vielmehr hat sich die Zusammenschau aller untersuchten Antigene und die Verwendung eines daraus abgeleiteten Scores als sinnvoll erwiesen (☞ Tab. 5.6).

| Charakteristika der B-CLL |
|---|
| • CD5+ |
| • CD23+ |
| • FMC7- |
| • sIgM(+) |
| • sCD22(+) oder CD79b (+) |

***Tab. 5.6:*** Matutes-Score für die B-CLL (5).

Das Vorliegen von vier oder fünf der für die B-CLL charakteristischen Befunde konnte in einer großen Untersuchung in 87 % aller B-CLL und in nur 0,3 % anderer B-Zell-Lymphome nachgewiesen werden. Dagegen wiesen lediglich 0,4 % aller B-CLL und 72 % aller anderen B-Zell-Lymphome keines oder nur eines dieser Kriterien auf. Bei morphologischem Vorliegen einer CLL/PL mit erhöhter Anzahl der Prolymphozyten sowie hier häufig vorliegender Trisomie 12 kann der Immunphänotyp eine stärkere Expression von CD20 und sIg als bei der CLL aufweisen sowie eine Positivität für CD22 und eine Negativität von CD23 zeigen. Von prognostischer Bedeutung ist der Nachweis der Expression von CD38 sowie der zytoplasmatischen Expression von ZAP70, die beide mit einer ungünstigen Prognose assoziiert sind.

Im Gegensatz zur B-CLL ist bei der B-PLL die Koexpression von CD5 nicht bzw. nur sehr schwach vorhanden, die Oberflächenexpression von Ig und von CD20 ist stärker und es ist eine Expression von CD22 und FMC7 vorhanden.

#### 5.3.4.2. Marginalzonenlymphom und verwandte B-Zell-Neoplasien

Aufgrund weitgehender Überlappungen im Immunphänotyp werden hier die Entitäten Marginalzonenlymphom einschließlich extranodaler MALT-(*mucosa-associated lymphoid tissue-*)Subtypen, nodaler Erkrankung und dem ähnlichen aber abgrenzbaren *splenischen Marginalzonenlymphom* (SMZL) mit und ohne villöse Lymphozyten gemeinsam abgehandelt. Die Immunphänotypen vom nodalen Marginalzonenlymphom und vom MALT-Lymphom sind im Wesentlichen identisch, beide haben ähnliche morphologische Eigenschaften und werden daher als Marginalzonen-Lymphome zusammengefasst. Hiervon unterscheidet sich das SMZL bzgl. seiner klinischen Eigenschaften, während beide Entitäten in ihrem Immunphänotyp kaum zu unterscheiden sind.

Marginalzonenlymphome exprimieren CD19, CD20, CD22 und HLA-DR sowie klonales sIg (IgM häufiger als IgG und IgA, IgD selten). Nicht exprimiert werden CD5, CD10 und CD23 sowie nur in seltenen Fällen CD21 und CD24. In der Regel ist CD11c exprimiert, im Gegensatz zur Haarzellleukämie besteht aber in der Regel keine Expression von CD25. Beim SMZL kann die Oberflächenexpression von Ig stärker sein und es liegt häufig eine Expression von CD24 vor. Etwa ein Drittel aller Fälle exprimiert CD10, CD11c, CD23 und CD38, etwas seltener wird CD25 exprimiert. Eine Unterscheidung vom follikulären Lymphom ist nicht immer allein auf dem Boden des Immunphänotyps möglich. Der für das SMZL typische Befund ergibt sich in Zusammenschau mit dem klinischen Bild in Form von Splenomegalie, Blut- und Knochenmarkinfiltration sowie in der Regel fehlender Lymphadenopathie.

#### 5.3.4.3. Haarzellleukämie

Die Haarzellleukämie ist positiv für CD19, CD20, CD22 sowie CD79a und weist eine moderate Expression von klonalem sIg auf (am häufigsten IgM und IgD). In den meisten Fällen besteht eine Negativität für CD21, in der Regel besteht keine Expression von CD5 und CD23. CD11c ist stark exprimiert, CD25 moderat. CD103 ist der für die Unterscheidung der Haarzellleukämie von anderen B-Zell-Neoplasien am besten geeignete Marker. Die variante Form der Haarzellleukämie weist im Gegensatz zur Haarzellleukämie eine Negativität für CD25, eine schwächere Expression von CD103 sowie ein geringeres Side Scatter Signal auf.

#### 5.3.4.4. Plasmozytom

Aufgrund des Verlustes zahlreicher B-Zell-Marker (inkl. sIg, HLA DR) und des oft ungewissen Gehalts an Plasmazellen in Knochenmarkaspiraten ist das Plasmozytom durchflusszytometrisch häufig nur schwer nachzuweisen. Recht spezifisch sind der Nachweis einer CD138-Expression sowie der Nachweis einer CD38-positiven und CD45-negativen Population.

#### 5.3.4.5. Follikuläres Lymphom

Das follikuläre Lymphom weist eine starke Oberflächenexpression von Ig auf (meist IgM) und ist darüber hinaus durch Positivität für CD19 (meist schwach), CD20 und CD22 charakterisiert. Die meisten Fälle exprimieren zusätzlich CD23 und CD10, CD5 und CD11c werden nicht exprimiert. Die fehlende Expression von CD5 und die starke Oberflächenexpression von Ig erleichtern die Abgrenzung des follikulären Lymphoms von der CLL und vom Mantelzelllymphom. Die Expression von CD10 hilft zusammen mit der starken Oberflächenexpression von Ig und der Negativität für CD11c bei der Unterscheidung zwischen follikulärem Lymphom und Marginalzelllymphom. Schließlich wird der genetische Nachweis der t(14;18)(q32;q21) bzw. eines BCL-2-Rearrangements geführt.

#### 5.3.4.6. Mantelzelllymphom

Das Mantelzelllymphom weist eine Koexpression von CD5 mit den B-Zell-Markern CD19 und CD20 auf. Im Gegensatz zur B-CLL besteht hier aber eine starke Oberflächenexpression von Ig (Lambda häufiger als Kappa) sowie eine Expression von CD22 und FMC7, dagegen besteht in der Regel keine Expression von CD23. CD10 wird nur selten exprimiert. In der Regel ist es möglich, auf dem Boden von Immunphänotyp und Zytomorphologie eine Unterscheidung des Mantelzelllymphoms von anderen B-Zell-Neoplasien vorzunehmen, darüber hinaus wird der genetische Nachweis der t(11;14)(q13;q32) und der resultierenden Überexpression von Cyclin D1 geführt.

#### 5.3.4.7. Diffus großzelliges B-Zell-Lymphom

Die Zellen des diffus großzelligen B-Zell-Lymphoms sind fragil und im Präparat für die Durchflusszytometrie oft unterrepräsentiert. Es liegt eine Expression CD19, CD20 und CD22 vor, häufig wird kein sIg exprimiert (insbesondere beim mediastinalen B-Zell-Lymphom). Neben der Morphologie einschließlich der großen Zellgröße dient die Negativität von CD34 und TdT zur Differenzierung von lymphoblastischen Lymphomen.

#### 5.3.4.8. Burkitt-Lymphom

Das Burkitt-Lymphom entspricht biologisch und damit auch im Immunphänotyp der reifen B-ALL (☞ Kap. 5.3.1.1.4.).

### 5.3.5. T-Zell- und NK-Zell-Neoplasien

Die T-Zell- und NK-Zell-Neoplasien weisen den Immunphänotyp von peripheren T-Lymphozyten und NK-Zellen auf und unterscheiden sich somit von thymischen und lymphoblastischen Erkrankungen. Sie koexprimieren CD3 und entweder CD4 oder CD8 und weisen mit αβ oder γδ eine klonale T-Zell-Rezeptorexpression auf. Darüber hinaus unterscheiden sie sich von normalen T-Lymphozyten häufig durch den Verlust von T-Zell-

Antigenen oder einer veränderten Expressionsintensität.

#### 5.3.5.1. T-Zell- und NK-Zell-large granular lymphocytic (LGL)-Leukämie

Im Gegensatz zu fast allen anderen T-Zell-Lymphomen weist die T-LGL-Leukämie in der Regel eine Proliferation CD8-positiver Zellen (positiv für CD3 und CD2) mit Koexpression von NK-Zellmarkern auf (meist CD57, auch CD11b, CD11c, CD16). Die NK-LGL-Leukämie unterscheidet sich von der T-LGL-Leukämie durch die Positivität von CD56 und die Negativität von CD3, CD4 und CD57. Beide Erkrankungen sind in der Regel CD25-negativ.

#### 5.3.5.2. Mycosis fungoides, Sezary-Syndrom

*Mycosis fungoides* (MF) und *Sezary-Syndrom* (SS) werden als maligne Proliferation von T-Helferzellen mit vornehmlicher Infiltration der Haut (MF) bzw. mit generalisiertem Befall (SS) eingeordnet. Zirkulierende Lymphomzellen können über einen charakteristischen Immunphänotyp (CD3+CD4+CD8-CD45RA-CD62L-) identifiziert werden. Häufig fehlt die Expression von CD7.

#### 5.3.5.3. T-Prolymphozytenleukämie (T-PLL)

Die *T-Prolymphozytenleukämie* (T-PLL) weist eine Leukozytose von meist über 100.000 auf, die Zellen exprimieren in der Regel CD2, CD3, CD5, CD7. Die Mehrzahl der Fälle sind CD4+CD8-, können aber auch CD4+CD8+ und selten CD4-CD8+ sein. Der Verlust eines Pan-T-Zell-Antigens wird ebenso wie die Koexpression NK-Zell-assoziierter Marker (CD11b, CD16, CD57) nur selten beobachtet.

### 5.3.6. PNH

Die *paroxysmale nächtliche Hämoglobinurie* (PNH) ist eine erworbene klonale dysplastische Erkrankung der hämatopoetischen Stammzelle. Durch eine Mutation im PIC-A-Gen ist die Synthese des Ankerproteins *Glycosylphosphatidyl-Inositol* (GPI) gestört. Hieraus resultiert eine reduzierte Oberflächenexpression der GPI-verankerten Proteine CD55 und CD59, die für die Komplementregulierung notwendig sind und deren Fehlen die Hämolyseneigung bedingen. Der Nachweis der reduzierten Expression von CD55 und CD59 kann auf Erythrozyten und Leukozyten durchflusszytometrisch geführt werden. Weiterhin kann auf Monozyten die fehlende Expression von CD14 und auf Granulozyten die fehlende Expression von CD16 und CD24 nachgewiesen werden. Der Einsatz von FLAER (*Fluoreszenz-markiertes Aerolysin*) erlaubt den direkten Nachweis des Fehlens von GPI.

## 5.4. Monitoring minimaler Resterkrankung (MRD)

Das *Monitoring minimaler Resterkrankung* (MRD) gewinnt zunehmend an klinischer Bedeutung bei Patienten mit Leukämien und Lymphomen. Während mit konventionellen Methoden wie der Zytomorphologie das prognostisch hoch relevante Erreichen einer kompletten Remission beurteilt werden kann, bieten neu entwickelte Methoden wie die multiparametrische Durchflusszytometrie und die quantitative RT-PCR die Möglichkeit, bei Patienten in kompletter Remission die Menge residueller maligner Zellen zu quantifizieren (☞ Abb. 5.7). Das Ausmaß dieser MRD korreliert in vielen Fällen hochgradig mit dem weiteren Krankheitsverlauf und findet daher seine Rolle in der Steuerung einer risikoadaptierten Therapie. In der Folge werden die durchflusszytometrischen Möglichkeiten der Quantifizierung von MRD beschrieben, im Kap. 7. (Molekulargenetik) finden sich die entsprechenden Daten zur quantitativen PCR.

Bei akuten Leukämien sind *leukämieassoziierte aberrante Immunphänotypen* (LAIP) nachweisbar, die auf den Zellen des normalen Knochenmarks nicht oder nur sehr selten vorkommen. Diese werden eingeteilt in die:

- a) "*cross lineage*"-Expression lymphatischer Marker bei der AML (CD19-positive AML) bzw. myeloischer Marker bei der ALL (CD33-positive ALL)
- b) asynchrone Antigenexpression (CD34- und CD11b-positive AML)
- c) fehlende Antigenexpression (HLA-DR-negative AML)
- d) Antigenüberexpression (CD33++CD34++ AML)

Von zentraler Bedeutung für die korrekte Identifizierung eines LAIP und damit für die MRD-Quantifizierung ist die genaue Kenntnis des und der

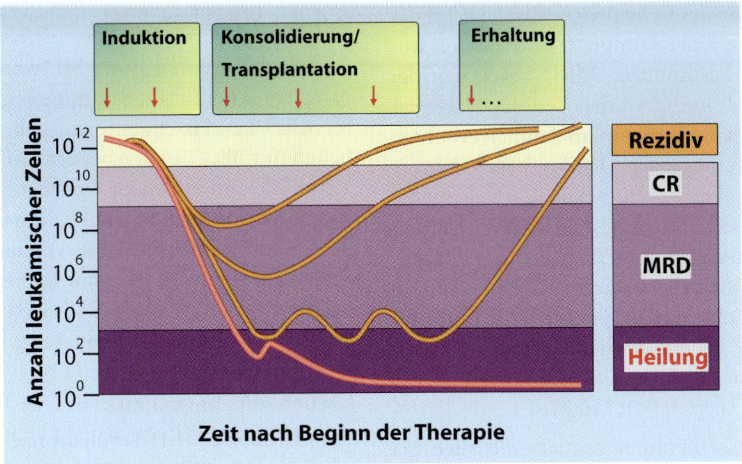


***Abb. 5.7:*** Verlauf der Leukämiezellmasse nach Erreichen der kompletten Remission. Stetiges Absinken der MRD-Level nach sukzessiven Therapiezyklen (rot) bzw. Wiederanstieg der MRD-Level trotz Therapie mit resultierendem Rezidiv.

Vergleich mit dem Immunphänotyp im normalen Knochenmark. Da in vielen Fällen die Expressionsstärke eines bestimmten Antigens den LAIP charakterisiert und diese sich zwischen verschiedenen Fällen sehr unterscheidet, ist es erforderlich, für jeden Patienten einen oder mehrere LAIP individuell zu definieren. Um die MRD-Untersuchung zu ermöglichen, ist es somit unabdingbar, zum Zeitpunkt der Diagnosestellung den LAIP individuell zu erfassen. Für die Detektion eines LAIP ist insbesondere bei der AML die Verwendung eines umfangreichen Panels notwendig, um auch seltene LAIP identifizieren zu können. Abb. 5.8 gibt die Strategie der Gate-Verknüpfung wieder, mit Hilfe derer alle den LAIP tragenden Zellen durchflusszytometrisch erfasst werden.

## 5.4.1. MRD bei ALL

Bei der T-Vorläufer-ALL ist vor allem die Koexpression von cCD3 und TdT als LAIP verwendbar, bei der B-Vorläufer-ALL die Koexpression von CD19 und CD10. Daneben kann in vielen Fällen die aberrante Koexpression myeloischer Antigene sowie die Expression von CD34 genutzt werden.

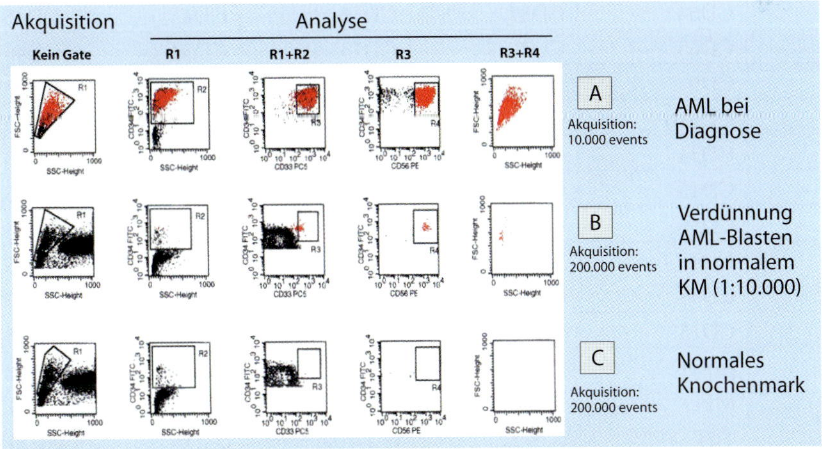


***Abb. 5.8:*** Gating-Strategie zur Erfassung eines LAIP bei AML. Die leukämischen Zellen koexprimieren CD33, CD34 und CD56. Durch Verknüpfungen der Gates in den jeweiligen Plots wird eine genaue Charakterisierung dieser Zellen erreicht (**A**). Die in normalem Knochenmark stark verdünnten AML-Zellen sind mittels dieser Gateverknüpfung nachweisbar (**B**), während im normalen Knochenmark selbst keine derartigen Zellen vorhanden sind (**C**).

Zunächst wurde der hohe prognostische Wert der nach Erreichen einer kompletten Remission immunologisch bestimmten MRD-Level bei der kindlichen ALL nachgewiesen, wo der Nachweis residueller Leukämie mit einem deutlich erhöhten Rezidivrisiko einherging (Risiko bei 3 Jahren: 32,5 % gegenüber 7,5 % bei MRD-Negativität, p<0,001). Dieser Einfluss besteht unabhängig von anderen Prognoseparametern (6). Weiterführende Untersuchungen haben gezeigt, dass bereits am Tag 19 der Induktionstherapie MRD-Befunde mit ebenso großer prognostischer Relevanz erhoben werden können (Rezidivrisiko bei 5 Jahren: 32,2 % gegenüber 6,0 %, p<0,001; Lit. 7).

Diese Ergebnisse konnten mittlerweile auch bei Erwachsenen mit ALL reproduziert werden. So haben Patienten mit einem niedrigen MRD-Level nach Abschluss der Induktionstherapie ein längeres medianes rezidivfreies Überleben (42 Monate gegenüber 16 Monaten, p=0,001). Auch hier erwies sich der Einfluss des MRD-Nachweises als unabhängiger Prognoseparameter (8).

Die multiparametrische Durchflusszytometrie ist ebenso wie molekulare Techniken bei praktisch jedem Patienten mit ALL zur Quantifizierung von MRD geeignet. Aktuelle Untersuchungen werden den jeweiligen Stellenwert beider Methoden definieren.

### 5.4.2. MRD bei AML

Auch bei Patienten mit AML wurde ein großer prognostischer Einfluss immunologisch bestimmter MRD-Level nachgewiesen, wobei sich erste Arbeiten mit Blick auf den bei der AML bisweilen im Vergleich zum normalen Knochenmark sehr ähnlichen Immunphänotyp auf Fälle beschränkten, in denen sehr aberrante LAIP vorlagen. Zu diesen zählen vor allem die aberrante Expression lymphatischer Marker (CD19, CD7, CD56) sowie die asynchrone Expression von Progenitorzell- und Differenzierungsmarkern (z.B. CD34+CD117-CD15+).

Sowohl für die MRD-Level, die nach Erreichen einer kompletten Remission bestimmt wurden, als auch für jene, die nach Durchführung einer Konsolidierungstherapie erhoben wurden, ergab sich ein deutlicher Einfluss auf das rezidivfreie Überleben und auf das Gesamtüberleben, der z.T. unabhängig von anderen Prognoseparametern bestand (9-11).

Neue Untersuchungen verfolgen das Ziel, die immunologischen MRD-Analysen auch auf Patienten mit weniger aberranten LAIP auszuweiten und somit eine Anwendbarkeit dieser Methode für jeden Patienten mit AML zu erreichen. Durch die Verwendung eines umfangreichen Panel mono-

| Kombination | FITC | PE | ECD | PC5 | PC7 |
|---|---|---|---|---|---|
| 1 | Isotyp | Isotyp | Isotyp | Isotyp | Isotyp |
| 2 | CD64 | CD87 | CD56 | CD4 | CD45 |
| 3 | CD65 | CD2 | CD13 | CD34 | CD45 |
| 4 | CD9 | HLA-DR | CD33 | CD34 | CD45 |
| 5 | CD11b | CD116 | CD117 | CD34 | CD45 |
| 6 | CD34 | CD56 | CD33 | CD19 | CD45 |
| 7 | CD15 | CD7 | CD33 | CD34 | CD45 |
| 8 | CD36 | CD61 | CD235a | CD14 | CD45 |
| 9 | CD4 | 7.1 | CD13 | CD14 | CD45 |
| 10 | CD38 | CD135 | CD90 | CD34 | CD45 |
| 11 | CD15 | CD133 | CD117 | CD34 | CD45 |
| 12 | Isotyp | Isotyp | Isotyp | Isotyp | Isotyp |
| 13 | MPO | LF | cCD33 | cCD34 | cCD45 |
| 14 | TdT | cCD22 | cCD79a | cCD3 | cCD45 |

c = zytoplasmatisch; Kombinationen 12-14: zytoplasmatische Bestimmungen; 7.1 = Antikörper zur Detektion des NG2-Antigens

***Tab. 5.7:*** AML-Panel zur Detektion leukämieassoziierter aberranter Immunphänotypen (LAIP) (15).

klonaler Antikorper wurde dieses Ziel realisiert und unter Berücksichtigung aller Patienten eine Sensitivität von im Mittel 0,05 % erzielt (12). Die in der Folge durchgeführten Untersuchungen zur prognostischen Bedeutung der innerhalb dieses Ansatzes ermittelten MRD-Level bestätigen den Wert dieser Analysen. So kann bereits am Tag 16 der Induktionstherapie basierend auf dem MRD-Level eine Aufteilung der Patienten bzgl. ihrer Prognose vorgenommen werden (ereignisfreies Überleben bei 2 Jahren: 53 % gegenüber 19 %, p<0,0001; Gesamtüberleben bei 2 Jahren: 58 % gegenüber 43 %, p=0,0133; Lit. 13). Auch für die nach Erreichen einer kompletten Remission sowie nach Anschluss der Konsolidierungstherapie ermittelten MRD-Level wurde ein vergleichbarer prognostischer Einfluss nachgewiesen, der in allen Fällen unabhängig von anderen Prognoseparametern Bestand hatte (14).

Bei Patienten mit AML ist somit die multiparametrische Durchflusszytometrie in praktisch allen Fällen zur Quantifizierung von MRD geeignet, für molekulare Techniken ist dies in etwa der Hälfte der Fälle möglich. Aktuelle Studien werden auch bei dieser Erkrankung den Stellenwert der jeweiligen Methode bestimmen. Tab. 5.7 zeigt ein umfangreiches Antikörperpanel, unter Verwendung dessen die Bestimmung eines LAIP moglich ist.

## 5.4.3. MRD bei CLL

Auch bei der CLL ist es möglich, durchflusszytometrisch die Menge verbliebener leukämischer Zellen zu quantifizieren. Besonderen Wert hat in diesem Zusammenhang die Markerkombination CD19/CD5/CD20/CD79b, mithilfe derer eine Sensitivität von 0,01 % erreicht wird. Die so gewonnene Information zur MRD korreliert in ersten Untersuchungen hochgradig mit der Prognose der Patienten und stellt somit eine wichtige Möglichkeit zur Therapiesteuerung dar (16, 17).

### Literatur

(1) Bene MC, Castoldi G, Knapp W et al. Proposals for the immunological classification of acute leukemias. European Group for the Immunological Characterization of Leukemias (EGIL). Leukemia. 1995;9:1783-1786.

(2) Bene MC, Bernier M, Casasnovas RO et al. Acute myeloid leukaemia M0: haematological, immunophenotypic and cytogenetic characteristics and their prognostic significance: an analysis in 241 patients. Br J Haematol. 2001;113:737-745.

(3) Wells DA, Benesch M, Loken MR et al. Myeloid and monocytic dyspoiesis as determined by flow cytometric scoring in myelodysplastic syndrome correlates with the IPSS and with outcome after hematopoietic stem cell transplantation. Blood. 2003;102:394-403.

(4) Kern W, Haferlach C, Schnitger S et al. Clinical utility of multiparameter flow cytometry in the diagnosis of 1013 patients with suspected myelodysplastic syndrome: correlation to cytomorphology, cytogenetics, and clinical data. Cancer. 2010;116:4549-4563.

(5) Matutes E, Owusu-Ankomah K, Morilla R et al. The immunological profile of B-cell disorders and proposal of a scoring system for the diagnosis of CLL. Leukemia. 1994;8:1640-1645.

(6) Coustan-Smith E, Behm FG, Sanchez J et al. Immunological detection of minimal residual disease in children with acute lymphoblastic leukaemia. Lancet. 1998; 351: 550-554.

(7) Coustan-Smith E, Sancho J, Behm FG et al. Prognostic importance of measuring early clearance of leukemic cells by flow cytometry in childhood acute lymphoblastic leukemia. Blood. 2002;100:52-58.

(8) Vidriales MB, Perez JJ, Lopez-Berges MC et al. Minimal residual disease in adolescent (older than 14 years) and adult acute lymphoblastic leukemias: early immunophenotypic evaluation has high clinical value. Blood. 2003;101:4695-4700.

(9) San Miguel JF, Vidriales MB, Lopez-Berges C et al. Early immunophenotypical evaluation of minimal residual disease in acute myeloid leukemia identifies different patient risk groups and may contribute to postinduction treatment stratification. Blood. 2001;98:1746-1751.

(10) Venditti A, Buccisano F, Del Poeta G et al. Level of minimal residual disease after consolidation therapy predicts outcome in acute myeloid leukemia. Blood. 2000;96:3948-3952.

(11) San Miguel JF, Martinez A, Macedo A et al. Immunophenotyping investigation of minimal residual disease is a useful approach for predicting relapse in acute myeloid leukemia patients. Blood. 1997;90:2465-2470.

(12) Kern W, Danhauser-Riedl S, Ratei R et al. Detection of minimal residual disease in unselected patients with acute myeloid leukemia using multiparameter flow cytometry to define leukemia-associated immunophenotypes and determine their frequencies in normal bone marrow. Haematologica. 2003;88:646-653.

(13) Kern W, Voskova D, Schoch C et al. Prognostic impact of early response to induction therapy as assessed by multiparameter flow cytometry in acute myeloid leukemia. Haematologica. 2004;89:528-540.

(14) Kern W, Voskova D, Schoch C et al. Determination of relapse risk based on assessment of minimal residual disease during complete remission by multiparameter flow cytometry in unselected patients with acute myeloid leukemia. Blood. 2004;104:3078-3085.

(15) Kern W, Voskova D, Schoch C et al. Use of five-fold staining improves the sensitivity of multiparameter flow cytometric assessment of minimal residual disease in patients with acute myeloid leukemia. Blood. 2003; 102: 874a.

(16) Rawstron AC, Kennedy B, Moreton P et al. Early prediction of outcome and response to alemtuzumab therapy in chronic lymphocytic leukemia. Blood. 2003.

(17) Rawstron AC, Kennedy B, Evans PA et al. Quantitation of minimal disease levels in chronic lymphocytic leukemia using a sensitive flow cytometric assay improves the prediction of outcome and can be used to optimize therapy. Blood. 2001;98:29-35.

# Zytogenetik und Fluoreszenz-in situ-Hybridisierung

# 6. Zytogenetik und Fluoreszenz-in situ-Hybridisierung

Für die genetische Charakterisierung von Leukämien stehen verschiedene Methoden zur Verfügung. Die konventionelle Chromosomenanalyse gibt einen Gesamtüberblick über alle mikroskopisch erkennbaren Chromosomenaberrationen. Hierfür sind jedoch Zellen erforderlich, die *in vitro* proliferieren können. Mit Hilfe der *Fluoreszenz-in situ-Hybridisierung* (FISH) und molekulargenetischer Techniken wie der Polymerasekettenreaktion und des Southern Blots können auch submikroskopische Veränderungen nachgewiesen werden. Voraussetzung für die letztgenannten Methoden ist jedoch, dass die nachzuweisende Veränderung bereits bekannt ist, und entsprechende Sonden (DNA-Stücke, die zu dem zu untersuchenden Gen bzw. Chromosom komplementäre Sequenzen aufweisen) bzw. Primer (kurze DNA-Stücke, die zu den Enden des zu untersuchenden Gens komplementär sind) zum Nachweis zur Verfügung stehen. Die Sonden bzw. die Primer verhalten sich zu der zu untersuchenden DNA wie der Schlüssel zu einem Schloß.

## 6.1. Chromosomenanalyse

### 6.1.1. Bedeutung der Chromosomenanalyse, Indikation

Die Chromosomenanalyse gehört heute zu den obligatorischen Untersuchungsmethoden bei der Diagnose akuter Leukämien sowie der chronischen myeloischen Leukämie. Ihre Ergebnisse tragen zum einen zur Sicherung der Diagnose bei, viel entscheidender ist jedoch die prognostische Bedeutung, die aus dem Karyotyp der Leukämiezellen abgeleitet werden kann. Die leukämieassoziierten Chromosomenaberrationen sind auf die Leukämiezellen beschränkt. Es handelt sich um erworbene genetische Veränderungen. Die übrigen Körperzellen eines Leukämiepatienten sind zytogenetisch unauffällig.

### 6.1.2. Untersuchungsmaterial

Für die Chromosomenanalyse werden 5 bis 10 ml mit Heparin antikoaguliertes Knochenmark benötigt, da hier der Anteil maligner Zellen meist höher ist als im peripheren Blut und die aus dem Knochenmark gewonnenen Zellen die höchste Proliferationsaktivität aufweisen. Nur wenn kein Knochenmark gewonnen werden kann, sollte die zytogenetische Untersuchung aus dem peripheren Blut erfolgen. Da für die Metaphasenzytogenetik vitale Zellen erforderlich sind, muss das entnommene Knochenmark innerhalb von 24 h in einem zytogenetischen Labor eintreffen. Die Zellen dürfen nicht tiefgefroren werden.

### 6.1.3. Konventionelle Chromosomenanalyse mittels Bänderungstechniken

Für die Chromosomenanalyse wird eine genügende Anzahl von Metaphasen in guter Qualität benötigt. Hierzu werden die Knochenmarkzellen entweder direkt nach Entnahme oder nach kurzzeitiger Kultivierung (24-72 h) durch die Zugabe von Colchicin in der Metaphase arretiert. Zur Erhöhung der Metaphaseausbeute kann eine Stimulation der Leukämiezellen während der Kultivierung mit Zytokinen erfolgen. Die Zellen werden durch Zugabe einer hypotonen Kaliumchlorid-Lösung zum Aufquellen gebracht und in mehreren Schritten mit einer Methanol/Eisessig-Lösung fixiert. Anschließend wird die Zellsuspension auf Objektträger aufgetropft. Zur eindeutigen Identifizierung der einzelnen Chromosomen ist die Durchführung einer Bänderungstechnik erforderlich. Die am häufigsten angewendeten Bandentechniken sind die G (*Giemsa*)-, die Q (*Quinacrin*)- und die R (*reverse*)-Bandentechnik (1). Die verschiedenen Bänderungstechniken führen zu einer Darstellung von hellen und dunklen Bändern auf den Chromosomen, die für jedes Chromosom spezifisch sind und eine eindeutige Identifizierung jedes einzelnen Chromosoms ermöglichen. Für die Erstellung eines verlässlichen Befundes sollten entsprechend internationalem Konsens 20-25 Metaphasen vollständig analysiert werden.

## 6.2. Fluoreszenz-in situ-Hybridisierung (FISH)

Die FISH-Technik beruht auf der Hybridisierung von DNA-Sonden, die spezifische chromosomale Strukturen identifizieren. Es können Sonden verwendet werden, die spezifisch die Zentromerre-

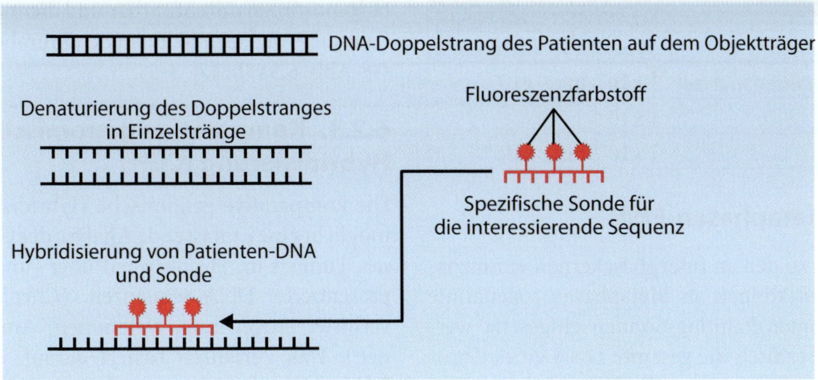


***Abb. 6.1:*** Prinzip der Fluoreszenz-in situ-Hybridisierung.

gion einzelner Chromosomen, Gene oder ganze Chromosomen markieren. Die DNA der eingesetzten Sonden und die zu untersuchende Patienten-DNA werden denaturiert, d.h. die beiden DNA-Stränge der Doppelhelix werden getrennt. Bei der anschließenden Renaturierung lagern sich die DNA-Sonden an die komplementären Abschnitte der Patienten-DNA an (Hybridisierung). Die DNA-Sonden sind entweder direkt mit einem Fluoreszenzfarbstoff markiert oder werden mit Hilfe von fluoreszenzgekoppelten Antikörpern nachgewiesen (1). Die entsprechenden Chromosomenstrukturen sind somit als Fluoreszenzsignale auswertbar (☞ Abb. 6.1).

Ein großer Vorteil dieser Methode ist, dass sie nicht nur an Metaphasen sondern auch an Interphasekernen durchgeführt werden kann. Ein Nachteil ist, dass man nur Informationen über die Chromosomen/Gene erhält, für die die Sonden eingesetzt wurden.

Die Bedeutung der FISH-Technik bei den verschiedenen Leukämietypen ist unterschiedlich.

### 6.2.1. Interphase-FISH

Aufgrund der Vielzahl verschiedener Chromosomenaberrationen, die v.a. bei akuten Leukämien beobachtet werden, erfasst ein "Screening" mit FISH an Interphasekernen nur einen Bruchteil der potentiell vorliegenden Aberrationen und kann somit die klassische Chromosomenanalyse nicht ersetzen. Soll hingegen eine gezielte Frage beantwortet werden, z.B. der Nachweis der Translokation t(15;17)(q22;q12) bei dem Verdacht auf das Vorliegen einer akuten Promyelozytenleukämie, so stellt die FISH-Technik eine schnelle und zuverlässige Methode dar, deren Ergebnis innerhalb von 4 Stunden vorliegt (☞ Abb. 6.2; Lit. 2).

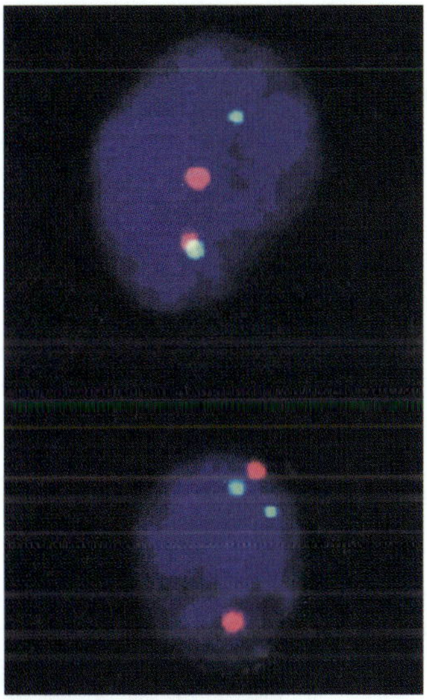

***Abb. 6.2:*** Interphase-FISH mit einer PML-RARA-Sonde bei einem Patienten mit AML M3 und PML-RARA-Rearrangement. Es ist je ein rotes und ein grünes Signal sowie ein gelbes sogenanntes Kolokalisationssignal zu sehen, welches das PML-RARA-Rearrangement nachweist.

Für Verlaufskontrollen unter Therapie kann die FISH-Technik als Methode zum Nachweis von einer Resterkrankung verwendet werden, sofern bei Erstdiagnose mittels Chromosomenanalyse eine Veränderung gefunden wurde, für deren Nachweis entsprechende FISH-Sonden zur Verfügung stehen. Die Sensitivität dieser Methode ist höher als bei der Chromosomenanalyse, jedoch deutlich geringer als die der Polymerasekettenreaktion.

| Methode | Sensitivität zum Nachweis von Restleukämie |
|---|---|
| Chromosomenanalyse | 1 x$10^{-1}$ bis 1 x$10^{-2}$ |
| FISH | 1 x$10^{-2}$ |
| PCR | 1 x$10^{-4}$ bis 1 x$10^{-6}$ |

### 6.2.2. Metaphasen-FISH

Zusätzlich zu den an Interphasekernen einsetzbaren Sonden können an Metaphasen sogenannte Chromosomen-Painting-Sonden eingesetzt werden, die spezifisch die gesamte DNA eines Chromosoms markieren. Diese Technik wird vor allem zur Bestätigung der konventionellen Chromosomenanalyse in schwierigen Fällen eingesetzt.

#### 6.2.2.1. 24 Farben-FISH

Diese neue Methode erlaubt es, alle 24 verschiedenen Chromosomenpaare in einer einzigen Hybridisierung darzustellen. Sie ist nur an Metaphasechromosomen durchführbar und dient zur Identifizierung von komplizierten Strukturaberrationen (☞ Abb. 6.3a+b; Lit. 3-5).

### 6.2.3. Komparative genomische Hybridisierung (CGH)

Die komparative genomische Hybridisierung ermöglicht eine umfassende Analyse des Genoms eines Tumors im Hinblick auf über- und unterrepräsentierte DNA-Sequenzen (Chromosomenverluste, -zugewinne, Deletionen, Amplifikationen). Das Verfahren basiert darauf, dass Test-DNA eines gesunden Spenders und die Tumor-DNA mit zwei verschiedenen Fluoreszenzfarbstoffen markiert werden. Die beiden markierten DNA werden in gleichen Anteilen gemischt und auf normale Metaphasen hybridisiert. Unterschiede in der Kopienzahl der verschiedenen Sequenzen zwischen normaler und Tumor-DNA werden durch die Messung des Fluoreszenzintensitätsverhältnis-

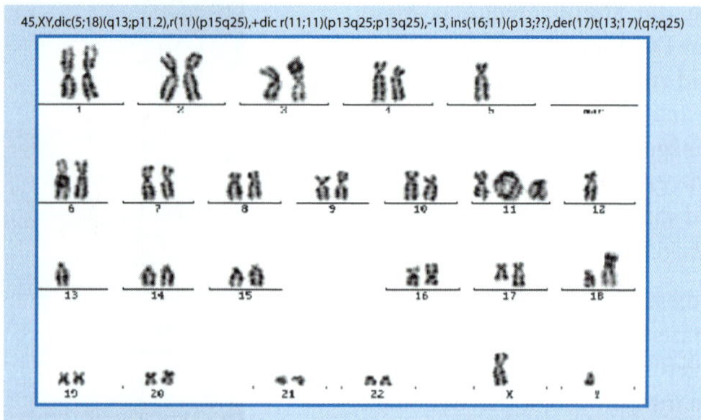


***Abb. 6.3a:*** Karyogramm nach G-Bänderung eines Patienten mit komplex aberrantem Chromosomensatz.

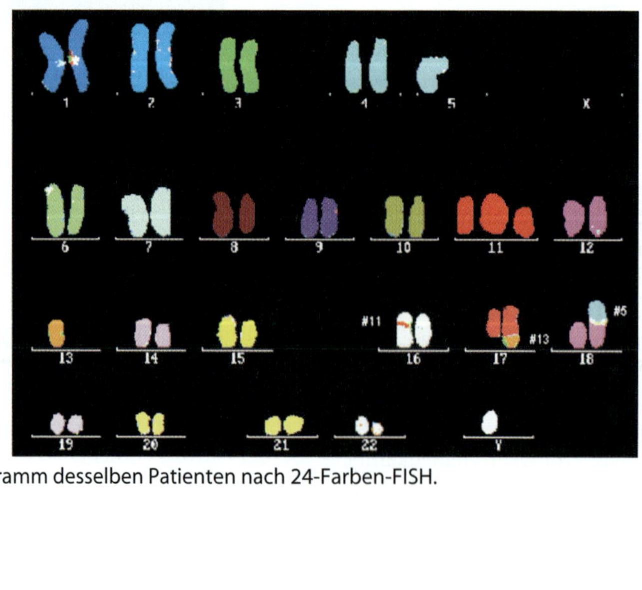


***Abb. 6.3b:*** Karyogramm desselben Patienten nach 24-Farben-FISH.

ses zwischen Tumor- und normaler DNA an jedem Ort der normalen Metaphasechromosomen nachgewiesen (☞ Abb. 6.4a+b; Lit. 6). Balancierte Translokationen, Inversionen oder andere Aberrationen, die nicht mit einer Veränderung einer Kopienzahl einhergehen, können mit CGH nicht nachgewiesen werden. Die CGH hat ihren Stellenwert vor allem dort, wo eine Chromosomenanalyse nicht durchgeführt werden kann, z.B. wenn keine lebenden Zellen von einem Tumor zur Verfügung stehen oder die Tumorzellen *in vitro* nicht proliferieren. Bei den neueren Array-basierten Methoden (Array-CGH und SNP-Array) wird das markierte Gemisch aus normaler und Tumor-DNA bzw. ausschließlich die markierte Tumor-DNA nicht auf Metaphasen sondern auf DNA-Abschnitte in Form von BACs (*Bacterial Artificial Chromosome*) bzw. synthesisierten Oligonucleotiden hybridisiert. Hieraus resultiert eine deutlich höhere Auflösung als bei der konventionellen CGH.

## 6.3. Nomenklatur

### 6.3.1. Chromosomenanalyse

Die Chromosomen werden nach ihrer Größe, der Lage des Zentromers (welches die beiden Chromosomenarme trennt) und ihres charakteristischen

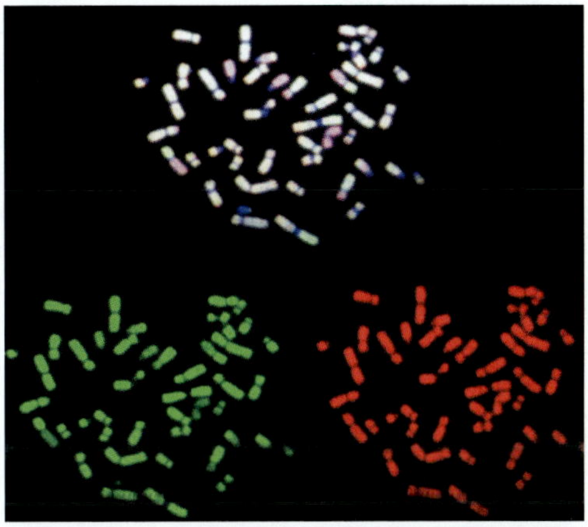

***Abb. 6.4a:*** CGH: Metaphase dargestellt als überlagertes Bild sowie als Darstellung der einzelnen Farben **grün** (markierte Tumor-DNA) und **rot** (markierte Kontroll-DNA).

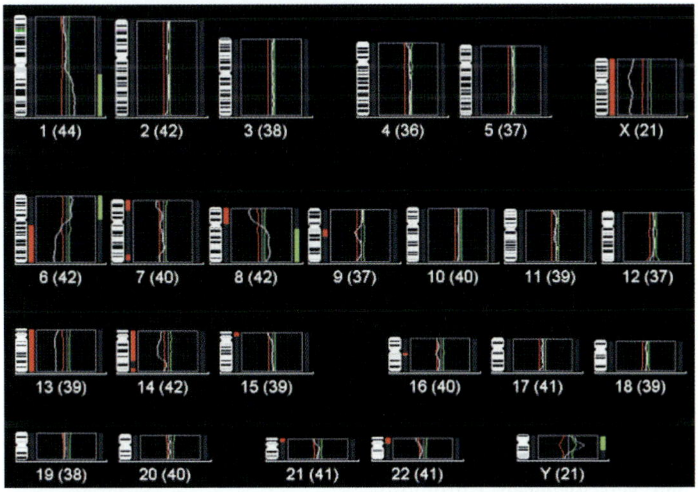


***Abb. 6.4b:*** CGH: Auswertprofile der einzelnen Chromosomen – eine Abweichung der Linie nach rechts (Markierung mit einem **grünen** Balken) bedeutet eine Überrepräsentation des chromosomalen Abschnittes im Tumor, eine Abweichung der Linie nach links (Markierung mit einem **roten** Balken) bedeutet einen Verlust dieser chromosomalen Region im Tumor.

Bandenmusters klassifiziert. Jedes Chromosom hat einen kurzen Arm (p) und einen langen Arm (q). Anhand des Bandenmusters wird jedes Chromosom in Regionen und Banden unterteilt, die vom Zentromer zum Telomer numeriert sind (☞ Abb. 6.5). Es gibt ein international gültiges zytogenetisches Nomenklatursystem (ISCN: *International System of Cytogenetic Nomenclature*; Lit. 7, 7a, 7b) mit dem alle numerischen und strukturellen Aberrationen in einer Karyotypformel exakt beschrieben werden können. In der Karyotypformel wird zuerst die Anzahl der Chromosomen genannt, dann folgt die Angabe der Geschlechtschromosomen. Der normale weibliche Karyotyp lautet 46,XX, der normale männliche Karyotyp 46,XY.

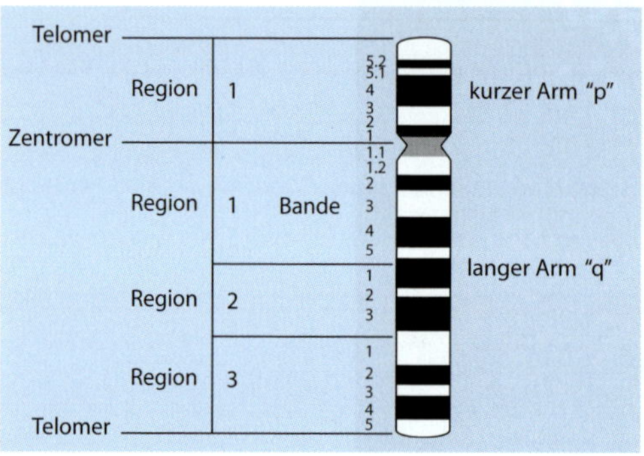


***Abb. 6.5:*** Schematische Darstellung eines Chromosoms mit G-Bandenmuster.

Zu den numerischen Chromosomenaberrationen gehören Monosomien (Verlust eines Chromosoms) und Trisomien (Zugewinn eines Chromosoms). Ferner können Vervielfachungen des gesamten Chromosomensatzes auftreten. Normalerweise liegt in Körperzellen ein zweifacher (diploider) Chromosomensatz vor. Dreifache oder vierfache Chromosomensätze werden als Triploidie bzw. Tetraploidie bezeichnet.

Die häufigsten strukturellen Chromosomenaberrationen sind:

- *Deletionen*: Verluste von Chromosomenteilen
- *Translokationen*: Austausch von Chromosomenteilen zwischen verschiedenen Chromosomen
- *Inversionen*: Drehung eines Chromosomenabschnittes um 180°
- *Isochromosomen*: Chromosom, das aus zwei kurzen bzw. langen Armen besteht unter Verlust des jeweils anderen Armes

In der Karyotypformel wird der Zugewinn eines Chromosoms durch +, der Verlust eines Chromosoms durch - gekennzeichnet, z.B. 47,XX,+8 bedeutet Trisomie des Chromosoms 8 bzw. 45,XY,-7 steht für eine Monosomie des Chromosoms 7. Für die strukturellen Chromosomenaberrationen gibt es international festgelegte Abkürzungen, z.B. t für *Translokation* und inv für *Inversion*: t(8;21)(q22;q22) bedeutet, dass ein Bruch im Chromosom 8 in der Bande q22 und ein Bruch im Chromosom 21 in der Bande q22 aufgetreten ist und die entstandenen Bruchstücke zwischen den Chromosomen ausgetauscht wurden (☞ Abb. 6.6 und 6.7). Verschiedene Chromosomen und Bruchpunkte in verschiedenen Chromosomen werden in der Karyotypformel durch ein Semikolon (;) getrennt, während Bruchereignisse innerhalb eines Chromosoms ohne Trennungszeichen direkt nacheinander angegeben werden, z.B.: inv(16)(p13q22): Brüche erfolgen in der Chromosomenbande p13 und q22 desselben Chromosoms 16, und das Bruchstück hat sich um 180° gedreht oder del(5)(q13q31): Brüche erfolgen in den Banden q13 und q31 desselben Chromosoms 5, der Bereich zwischen q13 und q31 ist verlorengegangen.

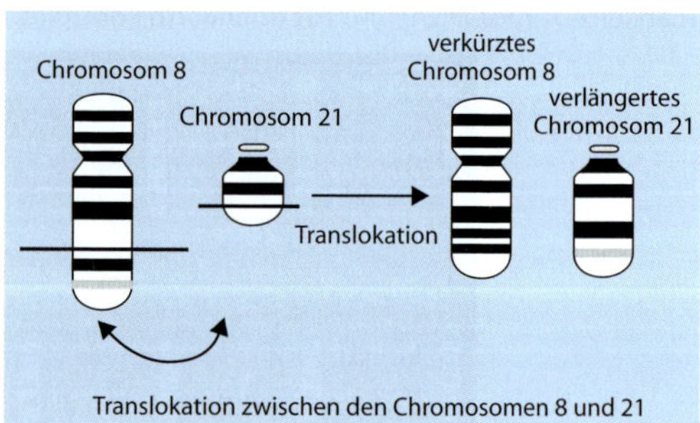


***Abb. 6.6:*** Schematische Darstellung der Translokation t(8;21)(q22;q22).

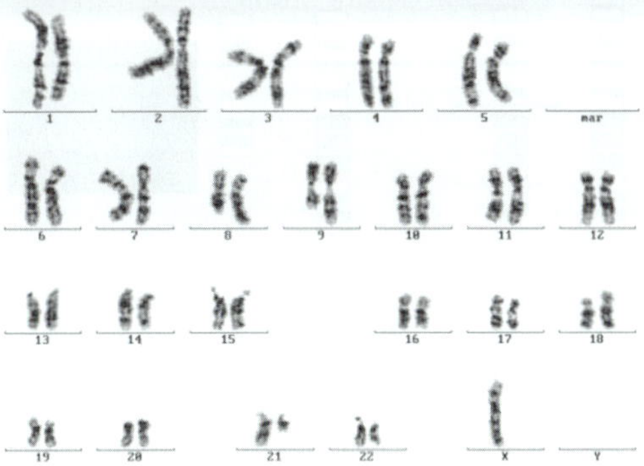


***Abb. 6.7:*** Karyogramm einer Patientin mit 8;21-Translokation und zusätzlichem Verlust eines X-Chromosoms sowie einer Deletion im langen Arm eines Chromosoms 9.

Als klonal werden Chromosomenaberrationen bezeichnet, wenn eine identische Strukturaberration oder der Zugewinn eines Chromosoms in mindestens zwei Metaphasen oder der Verlust des gleichen Chromosoms in mindestens drei Metaphasen beobachtet wird.

Es wird unterschieden zwischen sogenannten primären Chromosomenaberrationen, die entscheidend für die Entstehung der Leukämie sind und meist zu spezifischen Genrearrangements führen und sekundären Chromosomenaberrationen, die meist zu genomischen Imbalancen führen und für die Progression der Leukämie von Bedeutung zu sein scheinen.

## 6.3.2. Fluoreszenz-in situ-Hybridisierung an Interphasekernen

Nach der ISCN-Nomenklatur (*International System for Human Cytogenetic Nomenclature*; Lit. 7, 7a, 7b) wird ein Interphase-FISH Befund mit "nuc ish" für "*nuclear in situ hybridizytion*" begonnen. In der Formel wird die verwendete Sonde spezifiziert durch die Chromosomenbande, in der sie lokalisiert ist, sowie ihre genaue Bezeichnung, entweder als Name eines Gens oder als Bezeichnung eines anonymen Locus. Der Formel ist ferner zu entnehmen, wie viele Signale einer spezifischen Sonde beobachtet wurden und ggf. ihre relative Position zu anderen untersuchten Sonden.

Wird mit einer Sonde für die Zentromerregion von Chromosom 8 hybridisiert lautet die ISCN-Formel im Falle eines Normalbefundes (2 Chromosomen 8 pro Zellkern): nuc ish 8cen(D8Z2x2), im Falle einer Trisomie 8 (3 Chromosomen 8 pro Zellkern): nuc ish 8cen (D8Z2x3).

Drei mit Abbildungen versehene Beispiele sollen die Nomenklatur im Folgenden veranschaulichen.

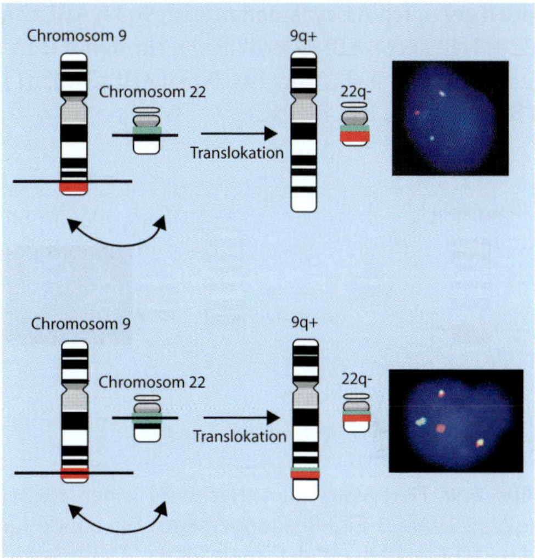


***Abb. 6.8:*** Schematische Darstellung von zwei verschiedenen FISH-Assays zum Nachweis der t(9;22)(q34;q11) sowie je eines Interphasekerns mit t(9;22). Der FISH-Assay, der zu einem Kolokalisationssignal führt, weist methodisch bedingt eine höhere Rate an falsch positiven Kernen auf, da eine zufällige Kolokalisation beider Sonden auftreten kann, wohingegen zwei Kolokalisationssignale plus je ein **rotes** und ein **grünes** Signal, wie sie im Fall des zweiten Assays für die Wertung als positiv erforderlich ist, nicht zufällig entstehen können.

In Abb. 6.8 sind zwei verschiedene FISH-Assays zum Nachweis der t(9;22)(q34;q11) schematisch dargestellt sowie je ein Interphasekern mit t(9;22). Der oben gezeigte FISH-Assay führt bei Vorliegen eines BCR-ABL-Rearrangements zu einer vollständigen Verlagerung der ABL-Sonde (2 rote Signale für ABL) auf das Philadelphia-Chromosom, während die BCR-Sonde auf Chromosom 22 verbleibt (2 grüne BCR-Signale). Es entsteht ein Kolokalisationssignal (ABL con BCRx1). Methodisch bedingt weist dieser Assay eine höhere Rate an falsch positiven Kernen auf als der unten dargestellte Assay, da eine zufällige Kolokalisation beider Sonden auftreten kann. Bei dem unteren Assay kommt es in Folge eines BCR-ABL-Rearrangements zu einer Splittung sowohl der ABL-Sonde

(3 rote Signale) als auch der BCR-Sonde (3 grüne Signale). Es finden sich 2 Kolokalisationssignale (ABL con BCRx2). Diese Konstellation, zwei Kolokalisationssignale plus je ein rotes und ein grünes Signal, wie sie im Fall des zweiten Assays für die Wertung als positiv erforderlich ist, kann nicht zufällig entstehen. Der Befund nach ISCN für den oben gezeigten Assay lautet: nuc ish 9q34(ABLx2), 22q11(BCRx2)(ABL con BCRx1), für den darunter gezeigten Fall: nuc ish 9q34(ABLx3),22q11 (BCRx3)(ABL con BCRx2).

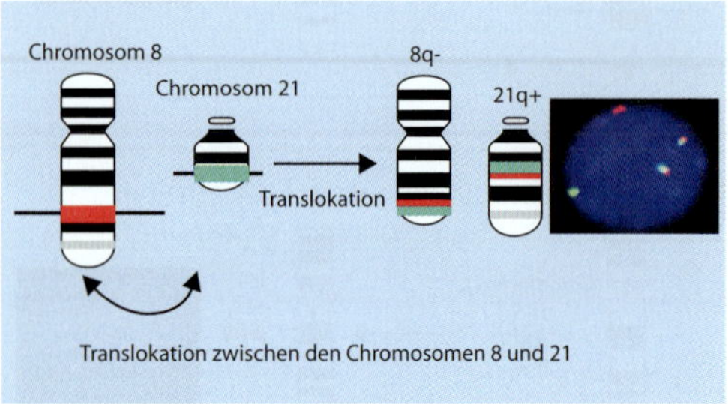


***Abb. 6.9:*** FISH-Assay zum Nachweis einer t(8;21) (q22;q22)/AML1-ETO-Rearrangements. Die Sonde für das ETO-Gen ist in **rot**, die Sonde für das AML1-Gen in **grün** dargestellt.

Abb. 6.9 zeigt schematisch einen FISH-Assay zum Nachweis des t(8;21)(q22;q22)/AML1-ETO-Rearrangements. Bei Nachweis eines AML1-ETO-Rearrangements, wie in der Abbildung gezeigt, lautet der ISCN-Befund: nuc ish 8q22(ETOx3),21q22 (AML1x3)(ETO con AML1x2).

In der Abb. 6.10 ist ein FISH-Assay zum Nachweis einer Deletion im langen Arm von Chromosom 5 in der Bande 5q31 dargestellt. Hier wurde eine in grün markierte Sonde für den Locus D5S721, der im kurzen Arm von Chromosom 5 in der Bande 5p15 lokalisiert ist, verwendet sowie eine Sonde, die das EGR1-Gen in der Chromosomenbande 5q31 markiert. Bei Nachweis einer Deletion, wie in der Abbildung gezeigt, lautet der ISCN-Interphase-FISH-Befund: nuc ish 5p15.2(D5S721x2),5q31 (EGR1x1).

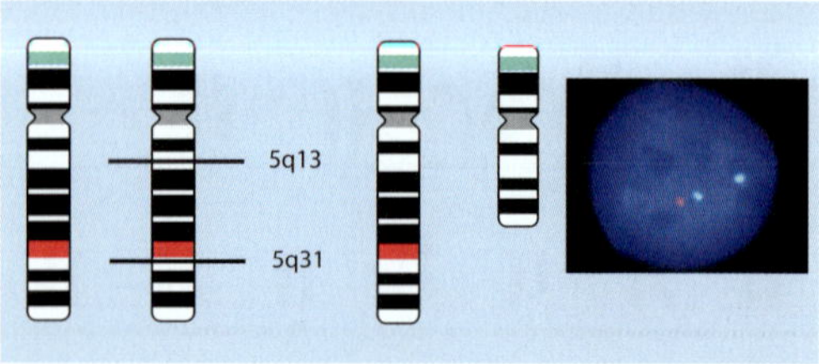


***Abb. 6.10:*** FISH-Assay zum Nachweis einer 5q31-Deletion: Eine **grün** markierte Sonde für den anonymen Locus D5S721 ist auf dem kurzen Arm von Chromosom 5 in der Bande 5p15 lokalisiert und dient als Kontrollsonde. Die Sonde für das EGR1-Gen, welches in der Chromosomenbande 5q31 lokalisiert ist, ist **rot** markiert. Im Schema ist die Lage der Sonde auf einem normalen Chromosom 5 sowie auf einem im langen Arm deletierten Chromosom 5 dargestellt. Das Interphase-FISH-Bild zeigt einen Kern mit einer 5q31-Deletion.

## 6.4. Charakteristische zytogenetische Veränderungen bei der AML

Mehr als 50 rekurrente strukturelle Chromosomenaberrationen wurden bei der AML beschrieben (8). Der Karyotyp der leukämischen Blasten stellt derzeit den wichtigsten unabhängigen prognostischen Parameter bei der AML dar (9-14a). Zytogenetische Untersuchungen waren die Grundlage für die weiteren molekulargenetischen Analysen, die zur Identifizierung von Genen führten, die an der Leukämogenese beteiligt sind.

50-75 % der Erwachsenen und 75-85 % der Kinder mit AML weisen klonale Chromosomenveränderungen auf. Die Inzidenz der verschiedenen Chromosomenaberrationen ist altersabhängig (15, 16). Die prognostische Bedeutung einer Karyotypveränderung ist jedoch altersunabhängig.

### 6.4.1. De novo-AML

Bei den *de novo*-AML sind viele charakteristische Chromosomenaberrationen bekannt, die eigenständige Entitäten mit typischer Morphologie und charakteristischem klinischen Verlauf definieren. In die WHO-Klassifikation der akuten myeloischen Leukämien aus dem Jahre 2001 wurden erstmals spezifische Chromosomenveränderungen als entscheidendes Klassifikationskriterium aufgenommen (17, 17a). In der neuen Auflage von aus dem Jahre 2008 wurden weitere zytogenetisch definierte AML Subgruppen hinzugefügt. Dem-

| Chromosomenaberration | Genrearrangement | FAB-Subtyp | Inzidenz |
|---|---|---|---|
| t(8;21)(q22;q22) | RUNX1-RUNX1T1 | M2/M1 | 8-12 % |
| inv(16)(p13q22)/t(16;16)(p13;q22) | CBFB-MYH11 | M4eo | 12 % |
| t(15;17)(q22;q12) | PML-RARA | M3/M3v | 4-6 % |
| t(9;11)(p22;q23) | MLL-MLLT3 | M5a | 1-3 % |
| t(6;9)(p23;q34) | DEK-NUP214 | M1/M2 | Selten |
| inv(3)(q21q26)/t(3;3)(q21;q26) | | | 1-2 % |
| +8 allein | | | 5-10 % |
| +11 allein | | M1/M2 | 1 % |
| Komplex aberranter Karyotyp (≥ 4 numerische und/oder strukturelle Chromosomenaberrationen) | | | 10-20 % |

***Tab. 6.1:*** Häufige Chromosomenaberrationen bei der *de novo*-AML.

entsprechend erfolgt aktuell die Klassifikation primär anhand folgender spezifischer zytogenetischer Translokationen:

- AML mit t(8;21)(q22;q22); RUNX1-RUNX1T1 (früher: AML1-ETO)
- AML mit inv(16)(p13q22) oder t(16;16)(p13;q22); CBFB-MYH11
- Akute Promyelozytenleukämie mit t(15;17)(q22;q12); PML-RARA
- AML mit t(9;11)(p22;q23); MLL-MLLT3 (früher: MLL-AF9)
- AML mit t(6;9)(p23;q34); DEK-NUP214 (früher DEK-CAN)
- AML mit inv(3)(q21q26.2) oder t(3;3)(q21;q26.2); RPN1-EVI1
- AML (megakaryoblastisch) mit t(1;22)(p13;q13); RBM15-MKL1

Aus zytogenetischer Sicht lässt sich die AML in drei große Subgruppen einteilen:

▶ 1. AML mit normalem Karyotyp
In dieser Subgruppe finden sich häufige molekulare Mutationen.

▶ 2. AML mit balancierten Rearrangements als Primäraberration, die auf molekularer Ebene zu Leukämie-spezifischen Fusionsgenen führen.
Die häufigsten sind die in der WHO-Klassifikation aufgeführten Rearrangements.

▶ 3. AML mit unbalancierten Karyotypen.
Diese sind charakterisiert durch Zugewinne bzw. Verluste von meist großen Stücken genetischen Materials, wie z.B. Trisomien, Monosomien, Deltionen und unbalancierten Translokationen. Den größten Anteil in dieser Subgruppe stellen die AML mit komplex aberrantem Karyotyp dar. Diese sind zunächst definiert worden über die Anzahl der beobachteten chromosomalen Aberrationen. Die am häufigsten verwendete Definition sah das Fehlen von Rearrangements, die zu Leukämie-spezifischen Fusionsgenen führen sowie das Vorhandensein von drei oder mehr klonalen chromosomalen Aberrationen vor. Genauere Untersuchungen zeigten, dass in dieser AML-Subgruppe bestimmte chromosomale Regionen bevorzugt verloren gehen (5q, 7q, 17p) und andere bevorzugt hinzugewonnen werden (8q, 11q, 21q; Lit. 17b). Die Diagnose dieses Subtyps ist von entscheidender Bedeutung, da die Prognose sehr ungünstig ist. Die Häufigkeit von komplex aberranten Karyotypen liegt bei 10-20% und steigt mit zunehmendem Alter deutlich an.

In Abb. 6.11 sind partielle Karyotypen der häufigsten Chromosomenaberrationen bei der AML dargestellt.

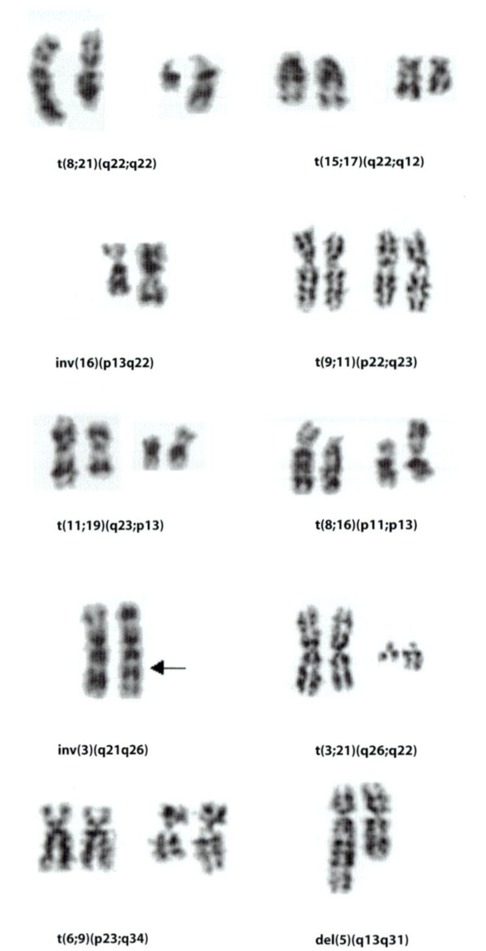


***Abb. 6.11:*** Partielle Karyotypen der häufigsten Chromosomenaberrationen bei der AML.

## 6.4.2. Sekundäre, therapieassoziierte AML

Bei den sekundären, therapieassoziierten AML werden zwei Formen unterschieden. AML, die nach Alkylanzientherapie auftreten, zeigen oft eine präleukämische Phase, Dysplasien in allen drei Zellreihen sowie eine ungünstige Prognose. Zytogenetisch finden sich meist Veränderungen am Chromosom 5 und/oder 7. Hingegen weisen AML nach Therapie mit Topoisomerase-II-Hemmern oft balancierte Chromosomenveränderungen unter Involvierung der Chromosomenbanden 11q23 bzw. 21q22 auf. Sie zeigen keine MDS-Vorphase und scheinen eine günstigere Prognose aufzuweisen (18).

Die Basis der AML-Diagnostik stellt die Zytomorphologie inklusive Zytochemie sowie die Zytogenetik mittels Bänderungsanalyse dar. Diese beiden Methoden müssen obligat bei jedem Patienten mit AML durchgeführt werden. Ergibt sich in der Zytomorphologie der Hinweis auf das Vorliegen einer AML M3/M3v, einer AML M4eo oder AML M1 bzw. M2 mit typischen Veränderungen, die auf eine t(8;21) hinweisen, kann sofort eine PCR und FISH-Analyse zum Nachweis der zugehörigen genetischen Veränderungen veranlaßt werden. Finden sich in der konventionellen Zytogenetik Chromosomenaberrationen, die sich auch mittels PCR und/oder FISH nachweisen lassen, sollten diese Untersuchungen ebenfalls durchgeführt werden. Die Ergänzung der Zytomorphologie und Zytogenetik durch FISH und/oder PCR dient zum einen zur Sicherung der Befunde und zum anderen als Ausgangsbefund für den Nachweis von *minimaler Resterkrankung* (MRD). Da zur Zeit aus dem Nachweis der minimalen Resterkrankung bei der AML mit Ausnahme der AML M3/M3v keine therapeutischen Konsequenzen gezogen werden können, sind PCR und FISH-Analyse bei Diagnose einer AML nicht obligat. Ebenso werden die Verlaufsuntersuchungen zum Nachweis von minimaler Resterkrankung zur Zeit nur in Studien durchgeführt. Lässt sich in seltenen Fällen kein zytogenetischer Befund anhand von Metaphasen erstellen, sollte mittels PCR und FISH das Vorliegen typischer Aberrationen ausgeschlossen oder nachgewiesen werden.

Da mittels eines FISH-"*Screenings*" an Interphasekernen nur ein Bruchteil der bei der AML möglichen Aberrationen erfasst werden kann, kann FISH die klassische Chromosomenanalyse nicht ersetzen. Soll hingegen eine gezielte Frage beantwortet werden, z.B. der Nachweis der Translokation t(15;17)(q22;q12) (molekular: Rearrangement der Gene PML und RARA) bei dem Verdacht auf das Vorliegen einer akuten Promyelozytenleukämie, so stellt die FISH-Technik eine schnelle und zuverlässige Methode dar, deren Ergebnis innerhalb von 4 Stunden vorliegen kann (2). Weitere häufig bei der AML auftretende genetische Aberrationen wie die t(8;21)(q22;q22), die inv(16)(p13q22) sowie Rearrangements des MLL-Gens werden im Rahmen der neuen WHO-Klassifikation für die Einteilung der AML verwendet. Diese sind ebenfalls mittels FISH nachweisbar. Auch häufige Deletionen, wie z.B. die Deletion im langen Arm von Chromosom 5 oder 7 können mit FISH detektiert werden. Im Rahmen der Diagnostik der AML ist die FISH-Analyse überwiegend als ergänzende Methode zur klassischen Chromosomenanalyse zu sehen.

## 6.5. Charakteristische zytogenetische Veränderungen bei der ALL

Zahlreiche Chromosomenaberrationen sind beschrieben, die prognostische und therapeutische Relevanz haben (19, 20). Zum einen wird die ALL anhand des Karyotyps in sogenannte Ploidiegruppen, d.h. nach der Anzahl der Chromosomen eingeteilt (☞ Tab. 6.2) zum anderen erfolgt eine Gruppierung nach strukturellen Aberrationen (☞ Tab. 6.3). Die häufigste Translokation der ALL im Erwachsenenalter ist die t(9;22)(q34;q11), die sogenannte Philadelphia-Translokation. Sie ist mit einer sehr ungünstigen Prognose assoziiert. Durch die Einführung von Imatinib, einem spezifischen Tyrosinkinaseinhibitor, hat der Nachweis der Philadelphia-Translokation bzw. des molekulargenetischen Korrelats, des BCR-ABL-Rearrangements, eine sehr hohe Bedeutung erlangt. Da bei einem kleinen Anteil von ALL sogenannte kryptische BCR-ABL-Rearrangements vorliegen, die mittels Chromosomenanalyse nicht detektierbar sind, sollte aufgrund der wichtigen therapeutischen Konsequenzen ein Screening mittels FISH oder RT-PCR bei allen ALL der B-Zellreihe in Erwägung gezogen werden. Bei unzureichender Metaphasenausbeute bzw. unzureichender Metaphasenqualität ist darüber hinaus ein Screening mittels FISH zum Ausschluss bzw. Nachweis eines MLL-Rearrangements (z.B. bei t(4;11)(q21;q23) oder t(11;19)(q23;p13)) bzw. eines IGH-CMYC-Rearrangements (molekulares Korrelat der t(8;14)(q24;q32)) sinnvoll, da sich hieraus zur Zeit ebenfalls therapeutische Konsequenzen ableiten. Die häufigste Translokation bei der kindlichen ALL, die t(12;21)(p13;q22), kann ebenfalls mit FISH nachgewiesen werden. Die t(12;21) lässt sich in der klassischen Chromosomenanalyse nur sehr schwierig erkennen, daher hat die Fluoreszenz-*in situ*-Hybridisierung bzw. die Polymerasekettenreaktion einen hohen Stellenwert in der Diagnostik dieser prognostisch günstigen Entität (21, 22).

| Ploidiegruppe | Häufigkeit (%) |
|---|---|
| Normaler Karyotyp | 26-34 |
| Hypodiploidie < 46 | 2-8 |
| Pseudodiploidie | 7-59 |
| Hyperdiploidie 47-50 | 7-17 |
| Hyperdiploidie > 50 | 4-9 |
| Nahezu triploid | 3 |
| Nahezu tetraploid | 2 |

***Tab. 6.2:*** Häufigkeit der Ploidiegruppen bei der ALL des Erwachsenen.

In Abb. 6.12 sind partielle Karyotypen der häufigsten Chromosomenaberrationen bei der ALL dargestellt.

| Aberration | | Gene | Häufigkeit |
|---|---|---|---|
| t(1;19)(q23;p13) | Prä-B-ALL | E2A-PBX1 | 3 % |
| t(4;11)(q21;q23) | Pro-B-ALL | MLL-AF4 | 6 % |
| t(9;22)(q34;q11) | c-ALL | BCR-ABL1 | 25-30 % |
| t(8;14)(q24;q32) | B-ALL | MYC | 5 % |
| t(10;14)(q24;q11) | T-ALL | HOX11-TCR | 3 % |
| t(12;21)(p13;q22) | Prä-B-ALL | ETV6-RUNX1 | < 1 % |
| 9p | T, Prä-B | $p16^{INK4A}$CDKN2A | 15 % |
| 6q | c, Prä-B,T | ? | 6 % |
| 14q11 | T-ALL | TCR | 6 % |

***Tab. 6.3:*** Häufige Chromosomenaberrationen bei der ALL des Erwachsenen.

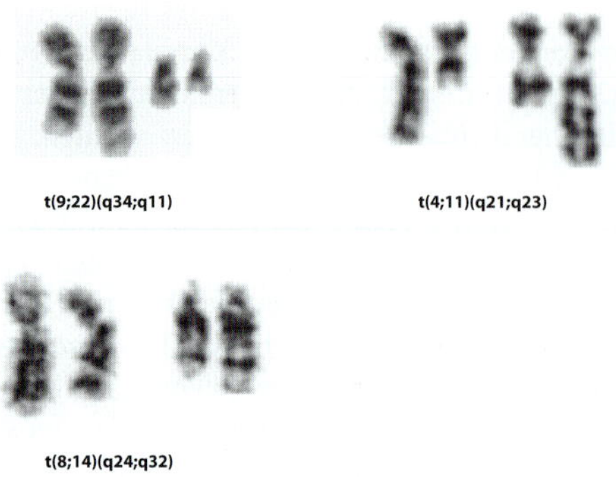


***Abb. 6.12:*** Partielle Karyotypen der häufigsten Chromosomenaberrationen bei der ALL.

## 6.6. Charakteristische zytogenetische Veränderungen bei der CML

### 6.6.1. Primärdiagnostik

Auf zytogenetischer Ebene liegt bei 90-95 % der Patienten eine balancierte Translokation zwischen dem langen Arm eines Chromosoms 9 und dem langen Arm eines Chromosoms 22 vor: t(9;22)(q34;q11), die sogenannte Philadelphia-Translokation. Die übrigen Patienten weisen sogenannte variante Philadelphia-Translokationen oder einen unauffälligen Chromosomensatz auf. Bei den varianten Philadelphia-Translokationen wird unterschieden zwischen den einfachen varianten, bei denen der lange Arm von Chromosom 22 an ein anderes – nicht Chromosom 9 – transloziert ist, und den komplexen varianten Philadelphia-Translokationen, bei denen neben den Chromosomen 9 und 22 mehrere andere Chromosomen involviert sind. Die Patienten mit CML und normalem Karyotyp weisen sowohl in der *Fluoreszenz-in situ-Hybridisierung* (FISH) als auch in der RT-PCR ein BCR-ABL-Rearrangement auf. Mittels FISH auf Metaphasen lässt sich das BCR-ABL-Fusionsgen entweder auf dem Chromosom 22 oder seltener auf dem Chromosom 9 nachweisen. Als Mechanismus werden submikroskopische Insertionen diskutiert, die mittels klassischer Zytogenetik nicht nachweisbar sind. Diese Gruppe von CML wird als Philadelphia-negative, BCR-ABL-positive CML bezeichnet. Patienten mit klassischer und varianter Philadelphia-Translokation unterscheiden sich weder klinisch noch hämatologisch von denen mit Philadelphia-negativer, BCR-ABL-positiver CML (23).

Beim Übergang in die akzelerierte Phase oder Blastenkrise treten bei 75 %-85 % der Patienten zusätzliche Karyotypveränderungen auf. Die häufigsten Veränderungen, die im Rahmen der sogenannten klonalen Evolution auftreten, sind eine Trisomie 8 (+8), ein Isochromosom des langen Armes von Chromosom 17 (i(17)(q10)), ein zusätzliches Philadelphia-Chromosom (+der(22)t(9;22)) sowie eine Trisomie 19 (+19). Das Auftreten von zusätzlichen Karyotypveränderungen stellt einen prognostisch ungünstigen Parameter dar und wird meist 2-6 Monate vor dem klinischen Bild der Blastenkrise beobachtet.

### 6.6.2. Zytogenetische Befunde zur Therapiekontrolle

Bei der CML haben Verlaufsuntersuchungen unter Therapie große Bedeutung. Die klassische Chromosomenanalyse stellt zur Zeit noch den Goldstandard dar. Neue Methoden wie die Fluoreszenz-*in situ*-Hybridisierung und die quantitative RT-PCR bieten jedoch gegenüber der klassischen Chromosomenanalyse einige Vorteile. Zum einen lässt sich mit diesen Methoden auch bei Patienten mit Philadelphia-negativer, BCR-ABL-positiver CML ein Ansprechen auf die Therapie überprüfen, zum anderen sind beide Methoden im Gegensatz zur klassischen Chromosomenanalyse auch in der Lage, geringe Mengen an Resterkrankung nachzuweisen. Mittels der klassischen Chromosomenanalysen werden in der Regel 25 Metaphasen ausgewertet, bei der FISH-Untersuchung an Interphasekernen ist je nach verwendeten Sonden der Nachweis von einer BCR-ABL-positiven Zellen unter 100 bzw. 1.000 normalen Zellen möglich, mittels PCR sogar in 100.000 bis 1.000.000 normalen Zellen. Unsere Paralleluntersuchung an 350 CML-Patienten mit klassischer Chromosomenanalyse, Interphase-, Hypermetaphasen-FISH und quantitativer PCR zeigen eine sehr gute Korrelation der Ergebnisse aller vier Methoden. Somit wird in Zukunft ein gestaffeltes Konzept nötig sein, welches in den unterschiedlichen Phasen der Erkrankung und unter den verschiedenen Therapiemodalitäten die jeweils informativste und effektivste Methode verwendet (23).

Die klassische Chromosomenanalyse hat in letzter Zeit eine weitere wichtige Bedeutung in der Verlaufskontrolle bekommen. Unter Therapie mit Interferon, jedoch häufiger unter Therapie mit Tyrosinkinaseinhibitoren wie Imatinib wurde das Auftreten von Klonen mit zytogenetischen Aberrationen beobachtet, die keine Philadelphia-Translokation aufweisen und somit als "Philadelphia-negative Klone" bezeichnet werden (23a, 23b, 23c, 23d, 23e). Die Häufigkeit des Auftretens wird mit ca. 5-10 % angegeben. Die klinische Bedeutung ist bisher unklar, sie treten sowohl in kompletter als auch in partieller zytogenetischer Remission auf. Die häufigste Veränderung in dieser Hinsicht ist die Trisomie 8 (+8). Es wurden aber auch Fälle mit Verlust des Y-Chromosoms (-Y) und Deletionen im langen Arm von Chromosom 12 (del(12q)) sowie diversen anderen Veränderungen beschrieben. Eine Assoziation zur Entwicklung eines MDS bzw. einer AML – insbesondere bei Vorliegen einer Monosomie 7 – wurde in einzelnen Fällen beobachtet.

Im Rahmen des Europäischen Leukämienetzwerkes sind Richtlinien formuliert worden, anhand derer beurteilt werden kann, ob ein Patient optimal auf eine Tyrosinkinaseinhibitor-Therapie anspricht oder ob eine Umstellung auf eine andere Therapie erwogen werden muss (23f). Das zytogenetische Ansprechen auf eine Therapie mit *Tyrosinkinaseinhibitoren* (TKI) ist ein entscheidender prognostischer Parameter mit Konsequenzen für die weitere Therapieplanung. Von einer kompletten zytogenetischen Remission spricht man, wenn keine Philadelphia-positiven Metaphasen in der Chromosomenanalyse nachweisbar sind. Finden sich 1-35 % bzw. 36-65 % Philadelphia-positive Metaphasen bezeichnet man dies als partielles bzw. "*minor*" Ansprechen. Ein minimales zytogenetisches Ansprechen liegt bei Vorhandensein von 66-95 % Philadelphia-positiven Metaphasen vor. Finden sich unter Therapie 96-100 % Ph+ Metaphasen so liegt kein Ansprechen vor. Es wird empfohlen, eine Chromosomenanalyse aus Knochmark bei Diagnose, nach 3 und 6 Monaten sowie alle 6 Monate bis zum Erreichen einer kompletten zytogenetischen Remission durchzuführen, danach sollte eine Chromosomenanalyse in 12 monatlichen Abständen angestrebt werden. Das Ansprechen wird als suboptimal angesehen, wenn nach 3 Monaten keine komplette hämatologische Remission oder keine zytogenetische Remission (>95 % Ph+), nach 6 Monaten nicht zumindest eine partielle zytogenetische Remission (<35 % Ph+ Metaphasen), nach 12 Monaten keine komplette zytogenetische Remission und nach 18 Monaten keine "*major*" molekulare Remission (0,1 % *BCR-ABL1*/*ABL1*-Ratio in der quantitativen PCR) erreicht wird. Eine quantitative PCR wird in 3 monatlichen Abständen bis zum Erreichen einer "*major*" molekularen Remission und danach mindestens alle 6 Monate empfohlen (23f). Bei suboptimalem Ansprechen auf Imatinib sollte nach den Empfehlungen des ELN (*European Leukemia Net*) eine Erhöhung der Imatinib-Dosis bzw. eine Umstellung auf einen TKI der 2. Generation (Dasatinib, Nilotinib) in Erwägung gezogen werden. Letzteres wird insbesondere bei Imatinib-Versagen ohne Erreichen einer hämatologischen Remission empfohlen. Die Entscheidung über die Gabe eines TKI der 2. Generation sollte nach Art der Punktmutation in der *ABL*-Kinasedomäne vorgenommen werden 23f).

## 6.7. Charakteristische zytogenetische Veränderungen bei der CLL

Die klassische Chromosomenanalyse wird bei der CLL dadurch erschwert, dass die malignen B-Zellen *in vitro* nur sehr schlecht zur Proliferation zu bringen sind. Daher hat hier die FISH an Interphasekernen die größte Bedeutung. Die häufig von Deletionen betroffenen Regionen wurden zunachst mit CGH detektiert und anhand der Befunde ein Panel an FISH-Untersuchungen etabliert, welches die häufigsten Veränderungen erfasst. Hierzu gehören Deletionen im langen Arm von Chromosom 13, im langen Arm von Chromosom 11 bzw. im kurzen Arm von Chromosom 17 sowie die Trisomie 12 (☞ Abb. 6.13). Für alle genannten Veränderungen stehen FISH-Assays zur Verfügung. Die beschriebenen genetischen Veränderungen sind von prognostischer Relevanz (☞ Tab. 6.4; Lit. 24).

Verbesserung in der Kultivierungstechnik von CLL-Zellen *in vitro* erlauben seit kurzem die Durchführung von klassischen Chromosomenanalysen in der Routine-Diagnostik der CLL mit einer Erfolgsrate von über 90% und einer Aberrationsrate von über 80% (25, 26). Hierdurch dürften sich neue Einblicke in die Pathogenese sowie auch die prognostische Bedeutung ergeben, da die

Chromosomenanalyse ein differenzierteres Bild der chromosomalen Aberrationen liefert. Erste Daten zeigen, dass fast 40% der Patienten in der Chromosomenanalyse weitere Aberrationen aufweisen, die in der FISH-Analyse nicht erfasst wurden (26). Andererseits sind ca. 5-10 % der 13q-Deletionen kryptisch und somit nur mittels FISH erfassbar, so dass sich in Zukunft eine Kombination aus klassischer Chromosomenanalyse und FISH in der Diagnostik der CLL als Standard durchsetzen wird.

| Genetische Veränderung | Häufigkeit | Medianes Überleben in Monaten |
|---|---|---|
| Keine nachweisbar | 18 % | 111 |
| Alleinige 13q-Deletion | 55 % | 133 |
| Trisomie 12 | 16 % | 114 |
| 11q-Deletion | 18 % | 79 |
| 17p-Deletion | 7 % | 32 |

***Tab. 6.4:*** Häufigkeit und prognostische Bedeutung von genetischen Veränderungen bei der CLL (24).

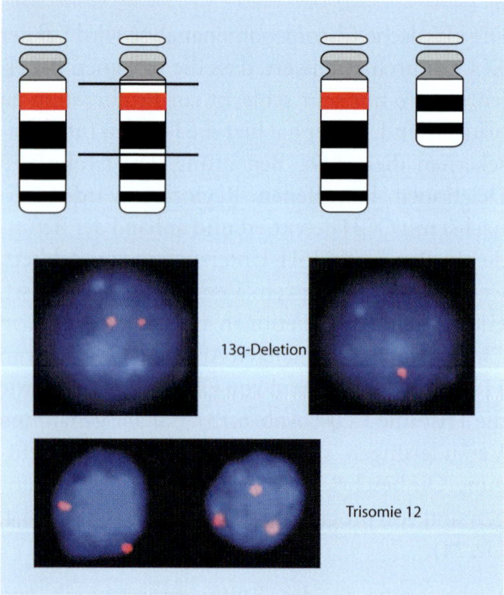


***Abb. 6.13:*** Schematische Darstellung eines FISH-Assays zum Nachweis der häufigsten genetischen Veränderung bei der CLL.

## 6.8. Charakteristische zytogenetische Veränderungen bei NHL

In den letzten Jahren hat sich herausgestellt, dass charakteristische Chromosomenaberrationen mit bestimmten histopathologisch definierten Entitäten maligner Non-Hodgkin-Lymphomen assoziiert sind. Die meisten – aber nicht alle – involvieren Gene, die die Ketten der Immunglobuline oder der T-Zell-Rezeptoren kodieren. Dieses führt zu der Hypothese, dass diese Rearrangements durch einen Fehler in dem Prozess der normalen Antigen-Rezeptorgen-Rearrangements entstehen. Das klassische Modell der Chromosomenaberrationen bei Non-Hodgkin-Lymphomen ist die Translokation t(8;14)(q24;q32) bei Burkitt-Lymphomen. Durch diese Translokation wird das CMYC-Gen vom langen Arm des Chromosoms 8 in die Nähe des Gens für die schwere Kette des Immunglobulins (IGH-Gen) auf dem Chromosom 14 verlagert. Dadurch wird das CMYC-Gen verstärkt exprimiert. Inzwischen sind eine ganze Reihe anderer Chromosomenaberrationen beschrieben, bei denen Protoonkogene in den Schwerkettenlocus transloziert werden. Dieses sind die Translokationen t(14;18)(q32;q21) bei den follikulären Lymphomen unter Involvierung des BCL2-Gens, die t(11;14)(q13;q32) bei den Mantelzelllymphomen unter Beteiligung des CCND1-Gens (☞ Abb. 6.14 und 6.15) sowie die t(3;14)(q27;q32) bei den hochmalignen B-Zell-Lymphomen. Bei den varianten Translokationen sind statt des Gens für die schwere Kette der Immunglobuline die Gene für die leichten Ketten betroffen: das Ig-Kappa-Gen in der Chromosomenbande 2p13 bzw. das Ig-Lambda-Gen in der Chromosomenbande 22q11. Bei den T-Zell-Lymphomen gibt es analog zu den B-Zell-Lymphomen Chromosomenaberrationen, die zu einer Verlagerung von Protoonkogenen in die Nähe der T-Zell-Rezeptorgene führen. Die verschiedenen genetischen Aberrationen sind alle potentiell mit FISH detektierbar, und für die häufigsten Veränderungen sind kommerzielle Sonden erhältlich.

Neben den beschriebenen Translokationen finden sich bei Lymphomen auch verschiedene Deletionen und Zugewinne von chromosomalem Material. Die am häufigsten von Deletionen betroffenen Regionen sind: 6q, 11q, 13q und 17p, am häufigsten hinzugewonnen werden die Regionen 1q, 3q und 8q sowie Zugewinne der Chromosomen 12 und 18. Diese unbalancierten Karyotyp-Veränderungen weisen Häufungen bei einzelnen Lymphom-Entitäten auf, sind jedoch für keinen Lymphom-Subtyp spezifisch (27).

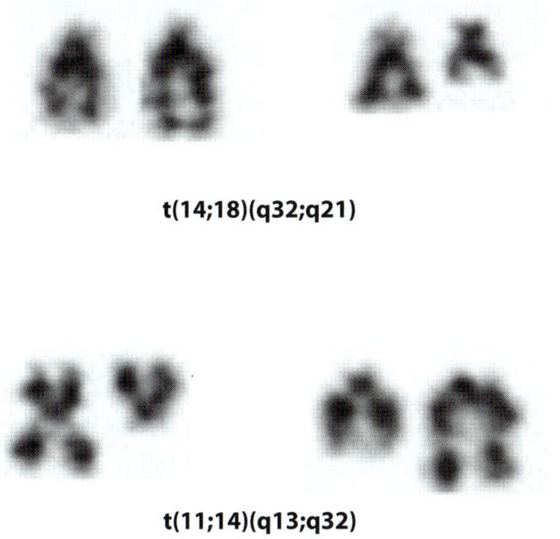


***Abb. 6.14:*** Partielle Karyotypen der t(14;18) und der t(11;14).

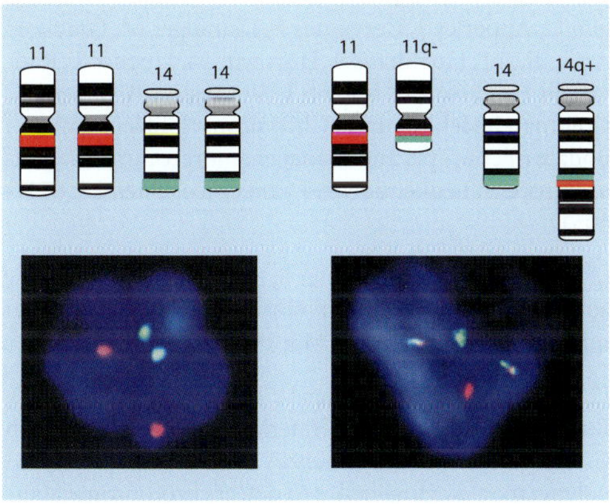


***Abb. 6.15:*** Schematische Darstellung zum Nachweis der t(11;14)(q13;q32) wie sie für das Mantelzelllymphom typisch ist.

## Literatur

(1) Verma RS, Bau A. Human Chromosomes, Principles and Techniques. McGraw-Hill; 1995.

(2) Schoch C, Schnittger S, Kern W et al. Rapid diagnostic approach to PML-RARalpha-positive acute promyelocytic leukemia. Hematol J. 2002;3:259-263.

(3) Schröck E, du Manoir S, Veldman T et al. Multicolor spectral karyotyping of human chromosomes. Science. 1996;273:494-497.

(4) Speicher MR, Ward DC. The coloring of cytogenetics. Nature Medicine. 1996;2:1046-1048.

(5) Speicher MR, Ballard SG, Ward DC. Karyotyping human chromosomes by combinatorial multi-fluor FISH. Nature Genet. 1996;12:368-375.

(6) Kallioniemi A, Kallioniemi O-P, Sudar D et al. Comparative genomic hybridization for molecular cytogenetic analysis of solid tumors. Science. 1992;258:818-821.

(7) ISCN. In: Mitelman F, ed. ISCN 1995, Guidelines for Cancer Cytogenetics, Supplement to: An International System for Human Cytogenetic Nomenclature. S. Karger; 1995.

(7a) ISCN. In: Schaffer LG, Tommerup N, eds. ISCN 2005, An International System for Human Cytogenetic Nomenclature. S. Karger, Basel; 2005.

(7b) ISCN. In: Schaffer LG, Slovak ML, Campbell LJ, eds. ISCN 2009, An International System for Human Cytogenetic Nomenclature. S. Karger, Basel; 2009.

(8) Mitelman Database of Chromosome Aberrations and Gene Fusions in Cancer (2011). Mitelman F, Johansson B and Mertens F (Eds.), http://cgap.nci.nih.gov/Chromosomes/Mitelman

(9) Byrd JC, Mrozek K, Dodge RK et al. Pretreatment cytogenetic abnormalities are predictive of induction success, cumulative incidence of relapse, and overall survival in adult patients with de novo acute myeloid leukemia: results from Cancer and Leukemia Group B (CALGB 8461). Blood. 2002;100:4325-4336.

(10) Grimwade D, Walker H, Oliver F et al. The importance of diagnostic cytogenetics on outcome in AML: Analysis of 1,612 patients entered into the MRC AML 10 trial. Blood. 1998; 92: 2322-2333.

(11) Grimwade D, Harrison G, Walker H et al. Hierarchical cytogenetic classification is highly predictive of outcome in AML arising at all ages: Analysis of 4225 cases entered in the UK MRC Leukaemia Trials. Blood. 2000; 96: 825a-abstract.

(12) Grimwade D, Walker H, Harrison G et al. The predictive value of hierarchical cytogenetic classification in older adults with acute myeloid leukemia (AML): analysis of 1065 patients entered into the United Kingdom Medical Research Council AML 11 trial. Blood. 2001; 98: 1312-1320.

(13) Slovak ML, Kopecky KJ, Cassileth PA et al. Karyotypic analysis predicts outcome of preremission and postremission therapy in adult acute myeloid leukemia: a Southwest Oncology Group/Eastern Cooperative Oncology Group study. Blood. 2000;96:4075-4083.

(14) Schoch C, Kern W, Schnittger S, Hiddemann W, Haferlach T. Karyotype is an independent prognostic parameter in therapy-related acute myeloid leukemia (t-AML): an analysis of 93 patients with t-AML in comparison to 1091 patients with de novo AML. Leukemia. 2004;18:120-125.

(14a) Grimwade D, Hills RK, Moorman AV, Walker H, Chatters S, Goldstone AH, Wheatley K, Harrison CJ, Burnett AK. Refinement of cytogenetic classification in acute myeloid leukemia: determination of prognostic significance of rare recurring chromosomal abnormalities among 5876 younger adult patients treated in the United Kingdom Medical Research Council trials. *Blood* 2010; 116: 354-365.

(15) Schoch C, Kern W, Krawitz P et al. Dependence of age-specific incidence of acute myeloid leukemia on karyotype. Blood. 2001;98:3500.

(16) Schoch C, Haferlach T, Schnittger S et al. AML with recurring chromosome abnormalities as defined in the new WHO-classification: Incidence of subgroups, additional genetic abnormalities, FAB subtypes and age distribution in an unselected series of 1897 patients with AML. Haematologica 2003; 88: 351-352.

(17) Brunning RD, Matutes E, Harris NL et al. Acute myeloid leukemia. In: Jaffe ES, Harris NL, Stein H, Vardiman J, eds. World Health Organization of Tumors, Pathology & Genetics, Tumors of haematopoietic and lymphoid tissues. Lyon: IARC Press; 2001:75-108.

(17a) Arber DA, Brunning RD, Le Beau MM, Falini B, Vardiman J, Porwit A, et al. Acute myeloid leukemia with recurrent genetic abnormalities. In: Swerdlow SH, Campo E, Harris NL, Jaffe ES, Pileri SA, Stein H, et al., editors. WHO Classification of Tumours of Haematopoietic and Lymphoid Tissues.Lyon: International Agency for Research on Cancer (IARC); 2008. p. 110-23.

(17b) Schoch C, Kern W, Kohlmann A, Schnittger S, Haferlach T Acute myeloid leukemia with a complex aberrant karyotype is a distinct biological entity characterized by genomic imbalances and a specific gene expression profile. Genes, Chromosomes Cancer 2005;43: 227-238

(18) Ellis M, Ravid M, Lishner M. A comparative analysis of alkylating agent and epipodophyllotoxin-related leukemias. Leuk Lymphoma. 1993;11:9-13.

(19) Faderl S, Kantarjian HM, Talpaz M, Estrov Z. Clinical significance of cytogenetic abnormalities in adult acute lymphoblastic leukemia. Blood. 1998; 91 :3995-4019.

(20) Wetzler M, Dodge RK, Mrozek K et al. Prospective karyotype analysis in adult acute lymphoblastic leukemia: The Cancer and Leukemia Group B experience. Blood. 1999;93:3983-3993.

(21) Rubnitz JE, Pui C-H, Downing JR. The role of TEL fusion genes in pediatric leukemias. Leukemia. 1999; 13: 6-13.

(22) Wlodarska I, Mecucci C, Baens M, Marynen P, van den Berghe H. ETV6 gene rearrangements in hematopoietic malignant disorders. Leuk Lymphoma. 1996; 23: 287-295.

(23a) Schoch C, Haferlach T, Kern W, Schnittger S, Berger U, Hehlmann R, Hiddemann W, Hochhaus A. Occurrence of additional chromosome aberrations in chronic myeloid leukemia patients treated with imatinib mesylate. Leukemia 2003;17: 461-463.

(23b) Bacher U, Hochhaus A, Berger U, Hehlmann R, Haferlach T, Schoch C. Clonal aberrations in Philadelphia chromosome negative hematopoiesis in patients with chronic myeloid leukemia treated with imatinib or interferon alpha. Leukemia 2004;18: 1340-1346.

(23c) Jabbour E, Kantarjian HM, Abruzzo LV, O'Brien S, Garcia-Manero G, Verstovsek S, Shan J, Rios MB, Cortes J. Blood. 2007 Oct 15;110(8):2991-5

(23d) Deininger MW, Cortes J, Paquette R, Park B, Hochhaus A, Baccarani M, Stone R, Fischer T, Kantarjian H, Niederwieser D, Gambacorti-Passerini C, So C, Gathmann I, Goldman JM, Smith D, Druker BJ, Guilhot F. The prognosis for patients with chronic myeloid leukemia who have clonal cytogenetic abnormalities in philadelphia chromosome-negative cells. Cancer 2007; 110: 1509-1519.

(23e) Marin D, Milojkovic D, Olavarria E, Khorashad JS, de LH, Reid AG, Foroni L, Rezvani K, Bua M, Dazzi F, Pavlu J, Klammer M, Kaeda JS, Goldman JM, Apperley JF. European LeukemiaNet criteria for failure or suboptimal response reliably identify patients with CML in early chronic phase treated with imatinib whose eventual outcome is poor. Blood 2008; 112: 4437-4444.

(23f) Baccarani M, Cortes J, Pane F, Niederwieser D, Saglio G, Apperley J, Cervantes F, Deininger M, Gratwohl A, Guilhot F, Hochhaus A, Horowitz M, Hughes T, Kantarjian H, Larson R, Radich J, Simonsson B, Silver RT, Goldman J, Hehlmann R. Chronic myeloid leukemia: an update of concepts and management recommendations of European LeukemiaNet. J Clin Oncol 2009; 27: 6041-6051.

(24) Döhner H, Stilgenbauer S, Benner A et al. Genomic aberrations and survival in chronic lymphocytic leukemia. N Engl J Med. 2000; 343: 1910-1916.

(25) Buhmann R, Kurzeder C, Rehklau J, Westhaus D, Bursch S, Hiddemann W, Haferlach T, Hallek M, Schoch C. CD40L stimulation enhances the ability of conventional metaphase cytogenetics to detect chromosome aberrations in B-cell chronic lymphocytic leukaemia cells. Br J Haematol 2002;118: 968-975

(26) Dicker F, Schnittger S, Haferlach T, Kern W, Schoch C. Immunostimulatory oligonucleotide-induced metaphase cytogenetics detects chromosomal aberrations in 80% of CLL patients: A study of 132 CLL cases with correlation to FISH, IgVH status and CD38 expression. Blood 2006; 108: 3152-3160, Epub ahead of print

(27) WHO Classification of Tumours of Haematopoietic and Lymphoid Tissues. Swerdlow SH, Campo E, Harris NL, Jaffe ES, Pileri SA, Stein H et al., editors. 4th. 2008. Lyon, International Agency for Research on Cancer (IARC). Ref Type: Serial (Book, Monograph)

# Molekulargenetik

# 7. Molekulargenetik

## 7.1. Einleitung

Mit Hilfe molekularer Methoden können Genumlagerungen, Punktmutationen, kleine Deletionen, Insertionen und Genamplifikationen mit hoher Spezifität und Sensitivität nachgewiesen werden. Mehr und mehr werden molekulare Methoden hinzugezogen, um ein genetisches Profil einer hämatologischen Erkrankung zu erstellen. Dies ist hilfreich für die Erstellung der Diagnose und Risikoabschätzung. Die molekularen Untersuchungen dienen jedoch nicht nur der genauen Charakterisierung einer Leukämie oder eines Lymphoms bei Erstdiagnose, sondern die gefundenen Mutationen ("Marker") können im weiteren Verlauf der Erkrankung bzw. während und nach der Therapie als Marker für noch vorhandene maligne Zellen dienen. Bei lymphatischen Neoplasien spielt zudem der Nachweis klonaler Rearrangements der T-Zell-Rezeptor- und der Immunglobulingene eine große Rolle, da diese bei jedem Patienten individuell charakteristisch sind.

Die Wertigkeit dieser speziellen molekularen Untersuchungen liegt also:

- 1) In der Bestätigung von Befunden, die bereits mittels Chromosomenanalysen oder FISH gestellt worden sind.
- 2) In seltenen Fällen kommt Untersuchungsmaterial nicht rechtzeitig und somit nicht mehr vital im Untersuchungslabor an. Aus nicht vitalem Material können keine Chromosomenanalysen durchgeführt werden, jedoch kann in der Regel aus diesen Proben DNA und RNA präpariert werden, so dass eine molekulargenetische Diagnostik durchgeführt werden kann.
- 3) Der Nachweis von Fusionsgenen dient nicht nur der Bestätigung eines zytogenetisch gefundenen Chromosomenrearrangements. Mittels molekularer Methoden kann zudem der genaue molekulare Bruchpunkt definiert werden, der zum Teil prognostische Bedeutung hat, aber vor allem als Ausgangsbefund für eventuell anstehende Verlaufsuntersuchungen dient. Mit der Kenntnis des genauen Fusionstranskripttyps kann der sensitivste Assay für die Folgeuntersuchungen gewählt werden.
- 4) Der Nachweis klonaler Immunglobulin- und T-Zell-Rezeptorrearrangements dient zum Nachweis der Klonalität einer lymphatischen Neoplasie; auch diese können als Marker für Verlaufskontrollen dienen.
- 5) Viele genetische Veränderungen wie zum Beispiel Punktmutationen, kleine Duplikationen, Insertionen und Deletionen in einer großen Anzahl von Genen sind aufgrund ihrer geringen Größe zytogenetisch nicht sichtbar. Der Nachweis solcher Veränderungen ist aber aus vielerlei Gründen (s.u.) in der heutigen Leukämiediagnostik unabdingbar geworden.
- 6) Besonders für Folgeuntersuchungen gewinnen sensitive molekulare, meist PCR-basierte Methoden zunehmend an Bedeutung. Mit diesen Methoden kann sehr sensitiv und genau ein Therapieansprechen kontrolliert werden, so dass die Möglichkeit besteht, Therapien individuell zu variieren. Zusätzlich kann durch den Anstieg eines molekularen Markers ein Rezidiv bis zu drei Monaten vor der klinischen Manifestation detektiert werden.

## 7.2. Molekulare Methoden in der Diagnostik von Leukämien und Lymphomen

Im Gegensatz zur konventionellen Zytogenetik, die einen Gesamtüberblick über alle Chromosomen gibt, ist es aufgrund der Größe des Genoms und dem daraus resultierenden Aufwand bisher trotz ständig verbesserter Techniken noch keine Routine, mittels molekularer Methoden alle Gene einer einzelnen Tumorzelle zu analysieren. Je nach eingesetzten Analyseverfahren ist es bei den molekulargenetischen Methoden deshalb analog zur FISH-Diagnostik nur möglich, diejenigen Veränderungen zu detektieren, nach denen man gezielt sucht. Die ständig wachsende Kenntnis über die bei Leukämien und Lymphomen relevanten Gene lässt jedoch in zunehmendem Maße eine umfassende Diagnostik mittels unterschiedlicher molekularer Detektionsverfahren zu.

### 7.2.1. Southern Blot

Genrearrangements lassen sich fast immer mit Hilfe eines Southern Blots nachweisen. Voraussetzung für diese Detektionsart ist, dass mindestens 5-10 % der eingesetzten Zellen das entsprechende Genrearrangement tragen. Dabei wird restriktionsenzymatisch gespaltene DNA mittels Gelelektrophorese nach Größe aufgetrennt, auf eine Membran transferiert und mit einer Gensonde aus einem Gen, in dem man ein Rearrangement vermutet, hybridisiert (☞ Abb. 7.1; Lit. [1]). Ein Rearrangement wird durch eine Bande angezeigt, die sich von der der gesunden Zellen und des normalen Allels (Keimbahnbande) unterscheidet. Nachweisen lassen sich solche Genveränderungen erst, wenn ein ausreichend großer Zellklon mit identisch veränderter DNA vorhanden ist, so dass eine gegenüber der Keimbahnbande veränderte Bande nachweisbar wird. Diese Methode erfordert eine relativ große DNA-Menge als Ausgangsmaterial und ist sehr zeitintensiv, so dass sie in den letzten Jahren mehr und mehr durch andere Methoden abgelöst wird. Für einige wenige Anwendungen findet der *Southern Blot* auch heute Anwendung, z.B. wenn nur ein Partner eines Fusionsgens bekannt ist. Besonders für die Detektion von *MLL*-Rearrangements und der *MLL*-PTD wird der *Southern Blot* noch angewendet, da nicht alle Partnergene kloniert sind und somit die Fusionsgene nicht mit PCR detektierbar sind. Einige der *MLL*-Rearrangements wie die Tandemduplikation entziehen sich zudem der FISH-Diagnostik, so dass für ein Screening auf *MLL*-Rearrangements der *Southern Blot* weiterhin das effektivste Verfahren darstellt.

### 7.2.2. Polymerasekettenreaktion (PCR)

Mittels PCR-basierter Verfahren werden *in vitro* sehr viele Kopien einer definierten DNA-Sequenz erzeugt. Voraussetzung für alle PCR-Verfahren ist, dass die Sequenz des zu analysierenden Bereichs bekannt ist. Die Zielsequenz kann einige wenige Kilobasen lang sein und wird definiert durch je ca. 20 Basen, die diese Zielsequenz flankieren (2). Komplementär zu diesen Basen werden je ein sogenannter Vorwärts- und Rückwärtsprimer synthetisiert. Diese Primer hybridisieren an der denaturierten (einzelsträngig gemachten) Ausgangs-DNA und dienen als Startpunkt für die Taq-Polymerase. Durch zyklische Wiederholungen von DNA-Denaturierung, Primerhybridisierung und Kettenverlängerungsreaktionen wird die gewünschte Sequenz exponentiell vermehrt. Im Laufe von 28-35 PCR-Zyklen kann eine derart große Anzahl von Molekülen hergestellt werden, die ausreicht, um die Amplifikate sichtbar zu machen. Die Standarddetektion wird mittels einer Gelelektrophorese durchgeführt, wobei die Amplifikations-

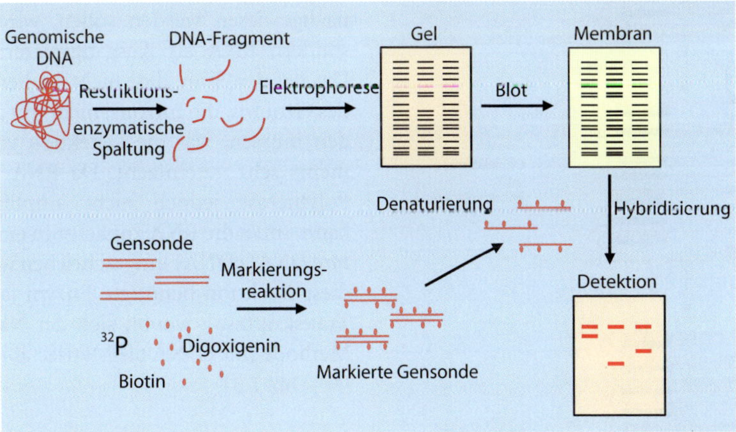


***Abb. 7.1:*** Prinzip der *Southern Blot*-Analyse. Hochmolekulare genomische DNA wird restriktionsenzymatisch gespalten. Darauf folgt eine Auftrennung der Restriktionsfragmente nach Größe mittels Agarosegelelektrophorese. Die DNA wird noch im Gel durch eine alkalische Behandlung einzelsträngig gemacht (denaturiert). Daraufhin erfolgt der Transfer auf eine synthetische Membran. Parallel dazu wird eine Gensonde markiert, was alternativ mit radioaktivem Phosphor, Biotin oder Digoxigenin erfolgen kann. Die Sonde wird ebenfalls denaturiert und in einer Hybridisierungsflüssigkeit auf die Membran hybridisiert. Nach der Detektionsreaktion mittels Autoradiographie oder einer chemischen Reaktion sind nur die zu analysierenden Fragmente bestimmter Größe erkennbar, die eine Genveränderung darstellen können.

produkte durch Einlagerung von Ethidiumbromid sichtbar gemacht werden (☞ Abb. 7.2a+b). Der Vorteil der PCR ist, dass keine vitalen Zellen und insgesamt sehr wenig Ausgangsmaterial benötigt werden. Zudem ist eine Analyse mit dieser Methode in wenigen Stunden durchführbar.

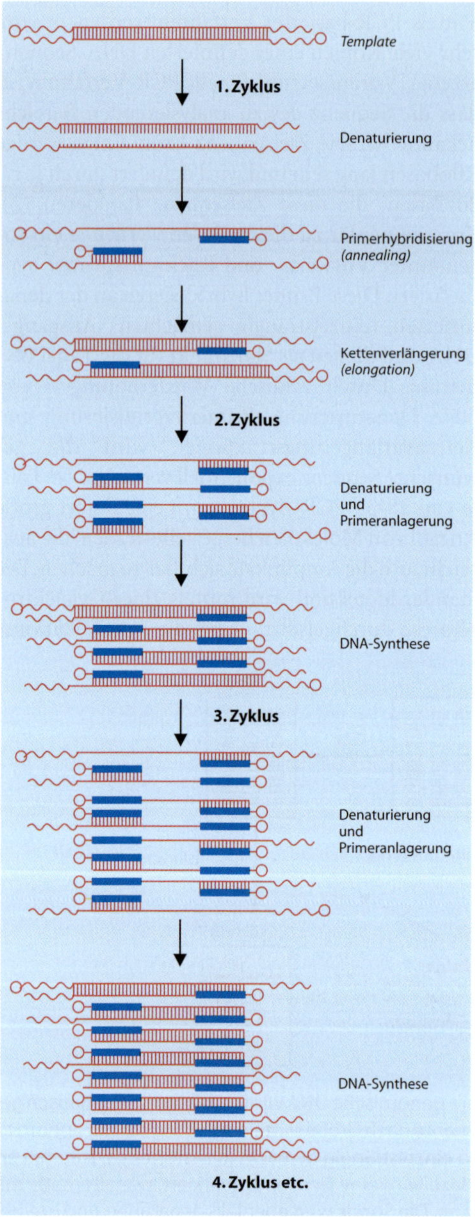


a

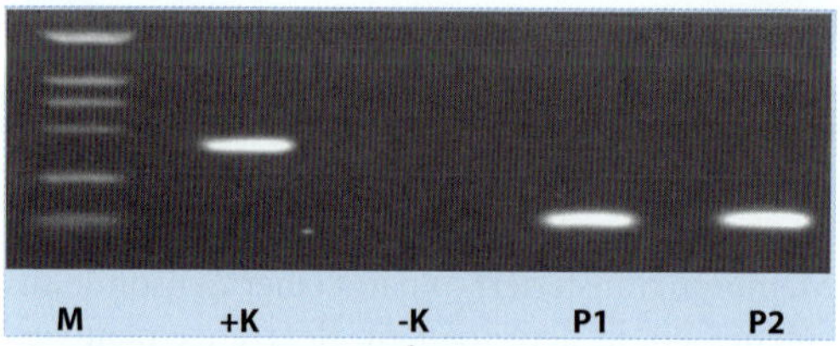


b

***Abb. 7.2a+b:*** **a**: Prinzip der PCR-Reaktion. Die Reaktion besteht aus 25-40 Zyklen, von denen jeder Zyklus aus 3 Schritten besteht. In der Denaturierungsphase wird eine DNA-Matrize ("*Template*") durch hohe Temperatur von 90-95°C einzelsträngig gemacht. Danach folgt eine Hybridisierung der *Primer* an das *Template* (*Annealing*-Phase) bei einer Temperatur, die sich aus der Sequenz der *Primer* ergibt. In der Elongationsphase bei 72°C wird ausgehend von den *Primern* ein vollständiger Zweitstrang synthetisiert. **b**: Nach Abschluss der PCR ist die Matrize so stark vervielfältigt, dass das zu analysierende Genfragment als einzelne Bande auf einem mit Ethidiumbromid angefärbten Gel sichtbar gemacht werden kann. **M**: Molekulargewichtstandard, an dem man die Größe der amplifizierten Fragmente ablesen kann. **+K**: Positivkontrolle. **-K**: Wasserkontrolle zum Ausschluss von Kontaminationen. **P1, P2**: Proben 1 und 2.

Ausgehend von dieser Standardmethode hat sich eine Vielzahl weiterer PCR-basierter Verfahren abgeleitet (☞ Kap. 7.2.2.1.-7.2.2.3.).

In vielen Fällen, besonders wenn Fusionsgene nachgewiesen werden sollen, wird nicht DNA, sondern RNA als Ausgangsmaterial verwendet. Das hat den Sinn, dass nicht-kodierende Bereiche des Genoms, die Introns, nicht mit analysiert werden müssen, was die Detektion von Rearrangements sehr vereinfacht. Da RNA von der Taq-Polymerase jedoch nicht amplifiziert werden kann, muss die RNA zunächst in eine *komplementäre DNA* (cDNA) umgeschrieben werden. Das für diese Reaktion benötigte Enzym ist die "Reverse Transkriptase", wovon sich der Name der PCR-Methode mit cDNA als Matrize ableitet: RT-PCR (☞ Abb. 7.3).

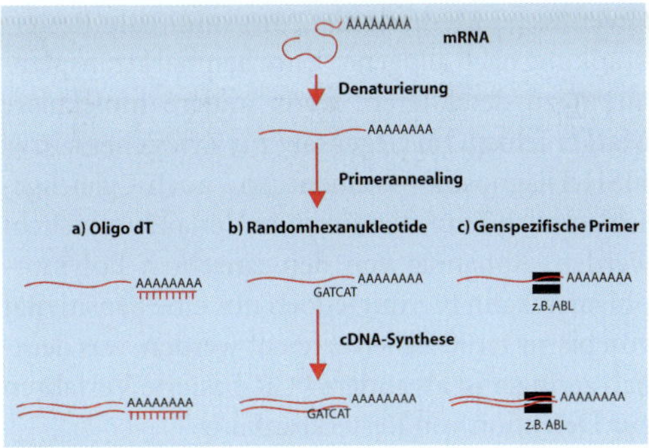


***Abb. 7.3:*** Prinzip der cDNA-Synthese. Zunächst wird die RNA, die zwar einzelsträngig ist, aber Sekundärstrukturen bilden kann, durch kurzes Erhitzen linearisiert. Es gibt drei Varianten des cDNA-*Primings.* Man kann sich (**a**) den polyA+ Schwanz der mRNA zunutze machen und mit Oligo dT-*Primern* arbeiten, oder es können (**b**) Randomhexanukleotide oder (**c**) genspezifische Primer benutzt werden, von denen ausgehend eine cDNA als komplementärer Strang zur RNA-Matrize amplifiziert wird.

### 7.2.2.1. Nested PCR

Für eine *nested* PCR wird einer bereits durchgeführten ersten PCR ein kleiner Anteil entnommen und als *Template* für eine neue PCR eingesetzt. Als *Primer* werden hier Oligonukleotide verwendet, die innerhalb des ersten Amplifikates hybridisieren (☞ Abb. 7.4). Die *nested* PCR, kann eingesetzt werden, um die Spezifität zu erhöhen, wenn in der ersten PCR unspezifische Produkte entstanden sind. Durch diese zusätzliche Amplifikation wird aber auch die Sensitivität sehr stark erhöht. Hiermit kann je nach Art der Mutation und des Ausgangsmaterials eine maligne Zelle in $10^4$ bis $10^6$ normalen Zellen nachgewiesen werden. Somit handelt es sich bei dieser Methode um die zurzeit sensitivste bei der Detektion minimaler Resterkrankung. Diese Methode birgt aufgrund ihrer hohen Sensitivität auch das höchste Kontaminationsrisiko. Um dieses zu vermeiden, müssen eine Vielzahl von Vorsichtsmaßnahmen zum Einsatz kommen und ständig ausreichende Kontrollreaktionen mitgeführt werden.

### 7.2.2.2. Fragmentanalyse (Genescan)

Alternativ zur Gelanalyse können PCR-Fragmente mittels einer Fragmentanalyse detektiert werden, die auf Sequenzierungsgeräten und unter Zuhilfenahme einer speziellen Software durchgeführt wird. Um die Detektion zu ermöglichen, muss einer der beiden *Primer* mit einem Fluoreszenzfarb-

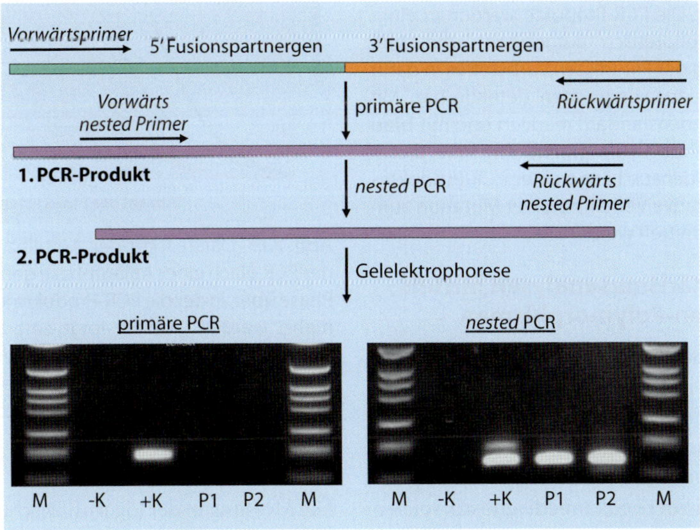


***Abb. 7.4:*** *Nested* PCR. **a**: Die *nested* PCR besteht aus zwei unabhängigen PCR-Reaktionen mit jeweils 25-35 Zyklen. Nach der ersten Reaktion wird diesem Ansatz ein Aliquot entnommen und als *Template* in einen zweiten Reaktionsansatz gegeben. In dieser zweiten "*nested*" PCR werden *Primer* benutzt, die innerhalb des Amplifikationsproduktes aus der ersten Reaktion hybridisieren. **b**: Dies erhöht die Spezifität und Sensitivität, was dazu führt, dass sehr geringe Kopiezahlen in der *nested* PCR nachweisbar sind, die nach der ersten Reaktion noch nicht nachweisbar waren.

**M**: Molekulargewicht. **-K**: negative Kontrolle. **+K**: positive Kontrolle. **P1**: Patient 1. **P2:** Patient 2.

stoff gekoppelt sein. Diese Methode hat den Vorteil, dass die Größe der Amplifikate bis auf eine Base genau bestimmt werden kann. Zusätzlich besteht die Möglichkeit, in einem beschränkten Rahmen eine Quantifizierung der Amplifikate vorzunehmen (☞ Abb. 7.5). Die Methode erfordert jedoch eine etwas gehobenere Geräteausstattung und ist durch den Einsatz der mit einem Fluoreszenzfarbstoff gekoppelten *Primer* etwas teurer. Mittlerweile gibt es auch Geräte, die eine Fragmentanalyse ohne den Einsatz von Fluoreszenz-markierten *Primern* erlauben, allerdings nur für sehr einfache Fragestellungen.

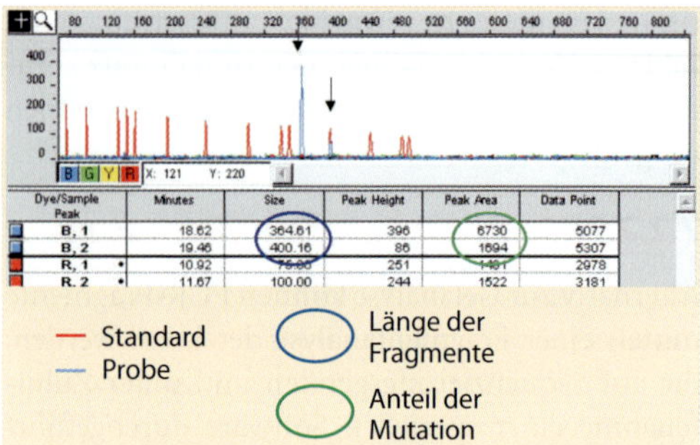


***Abb. 7.5:*** Fragmentanalyse mittels Genescan. Für diese Analyse wird ein *Primer* mit einem Fluoreszenzfarbstoff markiert. Die PCR-Produkte werden in einer Kapillare elektrophoretisch aufgetrennt und sind durch Einbindung des Fluoreszenzfarbstoffes in dafür eingerichteten Sequenziergeräten detektierbar. Mit **rot** ist hier ein Längenstandard markiert und mit **blau** das zu analysierende Genfragment. Mit Hilfe dieser Analyse kann die genaue Länge eines PCR-Produktes sowie das quantitative Verhältnis einer Mutation zum gesunden Allel ermittelt werden.

### 7.2.2.3. Chimärismusanalysen mittels Mikrosatelliten-Polymorphismen

Überall im menschlichen Genom eingestreut finden sich kurze Wiederholungen von 2-3 Basenpaaren, die sogenannten Di- oder Trinukleotidpolymorphismen. Die Kombination von 11-20 solcher Marker ist absolut individuell und personenspezifisch. Eine Rolle in der Leukämiediagnostik spielen die Mikrosatelliten-Polymorphismen als Marker für Chimärismusanalysen nach allogener Knochenmarktransplantation. Nach PCR mit fluoreszenzgekoppelten Primern werden die markierten PCR-Produkte auf einem Sequenzierautomaten mittels des Fragmentanalyse-Modus auf ihre Größe hin untersucht. Dieses Verfahren stellt eine sehr zuverlässige Methode dar, um minimale Resterkrankung nach allogener Knochenmarktransplantation zu detektieren, wenn andere molekulare Marker fehlen. Im Gegensatz zur Zytogenetik bzw. FISH-Diagnostik können so auch gleichgeschlechtlich Transplantierte im Verlauf untersucht werden. Abhängig von den einzelnen Polymorphismen kann hiermit jedoch nur eine Sensitivität von bis zu 1:100 Zellen erreicht werden, was deutlich geringer ist als andere PCR-basierte Verfahren zur Detektion von Resterkrankung.

### 7.2.2.4. Real-Time-PCR

Eine weitere Methode zur Detektion von PCR-Produkten ist die *Real-Time*-PCR (3). Hierbei handelt es sich nicht wie bei den anderen Detektionsmethoden um eine Endpunktanalyse, sondern die Detektion erfolgt direkt während der laufenden Amplifikation(☞ Abb. 7.6).

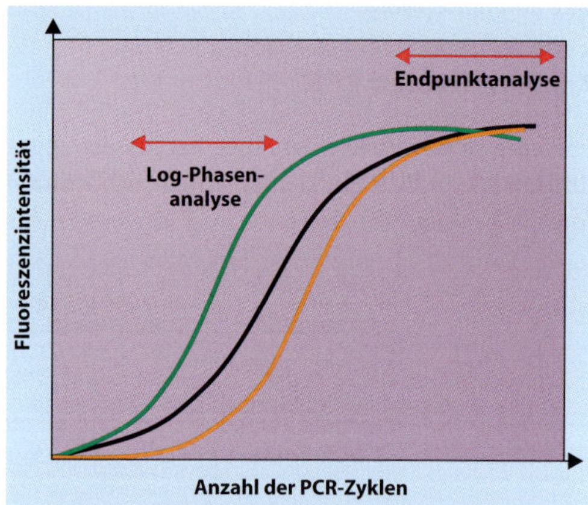


***Abb. 7.6:*** Darstellung der Amplifizierungskinetik einer PCR. Nach einer Anlaufphase geht eine PCR in eine Phase über, in der die PCR-Produkte logarithmisch vermehrt werden. Danach folgt eine Sättigungsphase. Die Gelelektrophorese findet nach Abschluss der Reaktion, also dann statt, wenn in jedem Ansatz aufgrund der Sättigung etwa gleich viel Produkt erzeugt ist. Eine quantitative Messung ist nur in der logarithmischen Phase möglich.

Die Messung in der logarithmischen Phase ermöglicht eine genaue Quantifizierung der Zielsequenzen im Untersuchungsmaterial. Die Methode basiert darauf, dass zusätzlich zu den für die PCR benötigten spezifischen *Primern* fluoreszenzmarkierte Sonden in den Reaktionsansatz gegeben werden. Diese hybridisieren während der laufenden PCR mit den sich ständig vermehrenden Am-

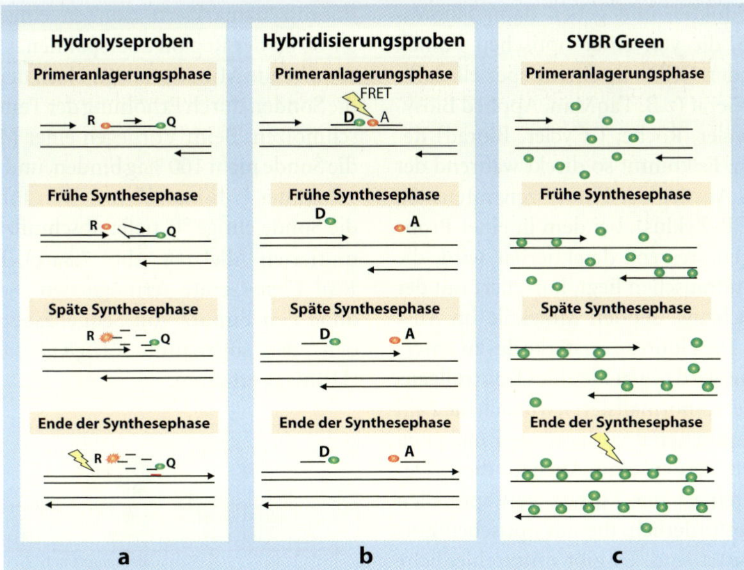


***Abb. 7.7a-c:*** Häufig angewandte *Real-Time*-PCR-Techniken.
**a**: Hydrolyseproben ("*Taqman*")-Format. Hier wird eine Sonde benutzt, die am 5´- und am 3´-Ende mit zwei unterschiedlichen Konjugaten versehen. Der sogenannte *Quencher* (**Q**) unterdrückt die Fluoreszenz des *Reporterfarbstoffes* (**R**). Die Sonde wird während der PCR durch die 5´-Exonukleaseaktivität der Taq-Polymerase abgebaut. Liegen die Fluoreszenzfarbstoffe in freier Form vor, also jeweils am Ende der Amplifikationsphase, sendet der Reporter ein Lichtsignal aus, und es erfolgen die Messungen.
**b**: Hybridisierungsprobenformat (*LightCycler*-Format). Hierbei werden zwei Sonden eingesetzt, die dicht benachbart auf dem PCR-Produkt hybridisieren. Die Sonden sind jeweils am sich gegenüberliegenden Ende mit unterschiedlichen Fluoreszenzfarbstoffen, einem *Fluoreszenzdonor* (**D**) und einem *Fluoreszenzakzeptor* (**A**), markiert. Diese senden nur dann ein Signal (FRET = *Fluoreszenzresonanz-Energietransfer*) aus, wenn sie zusammenliegen, also in der *Annealing*-Phase, in der dann auch die Messungen stattfinden.
**c**: *Cybre Green*-Format. Hier wird ein Fluoreszenzfarbstoff eingesetzt, der frei in Lösung ist und sich unspezifisch in doppelsträngige DNA einlagern kann. Je mehr doppelsträngige DNA vorliegt, desto mehr Fluoreszenz kann gemessen werden. Hier erfolgen die Messungen am Ende der Elongationsphase.

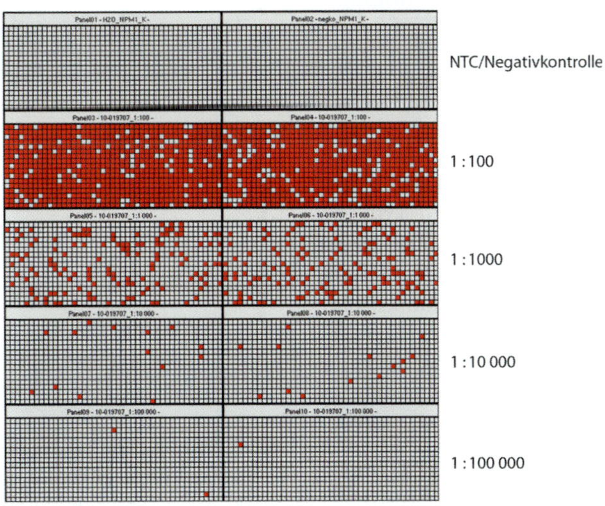


***Abb. 7.7d:*** "Digitale PCR": Absolute Quantifizierung von einzelnen Molekülen auf einem in 748 Einzelreaktionen aufgeteilten Chip.

plifikationsprodukten und geben dann Fluoreszenzsignale ab, die von einer optischen Einheit (Laser, LED oder CCD) in einem speziell dafür konstruierten Gerät (z.B. TaqMan, Applied Biosystems; LightCycler, Roche; I-Cycler, Biorad) detektiert werden. Es kommt so direkt während der PCR zu einem Anstieg der Fluoreszenzintensität. Der Punkt (PCR-Zyklus), bei dem in einer Probe erstmals eine Fluoreszenz detektierbar wird, die über dem Grundrauschen liegt, korreliert mit der Anzahl der nachzuweisenden Moleküle im Ausgangsmaterial. Die Fluoreszenzstärke des zu untersuchenden Gens wird gegen die eines Kontrollgens in Relation gesetzt (normalisiert), wonach die Zahl der im Ausgangsmaterial vorhandenen malignen Zellen kalkuliert werden kann. Auch für dieses Detektionsverfahren ist der Einsatz von speziellen PCR-Geräten erforderlich, die mit optischen Einheiten ausgestattet sind. Es gibt unterschiedliche Verfahren, um die wachsende Anzahl der PCR-Produkte während der Amplifikation über Fluoreszenz sichtbar zu machen. Die häufigsten der heute eingesetzten Verfahren sind in Abb. 7.7a-c dargestellt. Mit dieser Methode kann zwar auch der schlichte Nachweis eines PCR-Produktes erfolgen, die Stärke der *Real Time*-PCR liegt jedoch in der Möglichkeit, genau zu quantifizieren.

Eine neue Variante der *Real-Time*-PCR ist die sogenannte "digitale PCR". Hierbei erfolgt die *Real-Time*-PCR auf einem Chip, der in 748 Kammern eingeteilt ist. Dieses ermöglicht die separate und absolute Quatifizierung von einzelnen Ausgangsmolekülen (☞ Abb. 7.7d).

### 7.2.3. Verfahren für Mutationsscreenings

Auch bei allen Screeningverfahren werden zunächst PCR-Reaktionen vorgeschaltet, mit denen die gewünschte Region amplifiziert wird. Typische Screeningverfahren für Sequenzveränderungen sind zum Beispiel die SSCP- (*Single Stranded Conformation Polymorphism*-) und Heteroduplexanalysen. Die Detektion der Einzelstrangpolymorphismen und Heteroduplizes kann auf besonderen Gelapparaturen, auf einigen Sequenziergeräten und über dHPLC-basierte Verfahren erfolgen(4).

Ein Beispiel für ein Screeningverfahren, das besonders für Punktmutationen und andere kleine, wenige Basenpaare betreffende Mutationen geeignet ist, ist die Schmelzkurvenanalyse. Hierfür werden fluoreszenzmarkierte Sonden eingesetzt, die ca. 30-60 bp der Region überspannen, in denen die zu erwartende Mutation liegt. Nach der PCR werden die Sonden durch Erhöhung der Temperatur abgeschmolzen. Beim Vorliegen einer Mutation kann die Sonde nicht 100 %ig binden, und es liegt ein sogenannter "*Mismatch*" vor. Dies führt dazu, dass die Sonde einige °C tiefer abschmilzt als beim unmutierten Allel (☞ Abb. 7.8a-c). Einige neuere *Real-Time*-Geräte ermöglichen Schmelzkurven ohne den Einsatz von Sequenzspezifischen Sonden, das sogenannte "*High Resolution Melt*-" (HRM-)Verfahren.

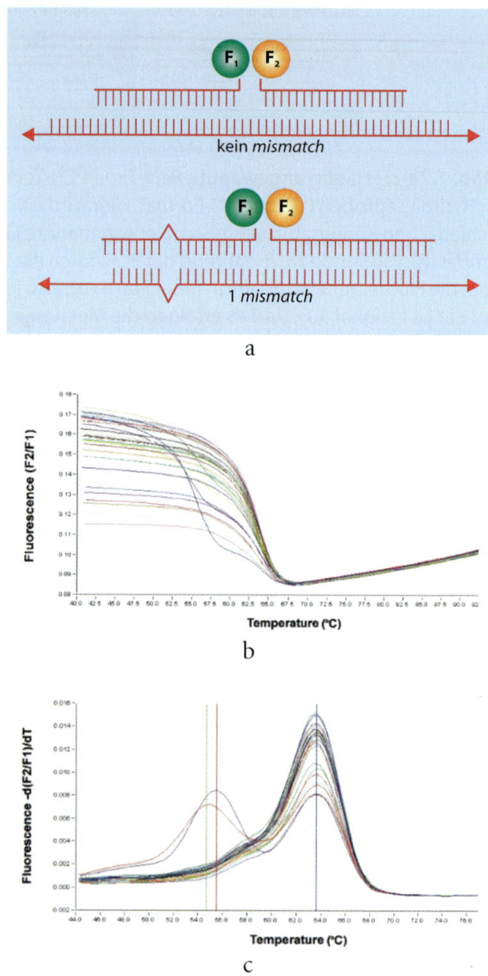


***Abb. 7.8a-c:*** Schmelzkurvenanalyse. **a**: Über den Bereich, in dem eine Mutation vermutet wird, wird eine Sonde gelegt. Liegt eine Mutation vor, kommt es zu einem "*Mismatch*" zwischen Sonde und Zielsequenz. **b**: Wird die Temperatur nach Vollendung der PCR konti-

nuierlich erhöht, schmilzt die Sonde vom mutierten Allel früher ab als vom gesunden Allel, was zu einer beschleunigten Abnahme der Fluoreszenz führt. **c**: Darstellung der Schmelzkurve in der ersten Ableitung. Deutlich sieht man zwei Proben mit verminderter Schmelztemperatur, also mit Mutation in diesem Genabschnitt.

Zur genaueren Charakterisierung der im Screening detektierten Mutation wird wiederum eine Sequenzierung durchgeführt.

## 7.2.4. Sequenzanalyse nach SANGER

Häufig ist es notwendig, die genaue Basenabfolge eines Genabschnittes zu bestimmen. Hierfür werden Sequenzierungsreaktionen durchgeführt, bei denen in einer PCR-basierten Reaktion Nukleotide eingebaut werden, wobei jedes der vier unterschiedlichen Nukleotide mit einem anderen Fluoreszenzfarbstoff markiert ist. Anschließend werden die Produkte mit einem Sequenzierungsgerät gelesen, so dass die genaue Basenabfolge einer Sequenz bestimmt werden kann (☞ Abb. 7.9a+b).

Für einzelne Genabschnitte bei einer limitierten Anzahl von Patienten sind Sequenzierungen in einem Routinelabor durchführbar. Sollen bei einem Patienten mehrere Regionen untersucht werden oder bestimmte Gene bei einer sehr großen Anzahl von Patienten gescreent werden, kann die direkte Sequenzierung sehr mühsam und teuer werden. Hier bieten sich unterschiedliche Screeningverfahren an, mit denen festgestellt werden kann, ob in bestimmten Genabschnitten eine Mutation vorliegt, ohne die genaue Sequenz dafür zu ermitteln. Eine weitere Möglichkeit der Sequenzanalyse ist durch das sogenannte "*Next Generation Sequencing*" gegeben.

## 7.2.5. Next Generation Sequencing

Als zusätzliche Methodik zur allgemein verwendeten Sequenzierung nach Sanger ist seit kurzem das sogenannte „*Next Generation Sequencing*" (NGS) als neue und verbesserte Technologie verfügbar. Verschiedene NGS-Technologien sind momentan im Einsatz. Sie unterscheiden sich prinzipiell in ihrer Probenvorbereitung, haben aber alle als Grundprinzip gemeinsam, dass Sequenzdaten massiv parallel erzeugt werden. Es ist z.B. möglich, ganze Genome innerhalb weniger Tage zu sequenzieren.

Eine diagnostische Einsatzmöglichkeit in der Hämatologie ist vor allem im Bereich der Amplicon-Sequenzierung zur molekularen Mutationsanalyse gegeben. Hierbei werden gezielt Genbereiche mittels einer PCR amplifiziert. Die entstandenen PCR-Amplicons dienen dann als Matrize für die nachfolgende Amplifizierung für die *Next Genera-*

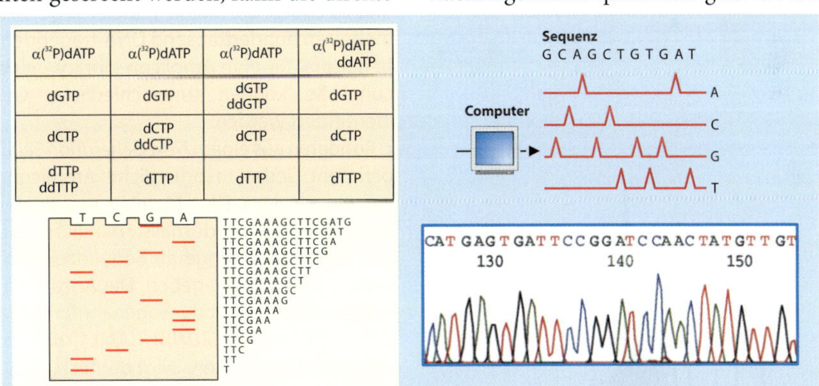


***Abb. 7.9:*** Sequenzierungstechniken. **Links**: Klassische Dideoxynukleotid-Sequenzierungsmethode. Es werden vier unterschiedliche Reaktionen angesetzt. In jeder Reaktion sind Dideoxynukleotide je eines der vier Nukleotide ATP, CTP, GTP und TTP im Unterschuss eingesetzt. Beim Einbau der Dideoxynukleotide kommt es zu zufälligen Kettenabbrüchen und so zur Entstehung sehr unterschiedlich langer Fragmente. Zusätzlich wird ein radioaktives Nukleotid eingesetzt. Nach Gelelektrophorese und Detektion per Autoradiographie lässt sich die Sequenz ablesen. **Rechts**: Bei der automatischen Sequenzierung werden in vier unterschiedlichen oder in einem einzigen Ansatz fluoreszenzmarkierte Dideoxynukleodide eingesetzt. Jedes Nukleotid ist durch einen Fluoreszenzfarbstoff definiert. Nach Kapillarelektrophorese auf einem Sequenzierungsgerät und computergestützter Auswertung lässt sich die Sequenz anhand eines Elektropherogramms ablesen.

tion Sequencing-Probenvorbereitung. Abb. 7.10 veranschaulicht den NGS-Ablauf am Beispiel einer Mutationsanalyse für das *RUNX1*-Gen.

Beim sogenannten "*Deep Sequencing*" werden einzelne Patienten-Amplicons hundertfach parallel sequenziert. Dadurch kann eine sehr hohe Sensitivität erreicht werden. In der Regel können Amplicons bis zu 400 bp an Sequenzabschnitten umfassen. Dies erlaubt eine genaue Auflösung von Punktmutationen, aber auch komplizierten Insertionen und Deletionen.

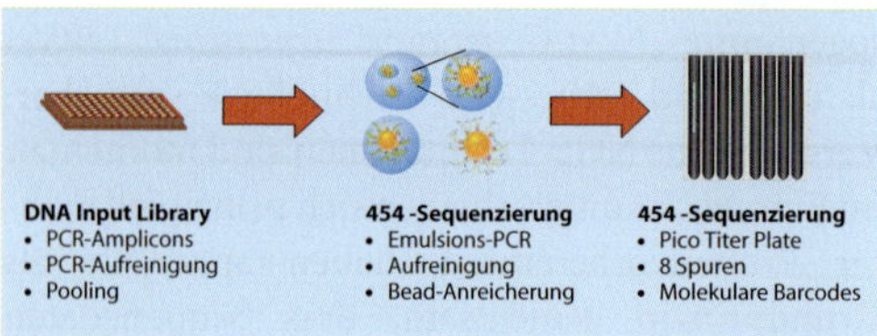


a

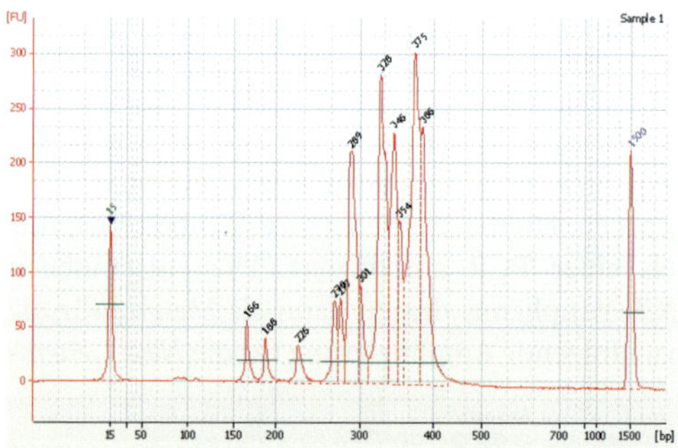


b

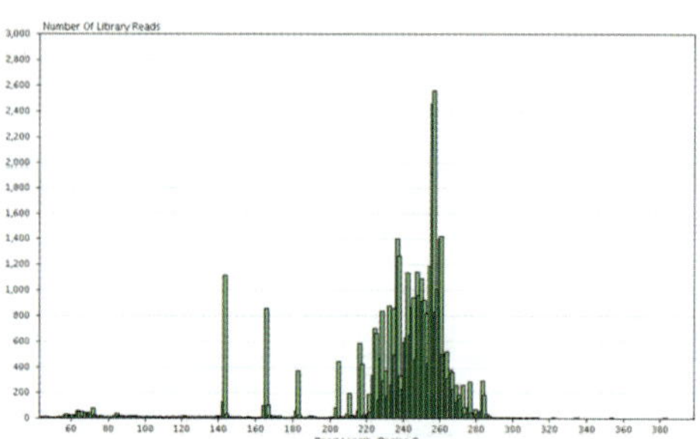


c

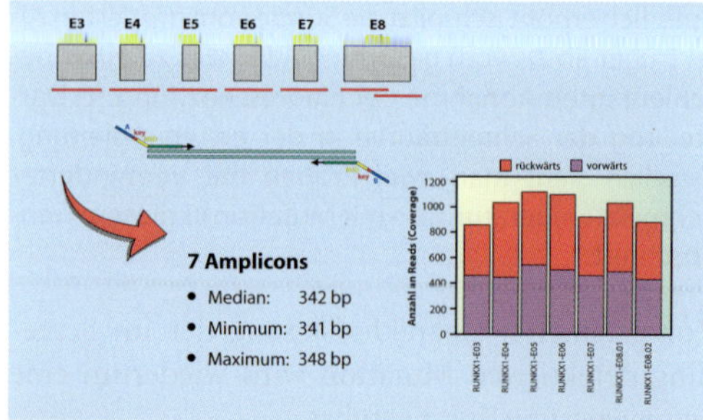


d

***Abb. 7.10a-d:*** Mutationsanalyse für *RUNX1* mittels *Next Generation Amplicon Deep Sequencing*.

**a**: Mittels PCR werden gezielt zu untersuchende Genbereiche aus Patientenmaterial amplifiziert. Die PCR-Amplicons werden anschließend aufgereinigt und verschiedene PCR-Reaktionen gemischt. Da während dieser PCR molekulare Barcodes eingefügt werden, ist es möglich, mehrere Patienten gleichzeitig zu analysieren. Die entstandenen Pools werden verdünnt und weiter für die 454-Pyrosequenzierung vorbereitet (www.454.com). Als Grundprinzip gilt, dass in einer Emulsions-PCR sogenannte *Capture Beads* und einzelne DNA-Moleküle in einem Öl-Wasser Gemisch eingekapselt werden. Im Idealfall enthält ein Tröpfchen dann 1 *Capture Bead*, 1 DNA-Molekül und die Nucleotide und Polymerase für die Amplifikationsreaktion. Nach erfolgter Amplifikation werden DNA-tragende und nicht DNA-tragende *Beads* von einander getrennt und aufgereinigt. Die DNA-tragenden *Beads* werden anschließend auf eine PicoTiter-Platte aufgetragen, und es erfolgt die massiv parallel Sequenzierung von mehreren hunderttausend DNA-tragenden *Beads*.

**b**: Beispiel für eine Amplicon-Library. Je nach Amplicongröße können unterschiedliche Genprodukte identifiziert werden.

**c**: Rohdaten aus einem *Next Generation Sequencing*-Experiment. Jedes ursprüngliche Amplicon, verdünnt auf ein einziges DNA-Molekül pro Reaktion in der Emulsions-PCR, wurde massiv parallel sequenziert. Die entsprechende Menge an Sequenzen pro Amplicon wird in "*Reads*" angegeben. Die Anzahl an *Reads* pro Amplicon entspricht der sogenannten "*Coverage*".

**d**: Am Beispiel des *RUNX1*- (AML1, *runt-related transcription factor 1*-) Gens wird deutlich, dass 7 einzelne Amplicons notwendig sind, um die gesamte codierende Region abzudecken. Es wurde ein bidirektionaler Sequenzierungsansatz gewählt um Sequenzbereiche mit hoher Genauigkeit zu sequenzieren. Die mediane Amplicon-Länge beträgt 342 Basenpaare. Mittels 454 Sequenzierung kann eine 800-fach- bis <1000-fach-*Coverage* eingestellt werden, so dass auch kleine Klone mit einer molekularen Mutation erkannt werden können.

## 7.3. Einsatz der molekularen Methoden bei Diagnose und im Krankheitsverlauf

### 7.3.1. Molekulare Methoden bei Diagnose

Die korrekte Diagnose einer Leukämie oder eines Lymphoms hat entscheidende Bedeutung für die Auswahl der richtigen Therapie. Da die Behandlungen immer spezifischer werden und zum Teil spezifische Strukturen als *Targets* haben, wird die Erkennung immer weiter spezifizierter Subgruppen wichtig. So werden heute die Patienten mit AML M3 und M3v mit ATRA behandelt, das direkt am *RARA*, einem der Partner des *PML-RARA*-Fusionsgens, angreift. Patienten mit *BCR-ABL1*-positiver CML und ALL sprechen auf Imatinib an, eine Substanz, die die Funktion der *ABL1*-Tyrosinkinase hemmt. Auch andere Tyrosinkinaseinhibitoren, besonders solche, die *KIT* oder *FLT3*, häufig bei akuten Leukämien aktivierte Rezeptor-Tyrosinkinase, hemmen sollen, kommen in ersten klinischen Studien zum Einsatz. Aus diesem Grunde steigt die Notwendigkeit zur Detektion molekularer Mutationen ständig.

Je nach Art der Verdachtsdiagnose, zytomorphologischen oder zytogenetischen Vorbefunden, Art und Menge des zur Verfügung stehenden Untersuchungsmaterials kommen unterschiedliche Methoden zum Einsatz.

Die meisten der häufigen reziproken Chromosomentranslokationen und Immunglobulin- sowie T-Zell-Rezeptorgen-Rearrangements lassen sich mittels PCR nachweisen. Sequenzspezifische *Primer* werden auf beiden Seiten eines Chromosomenrearrangements so gelegt, dass in den normalen nicht rearrangierten Allelen der jeweiligen beteiligten Gene kein Amplifikat erzeugt werden kann. Die Immunglobulin- und T-Zellrezeptor-Rearrangements lassen sich auf genomischer Ebene – also mit DNA als Ausgangsmaterial – nachweisen. Viele der reziproken Translokationen können dagegen wegen der genomisch sehr heterogenen Bruchpunkte sehr viel einfacher auf RNA-Ebene also mittels RT-PCR nachgewiesen werden. Selten könnten Fusionstranskripte auch dann nachgewiesen werden, wenn die klassische korrelierende Chromosomenaberration nicht vorliegt. In diesen Fällen liegen kryptische Rearrangements vor, d.h. nicht ganze Chromosomenarme sind rearrangiert, sondern es handelt sich um kleine Insertionen von Genmaterial in die entsprechenden Partner-Gene, was dann zu den entsprechenden Fusionsgenen führt. Solche Fälle unterstreichen die Bedeutung der molekularen Methoden in der Leukämie- und Lymphomdiagnostik. Ein PCR-Screening auf alle bekannten Genfusionen wird in der Regel jedoch nur dann empfohlen, wenn aufgrund nicht mehr vitalen Untersuchungsmaterials keine Zytogenetik durchgeführt werden konnte oder ein dringender Verdacht auf ein kryptisches Rearrangement vorliegt. Auf der anderen Seite sollte eine ergänzende molekulare Diagnostik bei zytogenetisch nachgewiesenen Translokationen immer stattfinden. Dieses gilt einerseits zur Absicherung des Ergebnisses mit einer zweiten Methode, aber vor allem als Ausgangsbefund für eventuell nachfolgende Remissionskontrollen. Da es sich bei der PCR um eine ausgesprochen sensitive Methode handelt, kann mit verfeinerten und vor allem quantitativen PCR basierten Verfahren im Therapieverlauf minimale Resterkrankung nachgewiesen werden

### 7.3.2. Remissionskontrollen mittels unterschiedlicher molekularer Techniken

Remissionskontrollen während und nach der Therapie sind von zunehmender Bedeutung in der Therapie von Leukämien und Lymphomen. Dabei spielen die molekulargenetischen Verfahren mittels PCR aufgrund ihrer Sensitivität die wichtigste Rolle. Hiermit können maligne Zellen auch in Fällen nachgewiesen werden, die morphologisch, zytogenetisch oder molekularzytogenetisch (FISH) in kompletter Remission sind. Seit einigen Jahren bietet die sogenannte *Real-Time*-PCR darüber hinaus die Möglichkeit, geringe Mengen von PCR-Produkten sehr genau zu quantifizieren. Hierdurch ist es möglich geworden, die Kinetik der malignen Zellen während und nach der Therapie genau zu quantifizieren.

Ein molekularer Marker (*Target*) findet sich z.B. bei allen Philadelphia-positiven CML (*BCR-ABL1*), bei 90 % aller ALL (*BCR-ABL1*, *MLL-AF4* oder *IGH*- und *TCR*-Genrearrangements) und bei ca. 60-70 % aller AML. Hierbei werden vor allem Fusionsgene wie *PML-RARA*, *CBFB-MYH11*, *RUNX1-RUNX1T1*, *MLL*-Rearrangements und

| Verfahren | Anwendung | Vorteil | Nachteil |
|---|---|---|---|
| Southern Blot | • Bei weniger gut charakterisierten Rearrangements, z.B. wenn nur ein Partnergen bekannt ist<br>• Wird oft für zytogenetisch nicht detektierbare MLL-Rearrangements verwandt | • Möglich, wenn genaue Fusion noch nicht kloniert wurde<br>• Quantifizierung möglich | • Es wird viel Ausgangsmaterial (DNA) benötigt<br>• Zeitaufwendig<br>• Wenig sensitiv |
| PCR | • Molekulare Charakterisierung bei Diagnose<br>• Zur Absicherung des zytogenetischen Befundes oder wenn keine Zytogenetik möglich ist | • Es wird wenig Ausgangsmaterial (DNA oder RNA) benötigt<br>• Schnell<br>• Sensitiv | • Zielsequenz muss genau bekannt sein, d.h. muss kloniert sein |
| *Real-Time*-PCR | • Quantifizierung von genetischem Material oder Genaktivität<br>• Meist für die Detektion minimaler Resterkrankung | • Sensitiv<br>• Quantitativ | • Zielsequenz muss genau bekannt sein |
| Digitale PCR | • Quantifizierung von genetischem Material oder Genaktivität<br>• Meist für die Detektion minimaler Resterkrankung | • Sensitiv<br>• Relative einfache absolute Quantifizierung möglich | • Zielsequenz muss genau bekannt sein<br>• Im Moment noch teurer als konventionelle *Real-Time*-PCR |
| Sequenzierung | • Nachweis von Genmutationen und Charakterisierung neuer bzw. individueller Rearrangements | • Charakterisierung jedes einzelnen Nukleotids in einer Sequenz möglich | • Relativ aufwendig |
| Next Generation Sequencing | • Nachweis von Genmutationen und Charakterisierung neuer bzw. individueller Rearrangements | • Hochdurchsatz möglich<br>• für sehr vielseitige Fragestellungen geeignet | • Relative aufwendige Geräteausstattung und Bioinformatik notwendig |
| Mikrosatelliten | • Chimärismusanalysen nach Knochenmarktransplantation | • Sehr spezifisch und sensitiver als FISH<br>• Auch bei gleichgeschlechtlich Transplantierten anwendbar | • Weniger sensitiv als *Real-Time*-PCR |

***Tab. 7.1:*** Anwendungsbereich, Stärken und Schwächen bestimmter molekulargenetischer Untersuchungsmethoden.

weitere seltene Fusionsgene herangezogen. Zunehmend können auch Genmutationen wie *NPM1*-Mutationen, *FLT3*-Mutationen sensitiv mittels *Real-Time*-PCR quantifiziert werden. Auch die neuen "*Deep Sequencing*"-Methoden werden mittlerweile zur Detektion von Resterkrankungen herangezogen, besonders dann, wenn individuelle Genmutationen nachgewiesen werden sollen, für die keine quantitiven *Real-Time*-Assays vorliegen. Bei Lymphomen können zumeist Folgeuntersuchungen anhand klonaler Immunglobulinrearrangements durchgeführt werden.

Steht kein spezifischer Genmarker zur Verfügung, können Mikrosatelliten-Polymorphismen als Marker für Chimärismusanalysen nach allogener Knochenmarktransplantation herangezogen werden, indem man die genetischen Konstellationen von 8-15 Allelen von Spender und Empfänger vor und nach der Transplantation vergleicht (5). Nach einer PCR mit Fluoreszenz gekoppelten *Primern* werden die markierten PCR-Produkte auf einem Sequenzierautomaten mittels des Fragmentanalysemodus auf ihre Größe hin untersucht. Dieses Verfahren stellt eine sehr zuverlässige Methode dar, um eine minimale Resterkrankung zu detektieren, wenn andere molekulare Marker fehlen. Im Gegensatz zur Zytogenetik bzw. FISH-Diagnostik können hiermit auch gleichgeschlechtlich transplantierte Patienten im Verlauf untersucht werden. Abhängig von den einzelnen Polymorphismen kann auch hiermit jedoch lediglich eine Sensitivität 1:100 Zellen erreicht werden.

Von entscheidender Bedeutung für eine möglichst sensitive molekulare MRD-Diagnostik ist, dass das Untersuchungsmaterial so frisch wie möglich aufgearbeitet wird, im besonderen dann, wenn RNA als Ausgangsmaterial eingesetzt werden muss, da RNA eine Halbwertzeit von nur einem Tag hat, d.h. wird das Material erst 2-3 Tage nach Punktion aufgearbeitet, sinkt die Sensitivität der Methode auf 25-12,5 %.

| Methode | Sensitivität |
|---|---|
| Zytogenetik | 1:25 |
| Hypermetaphase FISH | 1:100 |
| Interphase FISH | 1:500 |
| *Nested*-PCR (abhängig vom *Target*) | $10^{-3}$-$10^{-6}$ |
| *Real-Time*-PCR (abhängig vom *Target*) | $10^{-2}$-$10^{-6}$ |
| *Deep Sequencing* | $10^{-2}$-$10^{-3}$ |
| Mikrosatelliten-PCR (abhängig vom *Target*) | $10^{-2}$ |

***Tab. 7.2:*** Sensitivitäten unterschiedlicher MRD-Methoden.

### 7.3.3. Probenmaterial

Bei Diagnose können molekulare Untersuchungen bei Leukämien praktisch an jedem Probenmaterial durchgeführt werden. Dabei ist weder der Stabilisator entscheidend noch ob es sich um *Blut* (PB) oder *Knochenmark* (KM) handelt. Lediglich wenn bereits bei Diagnose eine Quantifizierung durchgeführt werden soll, sollte KM eingesetzt werden. Bei Lymphomen wird für die Diagnostik in der Regel Material aus den befallenen Lymphknoten eingesetzt. Bei der CLL und dem Plasmozytom wird KM oder PB verwendet.

Für Verlaufskontrollen gilt für die AML die Untersuchung des *Knochenmarks* (KM) als Standard. Kann kein KM gewonnen werden, ist eine MRD-Untersuchung an PB möglich, die Sensitivität liegt jedoch um 1-2 Größenordnungen unter der von KM. Bei der CML kann PB gleichwertig zum KM eingesetzt werden. Während auch bei der T-ALL PB und KM gleichwertig benutzt werden können, muss bei der B-ALL unbedingt KM im Verlauf analysiert werden. Bei Lymphomen können residuelle Zellen in PB und in der Regel mit noch höherer Sensitivität im Knochenmark nachgewiesen werden.

Für akute Leukämien und Lymphome werden zunächst mononukleäre Zellen isoliert, wogegen bei der CML in der Regel eine reine Erythrozytenlyse durchgeführt wird. Aus den so separierten Zellpräparationen werden die Nukleinsäuren gewonnen.

| | Diagnose | | Verlauf | |
|---|---|---|---|---|
| | KM | PB | KM | PB |
| AML | x | (x) | x | - |
| MDS | x | (x) | x | - |
| B-ALL | x | (x) | x | - |
| T-ALL | x | x | x | x |
| CML | x | x | x | x |
| CLL | x | x | x | x |
| Lymphome | Lymphknoten, (KM) | (x) | x | (x) |
| x: geeignet, (x): wenig geeignet, -: nicht geeignet | | | | |

***Tab. 7.3:*** Geeignetes Untersuchungsmaterial.

## 7.4. Diagnostik der AML

### 7.4.1. Nachweis von Fusionsgenen

In der molekularen Diagnostik der AML geht es vor allem um den Nachweis von Fusionsgenen mittels RT-PCR (6, 7). Bei ca. 25 % aller AML liegen reziproke Chromosomenrearrangements vor. Die meisten zytogenetisch detektierbaren Rearrangements wurden bereits kloniert. Hierdurch kennt man die Gene, die aufgrund der entsprechenden Chromosomenrearrangements Fusionsgene bilden. Bei der AML führen die häufigsten reziproken Translokationen t(15;17), t(8;21), inv(16)/t(16;16) auf molekularer Ebene zur Bildung der *PML-RARA*-, *RUNX1-RUNX1T1*- und *CBFB-MYH11*-Fusionsgene (☞ Tab. 7.4). Sowohl bei der ALL als auch bei der AML finden sich Rearrangements des *MLL*-Gens, wobei mehr als 50 Translokationspartner beschrieben wurden, die anscheinend einen entscheidenden Einfluss auf die Art der Leukämie haben. Bei der AML finden sich am häufigsten Rearrangements mit den Partnergenen *AF6*, *AF9* und *AF10*. Außerdem gibt es bei allen Leukämien seltene reziproke Rearrangements, die zahlenmäßig zum Teil unter 1 % ausmachen, aber als nützliche Zielstrukturen für die Diagnostik dienen können.

### 7.4.2. Molekulare Mutationen bei der akuten myeloischen Leukämie (AML)

In den letzten Jahren wurde eine Reihe von Mutationen und kleinen Genrearrangements beschrieben, die zytogenetisch nicht detektierbar sind, aber in Zukunft sicher einen wichtigen Beitrag in der molekularen Diagnostik von Leukämien spielen werden.

Zu diesen molekularen Mutationen bei der AML gehören zum Beispiel die partiellen Tandemduplikationen im *MLL*-Gen (*MLL*-PTD; Lit. [8]) und die Längenmutation im *FLT3*-Gen (9). Diese Mutationen werden gerade bei den AML häufig gefunden, die zytogenetisch einen normalen Karyotyp

| Zytogenetik | Fusionsgen | Subtyp | Häufigkeit | |
|---|---|---|---|---|
| | | | Kinder | Erwachsene |
| t(8;21)(q22;q22) | *RUNX1-RUNX1T1* | M2/(M1) | 10-15 % | 8-12 % |
| inv(16)(p13q22) | *CBFB-MYH11* | M4eo | 6-12 % | 8-12 % |
| t(15;17)(q22;q21) | *PML-RARA* | M3/M3v | 8-15 % | 8-10 % |
| t(6;11)(q27;q23) | *MLL-AF6* | M4/M5a | 2-5 % | < 1 % |
| t(9;11)(p22;q23) | *MLL-AF9* | M5a | 8-10 % | 1-2 % |
| t(10;11)(p13;q23) | *MLL-F10* | M5a | < 1 % | 1-2 % |
| t(11;19)(q23;p13) | *MLL-ENL* | M5a | < 1 % | < 1 % |
| t(11;19)(q23;p13) | *MLL-ELL* | M5a | < 1 % | < 1 % |
| t(3;21)(q26;q22) | *RUNX1-EVI1* | n.a. | 1 % | < 1 % |
| t(6;9)(p23;q34) | *DEK-CAN* | M1/M2/M4 | 1-2 % | < 1 % |
| t(8;16)(p11;p13) | *MYST3-CREBBP* | M4/M5 | < 1 % | < 1 % |
| t(1;22)(p13;q13) | *OTT-MAL* | M7 | 2 % | n.a. |
| t(7;11)(p15;p15) | *HOXA9-NUP98* | M2 | n.a. | < 1 % |
| t(10;11)(p13;q14) | *CALM-AF10* | M0/M1/M5 | n.a. | < 1 % |
| t(16;21)(p11;q22) | *FUS-ERG* | | n.a. | < 1 % |

***Tab. 7.4:*** Fusionsgene bei der AML.

haben. Die *FLT3*-ITD findet sich bei 10-15 % aller kindlichen und bei 20-25 % aller erwachsenen AML. Außerdem haben weitere 6-7 % aller AML Punktmutationen in der Tyrosinkinasedomäne des *FLT3*-Gens (TKD-Mutationen; Lit. [10]; ☞ Tab. 7.5). Zu den häufigsten Mutationen bei der AML gehören *NPM1*-Mutationen, die man in 50 % aller AMLs mit normalem Karyotyp detektieren kann (11-14). So sind die *NPM1* und *FLT3*-Mutationen die häufigsten Genveränderungen, die man bei der AML heute kennt (☞ Tab. 7.5). Hinzu kommen Mutationen in den Transkriptionsfaktoren *CEBPA* und *RUNX1*, die eine wichtige Rolle in der Hämatopoese spielen (15, 16). Im Detail finden sich *CEBPA*-Mutationen bei 7-15 % aller AML, und es konnte nachgewiesen werden, dass diese mit einer besonders günstigen Prognose einhergehen, wenn zwei unterschiedliche Mutationen auf je einem der Allele vorliegen ("biallelische Mutationen") (17). *NPM1* sowie die *CEBPA*-mutierten AMLs wurden mittlerweile als provisorische Entitäten in die WHO-Klassifikation aufgenommen. Mutationen im *RUNX1*-Gen wurden in 7-32 % aller AMLs nachgewiesen und sind mit einer ausgesprochen ungünstigen Prognose assoziiert (18, 19). Darüber hinaus wurde in den letzten Jahren eine Vielzahl von weiteren Mutationen besonders bei AML mit normalem Karyotyp nachgewiesen. Dazu gehören Mutationen in den *IDH1*- und *IDH2*-Genen (20, 21), Mutationen im *TET2*-Gen (22) und im *DNMT3A*-Gen (23). Die prognostische Relevanz dieser Mutationen wird zum Teil noch kontrovers diskutiert bzw. hängt manchmal auch von der Kombination einzelner Mutationen ab. Molekulare Mutationen im normalen Karyotyp finden sich in sehr unterschiedlichen Kombinationen. So treten *FLT3*-Mutationen häufig zusammen mit *NPM1*-, *RUNX1*-, *CEBPA*-Mutatio-

| Mutation | Häufigste Subtypen | | Häufigkeit gesamt |
|---|---|---|---|
| *MLL*-PTD | • Normaler Karyotyp<br>• Trisomie 11 | (11 %)<br>(20-50 %) | 6,5 % |
| *FLT3*-ITD | • Normaler Karyotyp<br>• t(15;17)<br>• t(6;9) | (40 %)<br>(35 %)<br>(80 %) | 23 % |
| *FLT3*-TKD | • Alle AML | | 6,5-7 % |
| *NPM1* | • Normaler Karyotyp | (50 %) | 25 % |
| *CEBPA* | • Normaler Karyotyp | (7-8 %) | 4-5 % |
| *RUNX1* | • M0<br>• +13<br>• Normalerkaryotyp | (22 %)<br>(90 %)<br>(20-30 %) | 10 % |
| *NRAS* | • inv(16)<br>• inv(3)/t(3;3) | (45 %)<br>(75 %) | 10 %<br>75 % |
| *KRAS* | • inv(16); t(8;21)<br>(bei Kindern) | (5-20 %) | < 1 % |
| *KITD816* | • t(8;21)<br>• -Y | (12 %)<br>(45 %) | 1,5 % |
| *KITexon8* | • inv(16) | (10 %) | < 1 % |
| *IDH1* | • Normaler Karyotyp | (10 %) | 5 % |
| *IDH2* | • Normaler Karyotyp | (20 %) | 10 % |
| *TET2* | • Normaler Karyotyp | (25 %) | 12-13 % |
| *DNMT3A* | • Normaler Karyotyp | (25-30 %) | 15-20 % |

***Tab. 7.5:*** Molekulare Mutationen bei der AML.

| PCR-Marker | Häufigkeit | Normale und andere intermediäre Karyotypen | Komplex aberranter Karyotyp |
|---|---|---|---|
| *PML-RARA* | 7-8 % | - | - |
| *RUNX1-RUNX1T1* | 7-8 % | - | - |
| *CBFB-MYH11* | 7-8 % | - | - |
| *MLL-AF6*<br>*MLL-AF9*<br>*MLL-AF10*<br>*MLL-ENL*<br>*MLL-ELL* | 5 % | - | - |
| *MLL-PTD* | 6 % | 10 % | 2 % |
| *FLT3*-ITD | 23 % | 40 % | 2 % |
| *NPM1* | 25 % | 50 % | - |
| *WT1* | 100 % | 100 % | 100 % |
| *EVI1* | 20 % | 10 % | 10 % |

***Tab. 7.6:*** Anwendbarkeit von verschiedenen PCR-Markern für die MRD-Diagnostik bei der AML.

nen sowie *MLL-PTD* auf. *MLL-PTD* sind sehr häufig mit *RUNX1* assoziiert (24). Die *IDH1*-, *IDH2*- und *TET2*-Mutationen sind häufig mit *NPM1*-Mutationen assoziiert, wobei sich *IDH*- und *TET2*-Mutationen in der Regel ausschließen. Der Nachweis dieser Marker bietet nicht nur eine Grundlage für eine spätere MRD-Diagnostik, sondern die Marker haben schon eine primäre prognostische Bedeutung. Somit kann man die AML mittlerweile als die molekulargenetisch am besten charakterisierte hämatologische Neoplasie bezeichnen. Die ständig wachsende Anzahl der molekularen Mutationen und deren klinische Bedeutung stellen wachsende Anforderungen an die Nachweismethoden, wobei der Hochdurchsatzsequenzierung eine zunehmende Bedeutung zukommt.

### 7.4.3. Remissionskontrollen bei der AML

Bei der AML wurde die Detektion *minimaler Resterkrankung* (MRD) mittels sensitiver PCR-basierter Methoden zunächst anhand von Fusionstranskripten durchgeführt (25-28). Mit diesen Markern kann bei guter Qualität des Untersuchungsmaterials eine Sensitivität von $10^{-5}$ bis $10^{-6}$ erreicht werden. Am besten untersucht ist dabei die *PML-RARA*-positive AML. Es konnte vielfach gezeigt werden, dass persistierende *PML-RARA*-Positivität sowie erneute Positivität nach vorangegangener Negativität immer mit einem Rezidiv einhergehen und dass somit diese PCR-Befunde therapeutische Konsequenzen haben müssen (29). Auch für die *RUNX1-RUNX1T1*- und *CBFB-MYH11*-positive AML konnte gezeigt werden, dass bestimmte Werte nach Induktionstherapie (30-33) oder ein sehr geringer oder nicht mehr nachweisbarer geringer Expressionslevel der Fusionsgene nach Abschluss der Konsolidierungstherapie Grundvoraussetzung für eine andauernde Remission ist (28). Es konnte sogar gezeigt werden, dass ein quantitativ gemessener sehr hoher Expressionslevel bei Diagnose bereits prognostisch negativ zu bewerten ist. Darüber hinaus ist es möglich, über einen Wiederanstieg der Expressionsrate ein Rezidiv bereits bis zu drei Monate vor klinischer Manifestation zu detektieren.

Später zeigte sich, dass auch *MLL*-Fusionsgene und die *MLL*-PTD als *Targets* für Verlaufskontrollen sehr gut geeignet sind. Eine prognostische Bedeutung ließ sich hier aufgrund der geringen Fallzahlen bisher nicht ableiten (34-36).

Da die *FLT3*-ITD, die *NPM1*-Mutationen und auch alle in den letzten Jahren neu beschriebenen molekularen Mutationen vor allem bei der AML mit normalem und anderen prognostisch intermediären Karyotypen vorliegen, bei der bisher keine sensitiven molekularen Untersuchungen möglich waren, liegt es nahe, diese Marker bei der MRD-Diagnostik für Verlaufskontrollen zu nutzen (9, 37, 38). Die prognostische Wertigkeit der *NPM1*-

Mutationen als Verlaufsmarker sowohl unter konventioneller Chemotherapie als auch nach Stammzelltransplantation wurde mittlerweile an großen Fallzahlen nachgewiesen (39). Anhand spezifischer Verlaufskinetiken der unterschiedlichen AML-Subtypen wurde sogar gezeigt, dass bestimmte Marker mit charakteristischen Rezidivkinetiken einhergehen (40). Daraus wurden dann Richtlinien für sinnvolle Untersuchungszeitpunkte für die einzelnen AML-Subtypen abgeleitet(40). Der Wert der *FLT3*-ITD als Verlaufsmarker wurde zunächst kontrovers diskutiert, da diese Mutationen im Krankheitsverlauf nicht ganz stabil zu sein schien (41). Mittlerweile zeichnet sich allerdings ab, dass die *FLT3*-ITD durchaus ein valider Verlaufsmarker ist und eine Akkumulation ein guter Indikator für ein drohendes Rezidiv ist.

Bei AML-Typen ohne nachweisbare Mutationen können überexprimierte Gene wie *WT1* und *EVI1* als MRD-Marker herangezogen werden (38, 42, 43). Für *WT1* gab es sogar eine Europa weite Studie, die die Wertigkeit als Verlaufsmarker belegt (44). Da diese Gene, wie auch die *MLL*-PTD in geringem Maße auch in gesunden Zellen exprimiert sind, ist die Sensitivität im Vergleich zu Fusionstranskripten und patientenspezifischen Rearrangements geringer und liegt bei ca. 10-2 bis 10-4.

## 7.5. Molekulare Diagnostik bei Myelodysplastischen Syndromen (MDS)

Analog zu den AML finden sich bei den *myelodysplastischen Syndromen* (MDS) auf molekularer Ebene Deletionen, Fusionsgene und Genmutationen. Zunehmend wird deutlich, wie ähnlich das MDS und die AML aus genetischer Sicht ist. Eine ergänzende molekulare Diagnostik nimmt auch für die MDS ständig an Bedeutung zu, denn sie spielt in zunehmendem Maße eine Rolle bei der Subklassifizierung, Progressionsbeurteilung und Auswahl von individualisierten Therapiestrategien.

### 7.5.1. Nachweis von Deletionen bei MDS

Bei den *myelodysplastischen Syndromen* (MDS) spielen Deletionen von genetischem Material die eine große Rolle. Wie bei der AML sind besonders häufig Regionen in 5q, 7q, 12p, 13q und 17p deletiert, die eine große Anzahl von Genen für Wachstumsfaktoren, Rezeptoren, Tumorsuppressorgenen, Transkriptionsfaktoren, Zellzyklusregulatoren und DNA-Reparatur enthalten (☞ Tab. 7.7; Lit. [45]). Diese Deletionen lassen sich mittels quantitativem *Southern Blot* unter Verwendung von Sonden aus den entsprechenden Regionen oder mittels Mikrosatellitenanalysen nachweisen. Nachteile dieser Untersuchungen sind, dass relativ große Mengen an DNA bzw. die parallele Untersuchung von gesundem Material benötigt werden. Aus diesem Grunde ist die FISH-Diagnostik von Deletionen den molekulargenetischen Methoden überlegen und muss empfohlen werden, wenn intakte Zellen verfügbar sind.

| Region | Kandidaten-gene | Funktion |
|---|---|---|
| 5q | *IL-3*<br>*IL-4*<br>*IL-5*<br>*M-CSF*<br>*GM-CSF*<br>*FMS*<br>*PDGFR*<br>*ETM*<br>*FGR-R4*<br>*IRF1* | Wachstumsfaktoren und Rezeptoren |
| 7q | *PIK3CG*<br>*EPO*<br>*PLANH1*<br>*ASNS*<br>*HRAS* | Tumorsuppressor, DNA-Reparatur und Zellzyklus |
| 12p | *ETV6* | Transkriptionsfaktor |
| 13q | *RB1* | Tumorsuppressor |
| 17p | *TP53* | Tumorsuppressor |

***Tab. 7.7:*** Häufig deletierte Regionen bzw. Gene beim MDS.

### 7.5.2. Nachweis von Fusionsgenen bei MDS

Es wurde eine große Anzahl von Fusionsgenen bei den myelodysplastischen Syndromen beschrieben (☞ Tab. 7.8). Viele davon sind jedoch nicht spezifisch für die MDS, sondern können auch bei akuten myeloischen Leukämien auftreten. Jedes einzelne dieser Fusionsgene ist zudem sehr selten bzw. nur in Einzelfällen beschrieben. Insgesamt finden sich Fusionsgene nur bei 3-5 % aller MDS und spielen somit bei dieser Entität eine untergeordnete Rolle.

| Zytogenetik | Fusionsgen |
|---|---|
| t(3;5)(q25;q24) | *MLF1-NPM1* |
| | *ETV6*-Fusionen |
| t(1;12)(q21;p13) | *ETV6-ARNT* |
| t(3;12)(q26;p13) | *ETV6-EVI1* |
| t(5;12)(q31;p13) | *ASC2-ETV6* |
| t(12;22)(p13;q11) | *MN1-ETV6* |
| t(9;12)(q22;p12) | *ETV6-SYK* |
| | Nukleoporin-Genfusionen |
| t(2;11)(q31;p15) | *NUP98-HOXD13* |
| t(7;11)(p15;p15) | *NUP98-HOXA9* |
| t(11;17)(p15;q21) | *NUP98-HOXB* |
| (p15;q13) | *NUP98-HOXC* |
| t(11;20)(p15;q11) | *NUP98-TOP1* |
| inv(11)(p15q22) | *NUP98-DDX* |
| | *EVI1*-Familie |
| t(3;3)(q21;q26) | *EVI1* |
| inv(3)(q21q26) | *EVI1* |
| t(1;3)(p36;q21) | *MEL1* |
| t(3;12)(q26;p13) | *RUNX1-EVI1* |
| t(3;21)(q26;q22) | *ETV6-RUNX1* |

***Tab. 7.8:*** Fusionsgene beim MDS.

### 7.5.3. Molekulare Mutationen bei den MDS

Während der letzten Jahre kristallisierte sich heraus, dass das MDS aus molekulargenetischer Sicht der AML extrem ähnlich ist. Praktisch alle Mutationen, die für die AML beschrieben wurden, wurden auch bei den unterschiedlichen MDS-Typen nachgewiesen: *FLT3, NPM1, MLL-PTD, RUNX1, CEBPA, NRAS, IDH1, IDH2, TET2, WT1, DMT3A, ASXL1* (46-51). Dabei scheinen im Zustand des MDS lediglich weniger Mutationen pro Zelle vorzuliegen. Eine Akkumulation von weitern Mutationen findet sich dagegen im Übergang vom MDS zur AML (52, 53). Die häufigsten Mutationen befinden sich im *RUNX1* und *TET2*-Gen, die mit einer Häufigkeit von je ca. 20 % auftreten und auch schon früh nachgewiesen werden können. Es folgen *NRAS*-Mutationen mit ca. 10 %. Alle anderen Mutationen sind sehr viel seltener und gehen in der Regel mit einer Krankheitsprogression einher. In Entitäten mit erhöhter Thrombozytenzahl wie dem RARS-T und dem 5q-Syndrom finden sich auch häufig *JAK2V617F*-Mutationen, die eher charakteristisch für die *myeloproliferativen Neoplasien* (MPN) sind (54-56). Aus diesem Grunde ist der Stellenwert der molekularen Diagnostik beim MDS in den letzten Jahren extrem gestiegen (57).

| Mutation | Häufigkeit | Häufigster Subtyp |
|---|---|---|
| *TP53* | 5-10 % | RAEB1, RAEB2 |
| *WT1* | < 1 % | RAEB1, RAEB2 |
| *RB1* | < 1 % | RAEB1, RAEB2 |
| *RUNX1* | 20 % | RAEB, RAEB1, RAEB2 |
| *CEBPA* | < 1 % | RAEB1, RAEB2 |
| *MLL*-PTD | 4,3 % | RAEB1, RAEB2 |
| *FLT3*-ITD | 2,3 % | RAEB1 |
| *FLT3*-TKD | 0,7 % | RAEB1 |
| *JAK2* | 10 % | RARS-T und 5q-Syndrom |
| *KIT* | 0,8 % | RAEB1, RAEB2 |
| *NRAS* | 10 % | RAEB1, RAEB2 |
| *TET2* | 20 % | RAEB, RAEB1, RAEB2 |
| *IDH1* | 4 % | RAEB1, RAEB2 |
| *IDH2* | 8 % | RAEB1, RAEB2 |
| *DNMT3A* | 8 % | RAEB1, RAEB2 |
| *ASXL1* | 6-20 % | RA, RARS, RAEB1, RAEB2 |

***Tab. 7.9:*** Häufigkeiten von molekularen Mutationen beim MDS.

### 7.5.4. Verlaufsmarker beim MDS

Fusionsgenspezifische PCRs sind in 3-5 % aller MDS – also nur selten – für Verlaufskontrollen anwendbar. Hier müssen andere Parameter etabliert werden.

Das *WT1*-Gen z.B. ist in der normalen Hämatopoese kaum exprimiert. Die Expression bei der AML ist dagegen sehr hoch, so dass eine hohe *WT1*-Expression als Marker für eine leukämogene Hämatopoese gilt. Es konnte gezeigt werden, dass der Anstieg der WT1-Expression mit einem Progress des MDS bzw. mit der Transformation in eine AML verbunden ist (58). So scheint eine quantitative *WT1*-spezifische PCR ein guter Verlaufsparameter für das MDS zu sein. Ähnlich verhält es sich mit der *p15INK4b*-Methylierung. Ein erhöhter Methylierungsgrad scheint ebenfalls mit einem Progress des MDS zu korrelieren (59). Die *WT1*-Expression ist allerdings mittels *Real-Time*-PCR quantitativ besser zu erfassen als die *p15INK4b*-Methylierung, für die bisher keine quantitativen Methoden zur Verfügung stehen. Ansonsten können alle Genmutationen analog zur AML als Verlaufsmarker eingesetzt werden.

## 7.6. MDS/MPN-Overlap-Erkrankungen und CMML

Die Molekulargenetik dieser Erkrankungen ist tatsächlich eine Kombination von Markern, die man typischerweise beim MDS (*RUNX1, NRAS*), und bei MPN (*JAK2V617F*) finden. Eine besonders charakteristische Art von Mutationen dieser Entität sind die CBL-Mutationen (60). Am besten charakterisiert ist die CMML, bei der sich Mutationen von *RUNX1, JAK2V617F, TET2, NRAS, CBL* und *EZH2* finden, wobei diese auch häufig in den unterschiedlichsten Kombinationen auftreten (61, 62).

## 7.7. Diagnostik der CML

Das molekulare Korrelat der Philadelphia-Translokation t(9;22) ist das *BCR-ABL1*-Fusionsgen. Die Diagnose einer CML hängt immer von dem Nachweis einer Philadelphia-Translokation ab. Dieser Nachweis wird in der Regel zytogenetisch durchgeführt. Da jedoch ungefähr 5 % aller CML zytogenetisch nicht detektierbare kryptische *BCR-ABL1*-Rearrangements haben, muss empfohlen werden, immer eine FISH- und/oder PCR-Diagnostik parallel zur zytogenetischen Untersuchung durchzuführen. Theoretisch genügt eine ausschließliche FISH- und/oder PCR-Diagnostik zum Nachweis der t(9;22). Hiermit können jedoch keine zytogenetischen Zusatzaberrationen nachgewiesen werden, die auf eine bereits weiter fortgeschrittene Erkrankung hindeuten könnten. Eine PCR-basierte Quantifizierung der *BCR-ABL1*-Expression dient darüber hinaus als Ausgangsdiagnose für nachfolgende Verlaufsuntersuchungen, da schon bei Diagnose unterschiedliche *BCR-ABL1*-Fusionsvarianten vorliegen können. Dieses ist wichtig, um im Verlauf eine für die entsprechende Variante optimierte quantitative PCR durchführen zu können.

Bei einigen *BCR-ABL1*-Rearrangements liegt zusätzlich eine Deletion des *ABL1* 5'Bereichs vor, was mit einer schlechteren Prognose einherzugehen scheint (63). Bei diesen Fällen lässt sich mittels PCR kein reziprokes Fusionstranskript *ABL1-BCR* nachweisen.

### 7.7.1. Verlaufskontrollen bei der CML

Das molekulare Monitoring während der Therapie ist heute mittlerweile als eine Standarddiagnostik bei der CML zu bewerten (64). Unabhängig von der Therapie, die ein CML-Patient bekommen hat, lässt sich das Ansprechen am besten sowohl im Hinblick auf die Quantität als auch die Sensitivität mittels *Real-Time*-PCR messen. Im Gegensatz zu den meisten anderen Leukämien lässt sich bei der CML die Verlaufsdiagnostik am peripheren Blut durchführen. Es wird empfohlen alle 3 Monate eine *BCR-ABL1*-Quantifizierung am peripheren Blut durchzuführen (65). Erst wenn das *BCR-ABL1*-Transkript wieder ansteigt, kommen erneut FISH-Analysen bzw. Chromosomenanalysen hinzu. Die *BCR-ABL1*-Quantifizierung ist das bei weitem am besten standardisierte PCR-basierte Verfahren in der Leukämiediagnostik mit einem gut funktionierenden weltweiten Netzwerk (66, 67). Für das diagnostische Vorgehen bei der CML gibt es im Rahmen des Europäischen Kompetenznetzwerkes erarbeitete Richtlinien (68). So wurden genaue Kriterien festgelegt, wie ein "*molecular response*" definiert ist (69). So spricht man z.B. bei einer *BCR-ABL1*-Reduktion von mehr als 3 Größenordnungen innerhalb von einem Jahr von einer "*major molecular response*" unter Imatinib.

Ein Wiederanstieg der *BCR-ABL1*-Expression unter der Therapie mit einem Tyrosinkinaseinhibitor wie Imatinib, Dasatinib oder Nilotinib ist ein Indikator für das Vorliegen einer Tyrosinkinaseinhibitorresistenz (70). Etwa 40 % dieser Resistenzen beruhen auf einem Aminosäureaustausch im *ABL1*-Anteil des *BCR-ABL1*-Fusionsgens. In diesen Fällen wird eine Sequenzierung des *ABL1*-Anteils empfohlen.

### 7.7.2. Tyrosinkinaseinhibitor-Resistenzen bei der *BCR-ABL1*-positiven Leukämie

Bis zu 20 % aller CML sind primär resistent gegenüber dem spezifischen Therapeutikum Imatinib (71). Diese primäre Resistenz kann in einigen Fällen durch Dosiserhöhung oder Kombinationstherapie mit INF-α ausgeglichen werden (72). Aus diesem Grund ist es wichtig geworden, aufgrund eines neuen Medikaments die primäre Diagnostik zu erweitern, um solche Resistenzen frühzeitig zu detektieren. Ähnliche Resistenzentwicklungen wurden unter Dasatinib und Nilotinib beschrieben. Ein Großteil der Resistenzen (etwa 40 %) beruht auf Punktmutationen im *ABL1*-Anteil des *BCR-ABL1*-Fusionsgens (73). An 50 unterschiedlichen Kodons wurden bisher Mutationen beschrieben. Einige führen zu Konformationsänderungen und andere verhindern direkt eine Bindung des Imatinibs in die Aktivierungsdomäne der Tyrosinkinase *ABL1*. Die Art der Mutation sagt etwas darüber aus, ob eine Dosiserhöhung sinnvoll sein kann oder ob eher der Wechsel auf einen anderem Tyrosinkinaseinhibitor angeraten werden muss. Die Punktmutationen können durch z.B. Sequenzierung des *ABL1*-Anteils detektiert werden (73).

Dazu kommen je nach Progressionsstadium, wann mit der Tyrosinkinaseinhibitortherapie begonnen wird, ca. 8-25 %, die während der ersten 18 Monate des Therapieverlaufs eine Resistenz entwickeln, so dass der *BCR-ABL1*-positive Klon wieder zunimmt. Auch diese Resistenzentwicklung geschieht in den meisten Fällen aufgrund von Punktmutationen, die im *ABL1*-Anteil des Fusionsgens entstehen. Nicht jede Mutation vermittelt Resistenz gegen alle bisher verfügbaren Inhibitoren, so dass es häufig möglich ist, beim Vorliegen einer bestimmten Mutation einen anderen Inhibitor auszuweichen (68). Auch für das Vorgehen zur *BCR-ABL1*-Mutationsanalyse gibt es Richtlinien (74).

Das Risiko, eine Resistenz zu entwickeln, steigt mit

- dem Stadium der Erkrankung
- der Dauer der CML vor Start der Imatinib-Therapie
- dem initialen Ansprechen auf Imatinib.

Regelmäßiges Mutationsscreening wird zurzeit für Hochrisikopatienten sowie für Patienten empfohlen, bei denen das *BCR-ABL1*-Transkript wieder ansteigt.

Es wird von zunehmender Bedeutung sein, diese Mutationen zu erkennen, um aufgrund dieser zu entscheiden, ob die Imatinibtherapie

- a) primär nicht indiziert ist, oder
- b) im Verlauf abgesetzt werden muss, oder
- c) eine relativ mild wirkende Mutation mit einer Dosiserhöhung ausgeglichen werden kann.

### 7.7.3. Entstehung anderer Mutationen bei der Transformation in eine Blastenkrisen

Bei der Transformation der CML in chronischer Phase in eine akzellerierte Phase oder Blastenkrise finden sich die Mutationen, die man auch von der AML (*NRAS, RUNX1, WT1, IDH1, IDH2, TP53, TET2*) oder bei lymphatischen Blastenkrisen von der ALL (*IKZF1*) kennt (75, 76).

## 7.8. Andere myeloproliferative Neoplasien

Die myeloproliferativen Neoplasien stellen eine große Gruppe von Hämatopathien dar, die zwar einige klinische und hämatologische Gemeinsamkeiten haben, deren Molekularbiologie aber bisher weitgehend unaufgeklärt ist. Zumindest scheint bei allen eine klonale Hämatopoese vorzuliegen. Man geht von genetischen Defekten einer pluripotenten Stammzelle aus. Bis vor einiger Zeit war die Hauptanwendung in der MPN-Diagnostik der *BCR-ABL1*-Ausschluss. In den letzten Jahren wurden eine ganze Reihe von Fusionsgenen identifiziert (☞ Tab. 7.10). Bei diesen Fusionsgenen ist meistens einer der Partner eine Tyrosinkinase. Obwohl die einzelnen Fusionsgene selten sind, ist der Nachweis sehr wichtig geworden, da sich in den meisten Fällen die Möglichkeit zum Einsatz von Tyrosinkinaseinhibitoren (Imatinib, Desatinib, Nilotinib) bietet. Alle Erkrankungen mit *PDGFRA*- oder *PDGFRB*-Rearrangement wurden in der WHO-Klassifizierung als eigene Entität zusammengefasst: "*Myeloid and lymphoid neoplasms with eosiniophilia and abnormalities of PDGFRA, PDFRB or FGFR1*"(☞ Tab. 7.10).

Ein großer Fortschritt wurde 2005 mit der Entdeckung der *V617F*-Mutationen im *JAK2*-Gen erzielt (55, 77). Diese Mutation findet sich bei 95 % aller

| Erkrankung | Aberration | Fusionsgen |
|---|---|---|
| CML | t(9;22)(q34;q11) | *BCR-ABL1* |
| Myeloid and lymphoid neoplasms with eosinophilia and abnormalities of *PDGFR* | t(5;10)(q33;q22)<br>t(4;22)(q12;p11)<br>t(5;12)(q33;p13)<br>t(5;7)(q33;q11.2)<br>del(4)(q12) | *H4-PDGFRB*<br>*BCR-PDGFRA*<br>*ETV6-PDGFRB*<br>*HIP1-PDGFRB*<br>*FIP1L1-PDGFRA* |
| Atypische CML | t(9;12)(p24;p13) | *ETV6-JAK2* |
| Atypische CML | t(9;22)(p24;q11) | *BCR-JAK2* |
| Atypische CML mit Eosinophilie | t(5;12)(q31;p13) | *ETV6-ACS2* |
| MPN mit T-Zell-Lymphom | t(8;22)(p11;11) | *BCR-FGFR1* |

***Tab. 7.10:*** Beispiele von chromosomalen Rearrangements mit Bildung von Fusionsgenen bei myeloproliferativen Erkrankungen.

Patienten von *Polycythaemia vera* (PV) und bis zu 50 % aller Patienten mit *essentieller Thrombozythämie* (ET) und *Osteomyelofibrose* (OMF). Durch den Nachweis der *JAK2*-Mutation lässt sich somit in vielen Fällen ein MPN von einem reaktiven Geschehen abgrenzen. Darüberhinaus bietet die *JAK2*-Mutation einen Marker für Verlaufskontrollen. Der Übergang vom heterozygoten zum homozygoten Status der Mutation zeigt eine Progression der Erkrankung an. Bei Therapien wie z.B. einer Knochenmarktransplantation kann dieser Mutation sogar für die MRD-Diagnostik herangezogen werden. Eine ähnliche Wertigkeit kommt der selteneren *JAK2exon12*-Mutation (78) und der *MPLW515*-Mutation zu (79). Da aufgrund dieser Marker eine klonale Erkrankung definitiv nachgewiesen werden kann, sind als Hauptkriterien bei der Diagnosestellung von MPN in die WHO-Klassifikation aufgenommen worden. In MPN-Blastenkrisen finden sich wie bei den CML-Blastenkrisen Mutationen, die man von der AML kennt z.B. *IDH*-, *DMNT3A*- und *TET2*-Mutationen (76, 80, 81).

### 7.8.1. Polycythaemia vera

Da 95 % aller PV-Patienten eine *V617F*-Mutation im Exon 14 tragen, steht der Nachweis der *V617F*-Mutation mittlerweile an erster Stelle der PV-Diagnostik. Im Gegensatz zu anderen MPN-Entitäten liegt bei der PV die *V617F*-Mutation meistens in homozygoter Form vor, d.h. es lässt sich kein normales Wildtypallel nachweisen. Nur 5 % aller PVs tragen also keine *JAK2V617F*-Mutation. Wiederum 10 % dieser kleinen Kohorte zeigen Mutationen im Exon 12 des *JAK2*-Gens (78, 82). Die Exon-12-Mutationen sind in 50 % aller Fälle nicht mit einem klassischen Phänotyp sondern mit einer isolierten Erythrozytose assoziiert.

### 7.8.2. Essentielle Thrombozythämie

Auch bei der ET spielt der Nachweis der *JAK2*-Mutation eine große Rolle. Ca. 50 % aller ETs sind positiv für diesen Marker, wobei er meistens in heterozygoter Form vorliegt. Von den 50 % der ETs ohne *JAK2V617F*-Mutation findet sich bei 10-20 % eine *MPLW515*-Mutation als Klonalitätsmarker (79, 83).

### 7.8.3. Primäre Osteomyelofibrosen

Auch bei 50 % der PMFs findet sich eine *JAK2*-Mutation. Der *V617F*-Nachweis ist hier mit einer ungünstigen Prognose assoziiert (84). Bei Knochenmarktransplantierten bietet die Mutation einen guten Marker zur Kontrolle des Therapieansprechens. Analog zur ET findet sich auch bei *JAK2V617F*-negativen PMF häufig eine *MPLW515*-Mutation.

## 7.9. Lymphatische Leukämien und Lymphome

Bei den lymphatischen Leukämien und Lymphomen können bezüglich der genetischen Untersuchungen zwei Themenkomplexe unterschieden werden:

- 1. Genetische Veränderungen, die als somatische Mutationen an der Krankheitsentstehung beteiligt sind

- 2. Die Untersuchung von Immunglobulinen- und T-Zell-Rezeptorgen-Rearrangements als Klonalitätsmarker

### 7.9.1. Nachweis von Fusionsgenen bei der ALL

In der molekularen Diagnostik der ALL kommt es zunächst darauf an, die Patienten aus den Hochrisikogruppen mit t(9;22) und t(4;11) zu identifizieren (85). Hier wird ergänzend zu Zytogenetik und FISH eine RT-PCR für *BCR-ABL1* und *MLL-AF4* durchgeführt.

Die Identifizierung des *ETV6-RUNX1*-Rearrangements, das bei einem großen Teil der kindlichen ALL auftritt und prognostisch günstig zu bewerten ist, kann dagegen ausschließlich auf molekularer Ebene und/oder mittels FISH durchgeführt werden. Darüber hinaus gibt es eine große Anzahl weiterer für sich seltener Fusionsgene, die mit molekularen Methoden nachweisbar sind (☞ Tab. 7.11 und 7.12).

Von besondere klinischer Relevanz ist das zytogenetisch nicht identifizierbare *NUP214-ABL1*-Fusionsgen, das bei ca. 5 % aller Patienten mit T-ALL aufritt und dessen Nachweis eine Indikation zur Imatinib-Therapie darstellt.

*MYC*-Aktivierung durch verschiedene Ig-Rearrangements (☞ Tab. 7.11 und 7.12) finden sich bei 4 % der erwachsenen ALL und stellen die leukämische Phase eines Burkitt-Lymphoms dar. Der molekulare Nachweis ist mittels *Southern Blot* möglich. Über FISH ist die Diagnostik zwar einfacher und schneller, erfordert jedoch einen Ausstrich mit intakten Zellen.

Insgesamt 4-7 % aller T-ALL haben Rearrangements des *HOX11*-Gens (☞ Tab. 7.11 und 7.12). *HOX11* kodiert für einen Transkriptionsfaktor. Die transformierende Wirkung einer Überexpression von *HOX11* führt zu einer Immortalisierung von T-Zellen. Von besondere klinischer Relevanz ist das zytogenetisch nicht identifizierbare *NUP214-ABL1*-Fusionsgen, das bei ca. 5 % aller Patienten mit T-ALL aufritt und dessen Nachweis eine Indikation zur Imatinib-Therapie darstellt (86).

Bei Patienten ohne Fusionsgene sollten bei Diagnose eine Charakterisierung klonaler Ig- und TCR-Genrearrangements durchgeführt werden. Diese können im Folgenden als Marker für Verlaufskontrollen eingesetzt werden. Da diese auf DNA-Ebene, die Fusionsgene dagegen auf RNA-Ebene nachgewiesen werden, ist es wichtig, vom Zeitpunkt der Diagnose DNA und RNA zu asservieren.

### 7.9.2. Nachweis von Genmutationen bei der ALL

Molekulare Veränderungen bei der ALL sind in erster Linie die Inaktivierung von *p16ink4a/p14ARF* und von *p15ink4b*. Zusätzlich zu kompletten Deletionen, die mit FISH nachweisbar sind, können intragenische Mutationen oder Hypermethylierungen in der Promotorregion zur Inaktivierung dieser Gene führen. Homozygote *p16ink4a*-Deletionen finden sich bei 58 % aller T-ALL und 20 % aller B-Vorläufer-ALL, während *Missense*-Mutationen bei 7 % vorliegen. Hypermethylierungen wurden bei 40 % aller ALL mit MLL-Rearrangements je-

| Zytogenetik | Fusionsgen | Subtyp | Häufigkeit | |
|---|---|---|---|---|
| | | | Kinder | Erwachsene |
| t(1;19)(q23;p13) | *E2A-PBX1* | Prä-B-ALL | 5-6 % | 3 % |
| t(4;11)(q21;q23) | *MLL-AF4* | Pro-B-ALL | 2 % | 6 % |
| t(11;19)(q23;p13) | *MLL-ENL* | Pro-B-ALL<br>Prä-T | < 1 % | < 1 % |
| t(12;21)(p13;q22) | *ETV6-RUNX1* | c-ALL | 10-20 % | < 1 % |
| t(9;22)(q34;q11) | *BCR-ABL1* | c-ALL<br>Prä-B | 2-5 % | 25-30 % |
| inv(9)(q34q34) | *NUP214-ABL1* | T-ALL | 5 % | 5 % |
| 1p32 | *SIL-TAL1* | T-ALL | 20 % | 5 % |
| t(10;14)(q24;q11) | *HOX11-TCR* | T-ALL | 1 % | 3 % |

***Tab. 7.11:*** Fusionsgene bei der ALL.

| Zytogenetik | Fusionsgen | Subtyp | Häufigkeit | |
|---|---|---|---|---|
| | | | Kinder | Erwachsene |
| TCR-β | | | | |
| t(1;7)(p32;q35) | *TAL1-TCRB* | T-ALL | < 1 % | < 1 % |
| t(1;7)(p34;q35 | *LCK- TCRB* | T-ALL | < 1 % | < 1 % |
| t (7;9)(q35)(q32) | *TCRB-TAL2* | T-ALL | < 1 % | < 1 % |
| t(7;9)(q35;q34) | *TCRB-TAN1* | T-ALL | < 1 % | < 1 % |
| t(7;10)(q35;q24) | *TCR-HOX11* | T-ALL | < 1 % | < 1 % |
| t(7;11)(q35;p13) | *TCRB-RHOM2* | T-ALL | < 1 % | < 1 % |
| TCR-α und δ | | | | |
| t(1;14)(p23;q11) | *TAL1-TCRD* | T-ALL | < 1 % | < 1 % |
| t(8;14)(q24;q11) | *MYC-TCRA* | T-ALL | < 1 % | < 1 % |
| t(10;14)(q24;q11) | *HOX11-TCRD* | T-ALL | < 1 % | 1-3 % |
| t(11;14)(p13;q11) | *RHOM2-TCRD* | T-ALL | < 1 % | 2-3 % |
| t(11;14)(p15;q11) | *RHOM1-TCRD* | T-ALL | < 1 % | < 1 % |
| inv(14)(q11q32.1) | *TCRA-TCL1* | T-ALL | < 1 % | < 1 % |
| inv(14)(q11q32.3) | *TCRA-IGH* | T-ALL | < 1 % | < 1 % |
| IG-MYC-Rearrangements | | | | |
| t(2;8)(p11;q24) | *IGK-MYC* | B-ALL | < 1 % | < 1 % |
| t(8;14)(q24;q23) | *MYC-IGH* | B-ALL | 3 % | 2-4 % |
| t(8;22)(q24;q11) | *MYC-IGL* | B-ALL | < 1 % | < 1 % |

***Tab. 7.12:*** T-Zell-Rezeptor (TCR) und MYC-Rearragements bei der ALL.

doch nie bei der *EA2-PBX*-positiven ALL gefunden. Bei 50 % aller T-ALL finden sich Mutationen im *NOTCH1*-Gen, die mit einer eher günstigen Prognose assoziiert sind (87, 88).Auch *IKZF1*-Mutationen wurde bei der ALL identifiziert (89) und sind mit einem besonders hohen Rezidiv-Risiko assoziiert. (90).

### 7.9.3. Verlaufskontrollen bei der ALL

Analog zur CML kann das *BCR-ABL1*-Rearrangement bei der Philadelphia-positiven ALL als Verlaufsmarker benutzt werden. Es konnte gezeigt werden, dass die Ergebnisse eines solchen Monitorings prognostische Relevanz haben (91). Analog zu der CML spielt auch die Resistenzentwicklung und Tyrosinkinaseinhibitoren eine große Rolle bei der *BCR-ABL1*-positiven ALL (92). Die technischen Möglichkeiten für ein Monitoring mittels *MLL-AF4, ETV6-AML1, E2A-PBX1* liegen ebenfalls vor (35), wobei es noch keine prognostisch relevanten Daten gibt.

Als universelle genetische Verlaufsmarker können bei der ALL ohne Fusionsgene klonal rearrangierte Immunglobulingene eingesetzt werden. Umlagerungen der T-Zell-Rezeptor (TCR)- bzw. Immunglobulin (Ig)-Gene resultieren in junktionalen Regionen zwischen den verschiedenen Gensegmenten, die absolut Klon- und damit patientenspezifisch sind. Neben der Vielzahl der Kombinationsmöglichkeiten der verschiedenen Gensegmente (*combinatorial diversity*) wird die Vielfalt erheblich gesteigert durch Deletion unterschiedlich großer Genabschnitte in den flankierenden Bereichen der an der Rekombination beteiligten Gensegmente (*imprecise joining*) und durch den nach dem Zufallsprinzip erfolgenden Einbau sogenannter "N"-Nukleotide an den Verknüpfungsstellen einzelner Gensegmente (*junctional diversity*; ☞ Abb. 7.11). Die extrem hohe Variabilität der DNA-Sequenz in diesem Bereich einerseits und die Charakterisierung konservierter, sequenzhomologer Regionen in den V- und J-Segmenten andererseits bilden Ansatzpunkte für die Amplifikation und Charakterisierung klonspezifischer Sequenzen mit Hilfe von PCR. Für eine zuverlässige Interpretation des molekularen Remissionsstatus ist die

Anwendung von mindestens 2 unabhängigen molekularen Markern erforderlich, da es je nach untersuchtem Immungen und Zeitabstand zur Primärdiagnose in bis zu 50 % der Fälle zu einer Veränderung des Rearrangements kommt, was zu falsch-negativen Ergebnissen der MRD-Analyse führen kann. Bei 90 % aller ALL-Patienten lässt sich mit Hilfe dieser Marker die Kinetik der Leukämiezellabnahme im Therapieverlauf verfolgen. Eine rasche Abnahme um mindestens vier Größenordnungen ist dabei von entscheidender prognostischer Bedeutung (93, 94).

Zur PCR-basierten individuellen Detektion residueller Tumorzellen werden in der Regel klonspezifische Oligonukleotide verwendet. Diese dienen entweder als Sonde, die unter verschiedenen PCR-Produkten das tumorspezifische Amplikon nachweist, oder – was heute meistens bevorzugt wird – als Primer zur Bildung tumorspezifischer PCR-Produkte.

## 7.10. Molekulargenetik bei Lymphomen

### 7.10.1. Chronische lymphatische Leukämie (CLL)

#### 7.10.1.1. Deletionen bei der CLL

Bei der CLL scheinen Deletionen von bestimmten Chromosomenregionen eine große Rolle zu spielen. Hierzu gehören 13q14 mit den Kandidatengenen *RB1*, *BCMS* und *BCMSUN*, 11q22-q23 mit *ATM*, 17p13 mit *TP53* und 6q15-q23. Zudem findet sich häufig eine Trisomie 12 mit den Onkogenen *CDK4*, *GL1* und *MDM2*. Analog zu den Deletionen bei anderen Erkrankungen lassen sich diese einfacher mit FISH als mit molekularen Methoden definieren.

#### 7.10.1.2. Genrearrangements bei der CLL

In ca. 8 % aller CLL findet sich eine t(11;14)(q13q32), die zur Deregulation des *Cyclin-D1*-Gens (*CCND1*) in 11q13 durch den IGHV-Locus führt. Ob diese Translokation tatsächlich bei der CLL vorkommen kann oder Mantelzelllymphom spezifisch ist, wird kontrovers diskutiert (95). Ähnlich verhält es sich mit der t(14;18) (q32;21). Insgesamt geht man heute von einer geringen Inzidenz dieser Translokationen bei der CLL aus.

#### 7.10.1.3. Molekulare Mutationen bei der CLL

Etwa 20 % aller Patienten mit CLL tragen eine Mutation im *TP53*-Gen. Diese Mutationen sind mit einem unmutierten IGHV-Status und mit einer ungünstigen Prognose assoziiert (95a).

In einem Hochdurchsatzsequenzierungsprojekt wurden bei der CLL eine Reihe weiterer Mutationen identifiziert, von denen *NOTCH1*-Mutationen die häufigsten rekurrenden Mutationen waren. *NOTCH1*-Mutationen fanden sich bei 12 % aller CLL bzw. 20 % aller IGHV-unmutierten CLL und waren somit auch mit einer eher ungünstigen Prognose assoziiert (95b).

#### 7.10.1.4. VH-Hypermutationen bei der CLL

Bei ungefähr 50 % aller CLL lassen sich Hypermutationen in den klonalen Immunglobulin-Genrearrangements (VH-Rearrangements) nachweisen (96, 97). Neuere Studien konnten zeigen, dass ein hoher Mutations-Status (>2 %) mit einer besseren Prognose einhergeht (98, 99). Dabei zeigte sich, dass die prognostisch schlechtesten CLL-Untergruppen mit 17p- und 11q-Deletionen fast immer zu den Unmutierten gehörten, wogegen die prognostisch besseren zytogenetischen Aberrationen viel häufiger mit einem mutierten VH-Rearrangement assoziiert waren (100). Für diese Untersuchungen wird zunächst das klonale VDJ-Rearrangement mittels PCR amplifiziert. Der Hypermutationsstatus der VH-Gene wird mittels Sequenzierung bestimmt. Dabei gilt eine Homologie von >98 % zum nächstverwandten Keimbahngen als "unmutierter" Status. Der Mutationsstatus ist ein neuer unabhängiger prognostischer Parameter, dessen Bestimmung als neues diagnostisches Werkzeug bei der CLL gilt.

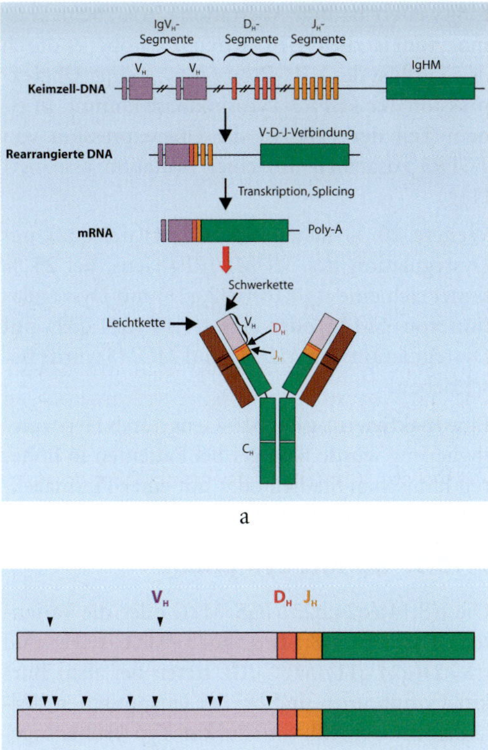


***Abb. 7.11:*** Bildung eines Immunglobulinrezeptors. **VH** – Variable Region (Schwerkette), **DH** = Diversitäts-region, **JH** = Joining Region, **CH** = Konstante Region. **a**: DNA-Rearrangement unter Verwendung der unterschiedlichen V-, D- und J-Anteile zur Bildung eines individuellen Immunglobulinrezeptors. **b**: Oben ein sogenannter unmutierter und unten ein mutiertes IGH-Rearrangement. Die **schwarzen Pfeile** stellen Basenaustausche da. Liegen pro V-Region mehr als 2 % Basenaustausche vor, spricht man von einem "mutierten" IGH Rezeptor.

## 7.10.2. Mantelzelllymphom (MCL)

Etwa 80-90 % aller MCL haben auf zytogenetischer Ebene eine t(11;14)(q13;q32)-Translokation (101). Die molekulare Konsequenz dieser Umlagerung besteht im Rearrangement des BCL1 mit dem Immunglobulinschwerkettengen. Mit dem *Southern Blot* oder mittels PCR kann das Rearrangement aufgrund der weiten Streuung der *BCL1*-Bruchpunkte nur in 50-60 % der Fälle nachgewiesen werden. Das Gen, welches durch dieses Rearrangement hochreguliert wird, ist *CCND1* (*Cyclin D1*). Die *Cyclin-D1*-Überexpression kann mit quantitativer PCR gemessen werden.

## 7.10.3. Follikuläres Lymphom (FL)

Durch die Translokation t(14;18)(q32;q21) kommt es zum Rearrangement des *BCL2*-Gens in 18q in den Bereich des Immunglobulinschwerkettenlocus in 14q32 (102). Dies stellt ein hochcharakteristisches Rearrangement des follikulären Lymphoms dar und kann in 80-90 % aller Fälle nachgewiesen werden. Da das Rearrangement auch bei bis zu 20 % aller großzelligen B-Zell-Lymphome vom zentroblastischen Typ zu finden ist, ist es nicht ganz spezifisch für das follikuläre Lymphom. Die Bruchpunkte sind relativ konstant verteilt und finden sich meistens nach dem 5´-Ende der J5 oder J6 *joining*-Segmente. Die Bruchpunkte im Chromosom 18 liegen bei 60-70 % der Fälle in der "*major breakpoint region*" ansonsten weiter distal in der "*minor breakpoint region*". Unabhängig von der genauen Lage des Bruchpunktes kommt es in allen Fällen zur Überexpression des *BCL2*-Gens, das unter den Einfluss des Promotors des Immunglobulinschwerkettengens kommt. In den meisten Fällen ist das Rearrangement mit PCR nachweisbar (103). Diese sollte ergänzend zu einer FISH-Diagnostik durchgeführt werden.

Das zusätzliche Auftreten einer t(8;14)(q24;q32) ist signifikant mit einer hochmaligneren Form korreliert. Man spricht auch von "Vorläufer B-Zell-Blastenkrise".

## 7.10.4. MALT-Lymphome

Die häufigste rekurrente strukturelle Chromosomenaberration beim MALT-Lymphom ist die t(11;18)(q21;q21) (104). Sie liegt meist als alleinige Aberration vor und konnte in 30-50 % nachgewiesen werden. Diese Translokation wird besonders häufig in fortgeschrittenen klinischen Stadien nachgewiesen. Nie wurde sie bei aggressiven extranodalen B-Zell-Lymphomen und splenischen oder primär nodalen Marginalzonen-B-Zell-Lymphomen beschrieben und ist somit spezifisch für das MALT-Lymphom. Auf molekularer Ebene führt die t(11;18)(q21;q21 zu einem *AP12-MALT1*-Fusionsgen (105), dessen Transkript mittels RT-PCR nachweisbar ist (106).

## 7.10.5. Lymphoplasmozytisches Lymphom/Immunozytom (LPL)

In 75 % aller lymphoplasmozytischen Lymphome/Immunozytome (LPL) wurde eine t(9;14) (p13;q32) beschrieben, wodurch es auf molekularer Ebene zu einem IGH-PAX5-Rearrangement kommt (107). Auch Translokationen von 9p13 mit anderen Chromosomenregionen wurden beschrieben.

### 7.10.6. Andere Marginalzonen-B-Zell-Lymphome

Für das *splenische Marginalzonen-B-Zell-Lymphom* (SMZBL) und das nodale Marginalzonen B-Zell-Lymphom und das *lymphoplasmozytische Lymphom/Immunozytom* (LPL) wurden bisher keine spezifischen Translokationen bzw. Fusionsgene beschrieben. Auch der IGHV-Status kann sowohl mutiert als auch unmutiert sein, so dass eine molekulare Diagnostik bei diesen Entitäten im Moment höchstens als Ausschlussverfahren durchgeführt wird.

### 7.10.7. Haarzell-Leukämie

Molekulargenetisch zeigen sich stets klonal umgelagerte Immunglobulinschwer- und -leichtketten. Die umgelagerten IGHV-Gene weisen somatische Mutationen auf (108), so dass die Haarzelle einer postfollikulären B-Zelle entspricht.

Kürzlich wurde an einer Kohorte von 46 Patienten mit Haarzellleukämie gezeigt, dass alle eine Mutation in *BRAF*-Onkogen aufwiesen (108a). Bei dieser Mutation liegt immer ein Austausch der Valins an Position 600 durch Glutaminsäure vor (V600E). Diese Mutation fand sich nicht bei anderen B-Zell-Lymphomen oder -Leukämien und scheint deshalb sehr spezifisch für die Haarzellleukämie zu sein. Auch bei der varianten Form der Haarzellleukämie ist die *BRAF*V600E-Mutation nicht nachweisbar.

### 7.10.8. Plasmozytom

Die häufigste Aberration beim Plasmozytom ist eine t(11;14), die sich zytogenetisch nicht von der t(11;14) beim Mantelzelllymphom unterscheidet. Der molekulare Bruchpunkt ist jedoch unterschiedlich: Beim Plasmozytom erfolgt die Dysregulation der *Cyclin-D1*-Expression durch eine Translokation in die IGH-Switchregion (109).

Auch die anderen, beim Plasmozytom gefundenen rekurrenten 14q32-Aberrationen scheinen ausschließlich die IGH-Switchregion zu betreffen (110).

Eine weitere häufige Aberration (20 %) beim Plasmozytom ist die t(4;14)(p16;q32), wobei es durch den Einfluss des IGH-Promotors zu einer Überexpression der *FGFR3*-Tyrosinkinase kommt. In einem Teil der Fälle ist die Überexpression von *FGFR3* zusätzlich mit einer Mutation assoziiert (111).

Weitere 20 % haben eine t(6;14)(p25;q32) mit Dysregulation des *MUM1/IRF4*-Gens, bei 25 % findet sich eine t(14;16)(q32;q23) mit Dysregulation von *CMAF* oder eine t(1;14)(q21;q32) mit Dysregulation von *MUM2* und *MUM3* wurde beschrieben.

Eine Inaktivierung des p16-Gens durch Hypermethylierung wurde häufiger bei Patienten in höheren klinischen Stadien oder mit einer Plasmazell-Leukämie beobachtet (112).

### 7.10.9. Burkitt-Lymphom

Die t(8;14)(q24;q23)/*IGK-MYC* oder die varianten Formen t(8;14)(q24;q23)/MYC-IGH und t(8;22)(q24;q11)/*MYC-IGL* treten bei allen Burkitt-Lymphomen und bei der leukämischen Verlaufsform, der ALL vom Burkitt-Typ (früher sogenannte L3-Morphologie nach FAB-Klassifikation) auf. Bei den drei unterschiedlichen Translokationen gerät *CMYC* unter die Kontrolle von *IGH-*, *IGK-* oder *IGL-Enhancern.* In jedem Fall kommt es dadurch zu einer Überexpression von *CMYC.* Da die Bruchpunkte bei diesen Rearrangements sehr weit verstreut liegen, müssen für *Southern Blots* mehrere Sonden eingesetzt werden bzw. für PCR-Analysen sehr viele unterschiedliche *Primer*paare (113). Aus diesem Grund sollten wenn möglich FISH-und Chromosomenanalysen durchgeführt werden.

### 7.10.10. Zusammenfassung für die Molekulargenetik bei Lymphomen

Eine große Anzahl z.T. spezifischer Chromosomenaberrationen wurden bei den Lymphomen beschrieben (☞ Tab. 7.13). Häufig sind die molekularen Bruchpunkte dieser Translokationen so weit gestreut, dass sie keiner einfachen PCR zugänglich sind. Für alle sind heute kommerzielle FISH-Sonden verfügbar. Diese Art der Analyse ist den molekularen Analysen aufgrund der schnellen und einfachen Anwendung und letztlich auch aus finanziellen Gründen überlegen. Voraussetzung dafür sind intakte Zellen. Nur wenn solche nicht vorhan-

| Chromosomenaberration | Gene | Subtyp | Häufigkeit | Methode |
|---|---|---|---|---|
| t(11;14)(q13q32) | *CCND1* | CLL | 8 % | FISH, PCR |
| t(11;14)(q13;q32) | *CCND1* | MCL | 80-90 % | FISH, PCR |
| t(11;14)(q13;q32) | *CCND1* | Plasmozytom | 20-30 % | FISH, PCR |
| t(14;18)(q32;q21) | *BCL2* | FL | 80-90 % | FISH, PCR |
| t(8;14)(q24;q32) | *MYC* | FL | 2 % | FISH |
| t(11;18)(q21;q21) | *AP12-MALT1* | MALT | 30-50 % | FISH, PCR |
| t(9;14)(p13;q32) | *PAX5* | LPL | 75 % | FISH für IgH |
| t(4;14)(p16;q32) | *FGFR3* | Plasmozytom | 20 % | FISH |
| t(6;14)(p25;q32) | *IRF4/MUM1* | Plasmozytom | 20 % | FISH für IgH |
| t(14;16)(q32;q23) | *MUM2* | Plasmozytom | 25 % | FISH für IgH |
| t(1;14)(q21;q32) | *MUM3* | Plasmozytom | < 1 % | FISH, PCR |
| t(2;8)(p11;q24) | *IGK-MYC* | Burkitt | | FISH für MYC |
| t(8;14)(q24;q23) | *MYC-IGH* | Burkitt | | FISH für MYC |
| t(8;22)(q24;q11) | *MYC-IGL* | Burkitt | | FISH für MYC |

***Tab. 7.13:*** Diagnostik von Rearrangements bei Lymphomen.

den sind, kann alternativ auf molekulare Techniken zurückgegriffen werden. Eine ergänzende PCR-Analyse in Kombination und zur Absicherung der Zytogenetik und/oder eine FISH-Analyse können immer empfohlen werden. Insgesamt muss die Molekulargenetik bei der Diagnosestellung der Lymphome als zweitrangig beurteilt werden.

Anders sieht es für die Detektion minimaler Resterkrankungen aus. Ähnlich wie bei der ALL können im Prinzip bei den Lymphomen klonale Immunglobulinrearrangements unter Verwendung patientenspezifischer *Primer* eingesetzt werden. Dies erlaubt den Nachweis kontaminierter Lymphomzellen in Blut und Knochenmark mit einer Sensitivität von $10^{-4}$ bis $10^{-6}$ (114). Die Sensitivität im Knochenmark scheint dabei höher zu liegen als im peripheren Blut. Größere Studien liegen bisher allerdings nur für das follikuläre Lymphom vor (115, 116), wo das *IgH/BCL2*-Rearrangement als target verwendet wurde.

## Literatur


(1) Southern EM: Detection of specific sequences among DNA fragments separated by gel electrophoresis. J Mol Biol 1975; 98(3):503-517.

(2) Newton CR, Graham A: PCR.Introduction to Bio techniques. Oxford, Bios Scientific Publishers, 1994.

(3) Heid CA, Stevens J, Livak KJ, Williams PM: Real time quantitative PCR. Genome Res 1996; 6(10):986-994.

(4) Oehler VG, Qin J, Ramakrishnan R, Facer G, Ananthnarayan S, Cummings C, Deininger M, Shah N, McCormick F, Willis S, Daridon A, Unger M, Radich JP: Absolute quantitative detection of ABL1 tyrosine kinase domain point mutations in chronic myeloid leukemia using a novel nanofluidic platform and mutation-specific PCR. Leukemia 2009; 23(2):396-399.

(5) Oberkircher AR, Strout MP, Herzig GP, Fritz PD, Caligiuri MA: Description of an efficient and highly informative method for the evaluation of hematopoietic chimerism following allogeneic bone marrow transplantation. Bone Marrow Transplant 1995; 16(5):695-702.

(6) Grimwade D, Walker H, Oliver F, Wheatley K, Harrison C, Harrison G, Rees J, Hann I, Stevens R, Burnett A, Goldstone A: The importance of diagnostic cytogenetics on outcome in AML: analysis of 1,612 patients entered into the MRC AML 10 trial. The Medical Research Council Adult and Children's Leukaemia Working Parties. Blood 1998; 92(7):2322-2333.

(7) Mrozek K, Heinonen K, Bloomfield CD: Clinical importance of cytogenetics in acute myeloid leukaemia. Best Pract Res Clin Haematol 2001; 14(1):19-47.

(8) Schnittger S, Kinkelin U, Schoch C, Heinecke A, Haase D, Haferlach T, Buchner T, Wormann B, Hiddemann W, Griesinger F: Screening for MLL tandem duplication in 387 unselected patients with AML identify a prognostically unfavorable subset of AML. Leukemia 2000; 14(5):796-804.

(9) Schnittger S, Schoch C, Dugas M, Kern W, Staib P, Wuchter C, Loffler H, Sauerland CM, Serve H, Buchner T, Haferlach T, Hiddemann W: Analysis of FLT3 length mutations in 1003 patients with acute myeloid leukemia:

correlation to cytogenetics, FAB subtype, and prognosis in the AMLCG study and usefulness as a marker for the detection of minimal residual disease. Blood 2002; 100(1):59-66.

(10) Thiede C, Steudel C, Mohr B, Schaich M, Schakel U, Platzbecker U, Wermke M, Bornhauser M, Ritter M, Neubauer A, Ehninger G, Illmer T: Analysis of FLT3-activating mutations in 979 patients with acute myelogenous leukemia: association with FAB subtypes and identification of subgroups with poor prognosis. Blood 2002; 99(12):4326-4335.

(11) Falini B, Mecucci C, Tiacci E, Alcalay M, Rosati R, Pasqualucci L, La Starza R, Diverio D, Colombo E, Santucci A, Bigerna B, Pacini R, Pucciarini A, Liso A, Vignetti M, Fazi P, Meani N, Pettirossi V, Saglio G, Mandelli F, Lo-Coco F, Pelicci PG, Martelli MF: Cytoplasmic nucleophosmin in acute myelogenous leukemia with a normal karyotype. N Engl J Med 2005; 352(3):254-266.

(12) Schnittger S, Schoch C, Kern W, Mecucci C, Tschulik C, Martelli MF, Haferlach T, Hiddemann W, Falini B: Nucleophosmin gene mutations are predictors of favorable prognosis in acute myelogenous leukemia with a normal karyotype. Blood 2005; 106(12):3733-3739.

(13) Dohner K, Schlenk RF, Habdank M, Scholl C, Rucker FG, Corbacioglu A, Bullinger L, Frohling S, Dohner H: Mutant nucleophosmin (NPM1) predicts favorable prognosis in younger adults with acute myeloid leukemia and normal cytogenetics: interaction with other gene mutations. Blood 2005; 106(12):3740-3746.

(14) Verhaak RG, Goudswaard CS, van Putten W, Bijl MA, Sanders MA, Hugens W, Uitterlinden AG, Erpelinck CA, Delwel R, Lowenberg B, Valk PJ: Mutations in nucleophosmin (NPM1) in acute myeloid leukemia (AML): association with other gene abnormalities and previously established gene expression signatures and their favorable prognostic significance. Blood 2005; 106(12):3747-3754.

(15) Pabst T, Mueller BU, Zhang P, Radomska HS, Narravula S, Schnittger S, Behre G, Hiddemann W, Tenen DG: Dominant-negative mutations of CEBPA, encoding CCAAT/enhancer binding protein-alpha (C/EBPalpha), in acute myeloid leukemia. Nat Genet 2001; 27(3):263-270.

(16) Preudhomme C, Warot-Loze D, Roumier C, Grardel-Duflos N, Garand R, Lai JL, Dastugue N, MacIntyre E, Denis C, Bauters F, Kerckaert JP, Cosson A, Fenaux P: High incidence of biallelic point mutations in the Runt domain of the AML1/PEBP2 alpha B gene in Mo acute myeloid leukemia and in myeloid malignancies with acquired trisomy 21. Blood 2000; 96(8):2862-2869.

(17) Wouters BJ, Lowenberg B, Erpelinck-Verschueren CA, van Putten WL, Valk PJ, Delwel R: Double CEBPA mutations, but not single CEBPA mutations, define a subgroup of acute myeloid leukemia with a distinctive gene expression profile that is uniquely associated with a favorable outcome. Blood 2009; 113(13):3088-3091.

(18) Schnittger S, Dicker F, Kern W, Wendland N, Sundermann J, Alpermann T, Haferlach C, Haferlach T: RUNX1 mutations are frequent in de novo AML with noncomplex karyotype and confer an unfavorable prognosis. Blood 2011; 117(8):2348-2357.

(19) Gaidzik VI, Bullinger L, Schlenk RF, Zimmermann AS, Rock J, Paschka P, Corbacioglu A, Krauter J, Schlegelberger B, Ganser A, Spath D, Kundgen A, Schmidt-Wolf IG, Gotze K, Nachbaur D, Pfreundschuh M, Horst HA, Dohner H, Dohner K: RUNX1 Mutations in Acute Myeloid Leukemia: Results From a Comprehensive Genetic and Clinical Analysis From the AML Study Group. J Clin Oncol 2011; 29(10):1364-1372.

(20) Schnittger S, Haferlach C, Ulke M, Alpermann T, Kern W, Haferlach T: IDH1 mutations are detected in 6.6 % of 1414 AML patients and are associated with intermediate risk karyotype and unfavorable prognosis in adults younger than 60 years and unmutated NPM1 status. Blood 2010; 116(25):5486-5496.

(21) Cazzola M: IDH1 and IDH2 mutations in myeloid neoplasms—novel paradigms and clinical implications. Haematologica 2010; 95(10):1623-1627.

(22) Metzeler KH, Maharry K, Radmacher MD, Mrozek K, Margeson D, Becker H, Curfman J, Holland KB, Schwind S, Whitman SP, Wu YZ, Blum W, Powell BL, Carter TH, Wetzler M, Moore JO, Kolitz JE, Baer MR, Carroll AJ, Larson RA, Caligiuri MA, Marcucci G, Bloomfield CD: TET2 Mutations Improve the New European LeukemiaNet Risk Classification of Acute Myeloid Leukemia: A Cancer and Leukemia Group B Study. J Clin Oncol 2011; 29(10):1373-1381.

(23) Ley TJ, Ding L, Walter MJ, McLellan MD, Lamprecht T, Larson DE, Kandoth C, Payton JE, Baty J, Welch J, Harris CC, Lichti CF, Townsend RR, Fulton RS, Dooling DJ, Koboldt DC, Schmidt H, Zhang Q, Osborne JR, Lin L, O'Laughlin M, McMichael JF, Delehaunty KD, McGrath SD, Fulton LA, Magrini VJ, Vickery TL, Hundal J, Cook LL, Conyers JJ, Swift GW, Reed JP, Alldredge PA, Wylie T, Walker J, Kalicki J, Watson MA, Heath S, Shannon WD, Varghese N, Nagarajan R, Westervelt P, Tomasson MH, Link DC, Graubert TA, DiPersio JF, Mardis ER, Wilson RK: DNMT3A mutations in acute myeloid leukemia. N Engl J Med 2010; 363(25):2424-2433.

(24) Schnittger S, Schoch C, Boell I, Dugas M, Haferlach T, Hiddemann W: Networks of molecular mutations in acute myeloid leukemia and their correlations to cytogenetics and morphology. Blood 2002; 100(11):196a.

(25) Guerrasio A, Pilatrino C, De Micheli D, Cilloni D, Serra A, Gottardi E, Parziale A, Marmont F, Diverio D,

Divona M, Lo CF, Saglio G: Assessment of minimal residual disease (MRD) in CBFbeta/MYH11-positive acute myeloid leukemias by qualitative and quantitative RT-PCR amplification of fusion transcripts. Leukemia 2002; 16(6):1176-1181.

(26) Buonamici S, Ottaviani E, Testoni N, Montefusco V, Visani G, Bonifazi F, Amabile M, Terragna C, Ruggeri D, Piccaluga PP, Isidori A, Malagola M, Baccarani M, Tura S, Martinelli G: Real-time quantitation of minimal residual disease in inv(16)-positive acute myeloid leukemia may indicate risk for clinical relapse and may identify patients in a curable state. Blood 2002; 99(2):443-449.

(27) Gallagher RE, Yeap BY, Bi W, Livak KJ, Beaubier N, Rao S, Bloomfield CD, Appelbaum FR, Tallman MS, Slack JL, Willman CL: Quantitative real-time RT-PCR analysis of PML-RAR alpha mRNA in acute promyelocytic leukemia: assessment of prognostic significance in adult patients from intergroup protocol 0129. Blood 2003; 101(7):2521-2528.

(28) Schnittger S, Weisser M, Schoch C, Hiddemann W, Haferlach T, Kern W: New score predicting for prognosis in PML-RARA+, AML1-ETO+, or CBFBMYH11+ acute myeloid leukemia based on quantification of fusion transcripts. Blood 2003; 102(8):2746-2755.

(29) Lengfelder E, Reichert A, Schoch C, Haase D, Haferlach T, Loffler H, Staib P, Heyll A, Seifarth W, Saussele S, Fonatsch C, Gassmann W, Ludwig WD, Hochhaus A, Beelen D, Aul C, Sauerland MC, Heinecke A, Hehlmann R, Wormann B, Hiddemann W, Buchner T: Double induction strategy including high dose cytarabine in combination with all-trans retinoic acid: effects in patients with newly diagnosed acute promyelocytic leukemia. German AML Cooperative Group. Leukemia 2000; 14(8):1362-1370.

(30) Leroy H, De Botton S, Grardel-Duflos N, Darre S, Leleu X, Roumier C, Morschhauser F, Lai JL, Bauters F, Fenaux P, Preudhomme C: Prognostic value of real-time quantitative PCR (RQ PCR) in AML with t(8;21). Leukemia 2005; 19(3):367-372.

(31) Yoo SJ, Chi HS, Jang S, Seo EJ, Seo JJ, Lee JH, Park HS, Park CJ: Quantification of AML1-ETO fusion transcript as a prognostic indicator in acute myeloid leukemia. Haematologica 2005; 90(11):1493-1501.

(32) Viehmann S, Teigler-Schlegel A, Bruch J, Langebrake C, Reinhardt D, Harbott J: Monitoring of minimal residual disease (MRD) by real-time quantitative reverse transcription PCR (RQ-RT-PCR) in childhood acute myeloid leukemia with AML1/ETO rearrangement. Leukemia 2003; 17(6):1130-1136.

(33) Stentoft J, Hokland P, Østergaard M, Hasle H, Nyvold CG: Minimal residual core binding factor AMLs by real time quantitative PCR—initial response to chemotherapy predicts event free survival and close monitoring of peripheral blood unravels the kinetics of relapse. Leuk Res 2006; 30(4):389-395.

(34) Scholl C, Breitinger H, Schlenk RF, Dohner H, Frohling S, Dohner K: Development of a real-time RT-PCR assay for the quantification of the most frequent MLL/AF9 fusion types resulting from translocation t(9;11)(p22;q23) in acute myeloid leukemia. Genes Chromosomes Cancer 2003; 38(3):274-280.

(35) Gabert J, Beillard E, van der Velden VH, Bi W, Grimwade D, Pallisgaard N, Barbany G, Cazzaniga G, Cayuela JM, Cave H, Pane F, Aerts JL, De MD, Thirion X, Pradel V, Gonzalez M, Viehmann S, Malec M, Saglio G, van Dongen JJ: Standardization and quality control studies of 'real-time' quantitative reverse transcriptase polymerase chain reaction of fusion gene transcripts for residual disease detection in leukemia - a Europe Against Cancer program. Leukemia 2003; 17(12):2318-2357.

(36) Weisser M, Kern W, Schoch C, Hiddemann W, Haferlach T, Schnittger S: Risk assessment by monitoring expression levels of partial tandem duplications in the MLL gene in acute myeloid leukemia during therapy. Haematologica 2005; 90(7):881-889.

(37) Gorello P, Cazzaniga G, Alberti F, Dell'Oro MG, Gottardi E, Specchia G, Roti G, Rosati R, Martelli MF, Diverio D, Lo CF, Biondi A, Saglio G, Mecucci C, Falini B: Quantitative assessment of minimal residual disease in acute myeloid leukemia carrying nucleophosmin (NPM1) gene mutations. Leukemia 2006; 20(6):1103-1108.

(38) Weisser M, Kern W, Rauhut S, Schoch C, Hiddemann W, Haferlach T, Schnittger S: Prognostic impact of RT-PCR-based quantification of WT1 gene expression during MRD monitoring of acute myeloid leukemia. Leukemia 2005; 19(8):1416-1423.

(39) Schnittger S, Kern W, Tschulik C, Weiss T, Dicker F, Falini B, Haferlach C, Haferlach T: Minimal residual disease levels assessed by NPM1 mutation-specific RQ-PCR provide important prognostic information in AML. Blood 2009; 114(11):2220-2231.

(40) Hokland P, Ommen HB: Towards individualized follow-up in adult acute myeloid leukemia in remission. Blood 2011; 117(9):2577-2584.

(41) Gilliland DG: Murky waters for MRD detection in AML: flighty FLT3/ITDs. Blood 2002; 100(7):2277-2777.

(42) Ogawa H, Tamaki H, Ikegame K, Soma T, Kawakami M, Tsuboi A, Kim EH, Hosen N, Murakami M, Fujioka T, Masuda T, Taniguchi Y, Nishida S, Oji Y, Oka Y, Sugiyama H: The usefulness of monitoring WT1 gene transcripts for the prediction and management of relapse following allogeneic stem cell transplantation in acute type leukemia. Blood 2003; 101(5):1698-1704.

(43) Barjesteh van Waalwijk van Doorn-Khosrovani S, Erpelinck C, van Putten WL, Valk PJ, van der Poel-van de Luytgaarde, Hack R, Slater R, Smit EM, Beverloo HB, Verhoef G, Verdonck LF, Ossenkoppele GJ, Sonneveld P, de Greef GE, Lowenberg B, Delwel R: High EVI1 expression predicts poor survival in acute myeloid leukemia: a study of 319 de novo AML patients. Blood 2003; 101(3):837-845.

(44) Cilloni D, Renneville A, Hermitte F, Hills RK, Daly S, Jovanovic JV, Gottardi E, Fava M, Schnittger S, Weiss T, Izzo B, Nomdedeu J, van der Heijden A, van der Reijden BA, Jansen JH, van der Velden VH, V, Ommen H, Preudhomme C, Saglio G, Grimwade D: Real-time quantitative polymerase chain reaction detection of minimal residual disease by standardized WT1 assay to enhance risk stratification in acute myeloid leukemia: a European LeukemiaNet study. J Clin Oncol 2009; 27(31): 5195-5201.

(45) Hirai H: Molecular mechanisms of myelodysplastic syndrome. Jpn J Clin Oncol 2003; 33(4):153-160.

(46) Rocquain J, Carbuccia N, Trouplin V, Raynaud S, Murati A, Nezri M, Tadrist Z, Olschwang S, Vey N, Birnbaum D, Gelsi-Boyer V, Mozziconacci MJ: Combined mutations of ASXL1, CBL, FLT3, IDH1, IDH2, JAK2, KRAS, NPM1, NRAS, RUNX1, TET2 and WT1 genes in myelodysplastic syndromes and acute myeloid leukemias. BMC Cancer 2010; 10:401.

(47) Thol F, Weissinger EM, Krauter J, Wagner K, Damm F, Wichmann M, Gohring G, Schumann C, Bug G, Ottmann O, Hofmann WK, Schlegelberger B, Ganser A, Heuser M: IDH1 mutations in patients with myelodysplastic syndromes are associated with an unfavorable prognosis. Haematologica 2010; 95(10):1668-1674.

(48) Kosmider O, Gelsi-Boyer V, Cheok M, Grabar S, laValle V, Picard F, Viguie F, Quesnel B, Beyne-Rauzy O, Solary E, Vey N, Hunault-Berger M, Fenaux P, Mansat-De M, V, Delabesse E, Guardiola P, Lacombe C, Vainchenker W, Preudhomme C, Dreyfus F, Bernard OA, Birnbaum D, Fontenay M: TET2 mutation is an independent favorable prognostic factor in myelodysplastic syndromes (MDSs). Blood 2009; 114(15):3285-3291.

(49) Boultwood J, Perry J, Pellagatti A, Fernandez-Mercado M, Fernandez-Santamaria C, Calasanz MJ, Larrayoz MJ, Garcia-Delgado M, Giagounidis A, Malcovati L, la Porta MG, Jadersten M, Killick S, Hellstrom-Lindberg E, Cazzola M, Wainscoat JS: Frequent mutation of the polycomb-associated gene ASXL1 in the myelodysplastic syndromes and in acute myeloid leukemia. Leukemia 2010; 24(5):1062-1065.

(50) Smith AE, Mohamedali AM, Kulasekararaj A, Lim Z, Gaken J, Lea NC, Przychodzen B, Mian SA, Nasser EE, Shooter C, Westwood NB, Strupp C, Gattermann N, Maciejewski JP, Germing U, Mufti GJ: Next-generation sequencing of the TET2 gene in 355 MDS and CMML patients reveals low-abundance mutant clones with early origins, but indicates no definite prognostic value. Blood 2010; 116(19):3923-3932.

(51) Walter MJ, Ding L, Shen D, Shao J, Grillot M, McLellan M, Fulton R, Schmidt H, Kalicki-Veizer J, O'Laughlin M, Kandoth C, Baty J, Westervelt P, DiPersio JF, Mardis ER, Wilson RK, Ley TJ, Graubert TA: Recurrent DNMT3A mutations in patients with myelodysplastic syndromes. Leukemia 2011;e-pub.

(52) Dicker F, Haferlach C, Sundermann J, Wendland N, Weiss T, Kern W, Haferlach T, Schnittger S: Mutation analysis for RUNX1, MLL-PTD, FLT3-ITD, NPM1 and NRAS in 269 patients with MDS or secondary AML. Leukemia 2010; 24(8):1528-1532.

(53) Schnittger S, Bacher U, Haferlach C, Alpermann T, Dicker F, Sundermann J, Kern W, Haferlach T: Characterization of NPM1-mutated AML with a history of myelodysplastic syndromes or myeloproliferative neoplasms. Leukemia 2011; 25(4):615-621.

(54) Levine RL, Wadleigh M, Cools J, Ebert BL, Wernig G, Huntly BJ, Boggon TJ, Wlodarska I, Clark JJ, Moore S, Adelsperger J, Koo S, Lee JC, Gabriel S, Mercher T, D'Andrea A, Frohling S, Dohner K, Marynen P, Vandenberghe P, Mesa RA, Tefferi A, Griffin JD, Eck MJ, Sellers WR, Meyerson M, Golub TR, Lee SJ, Gilliland DG: Activating mutation in the tyrosine kinase JAK2 in polycythemia vera, essential thrombocythemia, and myeloid metaplasia with myelofibrosis. Cancer Cell 2005; 7(4): 387-397.

(55) Jelinek J, Oki Y, Gharibyan V, Bueso-Ramos C, Prchal JT, Verstovsek S, Beran M, Estey E, Kantarjian HM, Issa JP: JAK2 mutation 1849G>T is rare in acute leukemias but can be found in CMML, Philadelphia chromosome-negative CML, and megakaryocytic leukemia. Blood 2005; 106(10):3370-3373.

(56) Boissinot M, Garand R, Hamidou M, Hermouet S: The JAK2-V617F mutation and essential thrombocythemia features in a subset of patients with refractory anemia with ring sideroblasts (RARS). Blood 2006; 108(5): 1781-1782.

(57) Bacher U, Haferlach T, Kern W, Weiss T, Schnittger S, Haferlach C: The impact of cytomorphology, cytogenetics, molecular genetics, and immunophenotyping in a comprehensive diagnostic workup of myelodysplastic syndromes. Cancer 2009; 115(19):4524-4532.

(58) Cilloni D, Gottardi E, Messa F, Fava M, Scaravaglio P, Bertini M, Girotto M, Marinone C, Ferrero D, Gallamini A, Levis A, Saglio G: Significant correlation between the degree of WT1 expression and the International Prognostic Scoring System Score in patients with myelodysplastic syndromes. J Clin Oncol 2003; 21(10):1988-1995.

(59) Quesnel B, Guillerm G, Vereecque R, Wattel E, Preudhomme C, Bauters F, Vanrumbeke M, Fenaux P:

Methylation of the p15(INK4b) gene in myelodysplastic syndromes is frequent and acquired during disease progression. Blood 1998; 91(8):2985-2990.

(60) Grand FH, Hidalgo-Curtis CE, Ernst T, Zoi K, Zoi C, McGuire C, Kreil S, Jones A, Score J, Metzgeroth G, Oscier D, Hall A, Brandts C, Serve H, Reiter A, Chase AJ, Cross NC: Frequent CBL mutations associated with 11q acquired uniparental disomy in myeloproliferative neoplasms. Blood 2009; 113(24):6182-6192.

(61) Kohlmann A, Grossmann V, Klein HU, Schindela S, Weiss T, Kazak B, Dicker F, Schnittger S, Dugas M, Kern W, Haferlach C, Haferlach T: Next-Generation Sequencing Technology Reveals a Characteristic Pattern of Molecular Mutations in 72.8 % of Chronic Myelomonocytic Leukemia by Detecting Frequent Alterations in TET2, CBL, RAS, and RUNX1. J Clin Oncol 2010; 28(24):3858-3865.

(62) Grossmann V, Kohlmann A, Eder C, Haferlach C, Kern W, Cross NC, Haferlach T, Schnittger S: Molecular profiling of chronic myelomonocytic leukemia reveals diverse mutations in >80 % of patients with TET2 and EZH2 being of high prognostic relevance. Leukemia 2011; 25(5):877-879.

(63) Sinclair PB, Nacheva EP, Leversha M, Telford N, Chang J, Reid A, Bench A, Champion K, Huntly B, Green AR: Large deletions at the t(9;22) breakpoint are common and may identify a poor-prognosis subgroup of patients with chronic myeloid leukemia. Blood 2000; 95(3): 738-743.

(64) Hochhaus A, Weisser A, La Rosee P, Emig M, Muller MC, Saussele S, Reiter A, Kuhn C, Berger U, Hehlmann R, Cross NC: Detection and quantification of residual disease in chronic myelogenous leukemia. Leukemia 2000; 14(6):998-1005.

(65) Schoch C, Schnittger S, Bursch S, Gerstner D, Hochhaus A, Berger U, Hehlmann R, Hiddemann W, Haferlach T: Comparison of chromosome banding analysis, interphase- and hypermetaphase-FISH, qualitative and quantitative PCR for diagnosis and for follow-up in chronic myeloid leukemia: a study on 350 cases. Leukemia 2002; 16(1):53-59.

(66) Branford S, Cross NC, Hochhaus A, Radich J, Saglio G, Kaeda J, Goldman J, Hughes T: Rationale for the recommendations for harmonizing current methodology for detecting BCR-ABL transcripts in patients with chronic myeloid leukaemia. Leukemia 2006; 20(11):1925-1930.

(67) Muller MC, Cross NC, Erben P, Schenk T, Hanfstein B, Ernst T, Hehlmann R, Branford S, Saglio G, Hochhaus A: Harmonization of molecular monitoring of CML therapy in Europe. Leukemia 2009; 23(11):1957-1963.

(68) Baccarani M, Cortes J, Pane F, Niederwieser D, Saglio G, Apperley J, Cervantes F, Deininger M, Gratwohl A, Guilhot F, Hochhaus A, Horowitz M, Hughes T, Kantarjian H, Larson R, Radich J, Simonsson B, Silver RT, Goldman J, Hehlmann R: Chronic myeloid leukemia: an update of concepts and management recommendations of European LeukemiaNet. J Clin Oncol 2009; 27(35): 6041-6051.

(69) Baccarani M, Saglio G, Goldman J, Hochhaus A, Simonsson B, Appelbaum F, Apperley J, Cervantes F, Cortes J, Deininger M, Gratwohl A, Guilhot F, Horowitz M, Hughes T, Kantarjian H, Larson R, Niederwieser D, Silver R, Hehlmann R: Evolving concepts in the management of chronic myeloid leukemia: recommendations from an expert panel on behalf of the European LeukemiaNet. Blood 2006; 108(6):1809-1820.

(70) Martinelli G, Iacobucci I, Soverini S, Cilloni D, Saglio G, Pane F, Baccarani M: Monitoring minimal residual disease and controlling drug resistance in chronic myeloid leukaemia patients in treatment with imatinib as a guide to clinical management. Hematol Oncol 2006; 24(4):196-204.

(71) Hochhaus A, Kreil S, Corbin AS, La Rosee P, Muller MC, Lahaye T, Hanfstein B, Schoch C, Cross NC, Berger U, Gschaidmeier H, Druker BJ, Hehlmann R: Molecular and chromosomal mechanisms of resistance to imatinib (STI571) therapy. Leukemia 2002; 16(11):2190-2196.

(72) Goldman JM, Melo JV: Chronic myeloid leukemia—advances in biology and new approaches to treatment. N Engl J Med 2003; 349(15):1451-1464.

(73) Bixby D, Talpaz M: Mechanisms of resistance to tyrosine kinase inhibitors in chronic myeloid leukemia and recent therapeutic strategies to overcome resistance. Hematology Am Soc Hematol Educ Program 2009;461-476.

(74) Soverini S, Hochhaus A, Nicolini FE, Gruber F, Lange T, Saglio G, Pane F, Muller MC, Ernst T, Rosti G, Porkka K, Baccarani M, Cross NC, Martinelli G: Bcr-Abl kinase domain mutation analysis in chronic myeloid leukemia patients treated with tyrosine kinase inhibitors: recommendations from an expert panel on behalf of European LeukemiaNet. Blood 2011;e-pub.

(75) Grossmann V, Kohlmann A, Zenger M, Schindela S, Eder C, Weissmann S, Schnittger S, Kern W, Muller MC, Hochhaus A, Haferlach T, Haferlach C: A deep-sequencing study of chronic myeloid leukemia patients in blast crisis (BC-CML) detects mutations in 76.9 % of cases. Leukemia 2011; 25(3):557-560.

(76) Pardanani A, Lasho TL, Finke CM, Mai M, McClure RF, Tefferi A: IDH1 and IDH2 mutation analysis in chronic- and blast-phase myeloproliferative neoplasms. Leukemia 2010; 24(6):1146-1151.

(77) Vainchenker W, Constantinescu SN: A Unique Activating Mutation in JAK2 (V617F) Is at the Origin of Polycythemia Vera and Allows a New Classification of Myeloproliferative Diseases. Hematology (Am Soc Hematol Educ Program) 2005;195-200.

(78) Scott LM, Tong W, Levine RL, Scott MA, Beer PA, Stratton MR, Futreal PA, Erber WN, McMullin MF, Harrison CN, Warren AJ, Gilliland DG, Lodish HF, Green AR: JAK2 exon 12 mutations in polycythemia vera and idiopathic erythrocytosis. N Engl J Med 2007; 356(5):459-468.

(79) Pardanani AD, Levine RL, Lasho T, Pikman Y, Mesa RA, Wadleigh M, Steensma DP, Elliott MA, Wolanskyj AP, Hogan WJ, McClure RF, Litzow MR, Gilliland DG, Tefferi A: MPL515 mutations in myeloproliferative and other myeloid disorders: a study of 1182 patients. Blood 2006; 108(10):3472-3476.

(80) Tefferi A, Pardanani A, Lim KH, Abdel-Wahab O, Lasho TL, Patel J, Gangat N, Finke CM, Schwager S, Mullally A, Li CY, Hanson CA, Mesa R, Bernard O, Delhommeau F, Vainchenker W, Gilliland DG, Levine RL: TET2 mutations and their clinical correlates in polycythemia vera, essential thrombocythemia and myelofibrosis. Leukemia 2009; 23(5):905-911.

(81) Stegelmann F, Bullinger L, Schlenk RF, Paschka P, Griesshammer M, Blersch C, Kuhn S, Schauer S, Dohner H, Dohner K: DNMT3A mutations in myeloproliferative neoplasms. Leukemia 2011;e-pub.

(82) Schnittger S, Bacher U, Haferlach C, Geer T, Muller P, Mittermuller J, Petrides P, Schlag R, Sandner R, Selbach J, Slawik HR, Tessen HW, Wehmeyer J, Kern W, Haferlach T: Detection of JAK2 exon 12 mutations in 15 patients with JAK2V617F negative polycythemia vera. Haematologica 2009; 94(3):414-418.

(83) Schnittger S, Bacher U, Haferlach C, Beelen D, Bojko P, Burkle D, Dengler R, Distelrath A, Eckart M, Eckert R, Fries S, Knoblich J, Kochling G, Laubenstein HP, Petrides P, Planker M, Pihusch R, Weide R, Kern W, Haferlach T: Characterization of 35 new cases with four different MPLW515 mutations and essential thrombocytosis or primary myelofibrosis. Haematologica 2009; 94(1):141-144.

(84) Campbell PJ, Griesshammer M, Dohner K, Dohner H, Kusec R, Hasselbalch HC, Larsen TS, Pallisgaard N, Giraudier S, Bousse-Kerdiles MC, Desterke C, Guerton B, Dupriez B, Bordessoule D, Fenaux P, Kiladjian JJ, Viallard JF, Briere J, Harrison CN, Green AR, Reilly JT: V617F mutation in JAK2 is associated with poorer survival in idiopathic myelofibrosis. Blood 2006; 107(5): 2098-2100.

(85) Hoelzer D, Ludwig WD, Thiel E, Gassmann W, Loffler H, Fonatsch C, Rieder H, Heil G, Heinze B, Arnold R, Hossfeld D, Buchner T, Koch P, Freund M, Hiddemann W, Maschmeyer G, Heyll A, Aul C, Faak T, Kuse R, Ittel TH, Gramatzki M, Diedrich H, Kolbe K, Fuhr HG, Fischer K, Schadeck-Gressel C, Weiss A, Strohscheer I, Metzner B, Fabry U, Gokbuget N, Volkers B, Messerer D, Uberla K: Improved outcome in adult B-cell acute lymphoblastic leukemia. Blood 1996; 87(2):495-508.

(86) Burmeister T, Gokbuget N, Reinhardt R, Rieder H, Hoelzer D, Schwartz S: NUP214-ABL1 in adult T-ALL: the GMALL study group experience. Blood 2006; 108(10):3556-3559.

(87) Lee SY, Kumano K, Masuda S, Hangaishi A, Takita J, Nakazaki K, Kurokawa M, Hayashi Y, Ogawa S, Chiba S: Mutations of the Notch1 gene in T-cell acute lymphoblastic leukemia: analysis in adults and children. Leukemia 2005; 19(10):1841-1843.

(88) Breit S, Stanulla M, Flohr T, Schrappe M, Ludwig WD, Tolle G, Happich M, Muckenthaler MU, Kulozik AE: Activating NOTCH1 mutations predict favorable early treatment response and long-term outcome in childhood precursor T-cell lymphoblastic leukemia. Blood 2006; 108(4):1151-1157.

(89) Iacobucci I, Storlazzi CT, Cilloni D, Lonetti A, Ottaviani E, Soverini S, Astolfi A, Chiaretti S, Vitale A, Messa F, Impera L, Baldazzi C, D'Addabbo P, Papayannidis C, Lonoce A, Colarossi S, Vignetti M, Piccaluga PP, Paolini S, Russo D, Pane F, Saglio G, Baccarani M, Foa R, Martinelli G: Identification and molecular characterization of recurrent genomic deletions on 7p12 in the IKZF1 gene in a large cohort of BCR-ABL1-positive acute lymphoblastic leukemia patients: on behalf of Gruppo Italiano Malattie Ematologiche dell'Adulto Acute Leukemia Working Party (GIMEMA AL WP). Blood 2009; 114(10):2159-2167.

(90) Kuiper RP, Waanders E, van der Velden VH, van Reijmersdal SV, Venkatachalam R, Scheijen B, Sonneveld E, van Dongen JJ, Veerman AJ, van Leeuwen FN, Geurts van Kessel AG, Hoogerbrugge PM: IKZF1 deletions predict relapse in uniformly treated pediatric precursor B-ALL. Leukemia 2010; 24(7):1258-1264.

(91) Scheuring UJ, Pfeifer H, Wassmann B, Bruck P, Atta J, Petershofen EK, Gehrke B, Gschaidmeier H, Hoelzer D, Ottmann OG: Early minimal residual disease (MRD) analysis during treatment of Philadelphia chromosome/Bcr-Abl-positive acute lymphoblastic leukemia with the Abl-tyrosine kinase inhibitor imatinib (STI571). Blood 2003; 101(1):85-90.

(92) Soverini S, Vitale A, Poerio A, Gnani A, Colarossi S, Iacobucci I, Cimino G, Elia L, Lonetti A, Vignetti M, Paolini S, Meloni G, di M, V, Papayannidis C, Amabile M, Guarini A, Baccarani M, Martinelli G, Foa R: Philadelphia-positive acute lymphoblastic leukemia patients already harbor BCR-ABL kinase domain mutations at low

levels at the time of diagnosis. Haematologica 2011; 96(4):552-557.

(93) van Dongen JJM, Seriu T, Panzer-Grünmayer ER, Biondi A, Pongers-Willemse MJ, Corral L, Stolz F, Schrappe M, Masera G, Kamps WA, Gadner H, van Wering ER, Ludwig WD, Basso G, de Bruijn MAC, Cazzaniga G, Hettinger K, van der Does-van den Berg A, Hop WCJ, Riehm H, Bartram CR: Prognostic value of minimal residual disease in acute lymphoblastic leukaemia in childhood. Lancet 1998; 352:1731-1738.

(94) van der Velden VH, Wijkhuijs JM, Jacobs DC, van Wering ER, van Dongen JJ: T cell receptor gamma gene rearrangements as targets for detection of minimal residual disease in acute lymphoblastic leukemia by real-time quantitative PCR analysis. Leukemia 2002; 16(7):1372-1380.

(95) Dohner H, Stilgenbauer S, Benner A, Leupolt E, Krober A, Bullinger L, Dohner K, Bentz M, Lichter P: Genomic aberrations and survival in chronic lymphocytic leukemia. N Engl J Med 2000; 343(26):1910-1916.

95a) Trbuse M, Smardova J, Malcikov J, Sebejova L, Dobes P, Svitakova M, Vranova V, Mraz M, Francova HS, Michael Doubek M, Brychtova Y, Kuglik P, Pospisilova S, Mayer J: Missense Mutations Located in Structural p53 DNA-Binding Motifs Are Associated With Extremely Poor Survival in Chronic Lymphocytic Leukemia. JCO 2011, prepub

95b) Puente XS, Pinyol M, Quesada V, Conde L, Gonzalo R, Ordonez GR et al.,: Whole-genome sequencing identifies recurrent mutations in chronic lymphocytic leukaemia. Nature 2011, prepub

(96) Fais F, Ghiotto F, Hashimoto S, Sellars B, Valetto A, Allen SL, Schulman P, Vinciguerra VP, Rai K, Rassenti LZ, Kipps TJ, Dighiero G, Schroeder HW, Jr., Ferrarini M, Chiorazzi N: Chronic lymphocytic leukemia B cells express restricted sets of mutated and unmutated antigen receptors. J Clin Invest 1998; 102(8):1515-1525.

(97) Damle RN, Wasil T, Fais F, Ghiotto F, Valetto A, Allen SL, Buchbinder A, Budman D, Dittmar K, Kolitz J, Lichtman SM, Schulman P, Vinciguerra VP, Rai KR, Ferrarini M, Chiorazzi N: Ig V gene mutation status and CD38 expression as novel prognostic indicators in chronic lymphocytic leukemia. Blood 1999; 94(6):1840-1847.

(98) Ritgen M, Lange A, Stilgenbauer S, Dohner H, Bretscher C, Bosse H, Stuhr A, Kneba M, Dreger P: Unmutated immunoglobulin variable heavy-chain gene status remains an adverse prognostic factor after autologous stem cell transplantation for chronic lymphocytic leukemia. Blood 2003; 101(5):2049-2053.

(99) Stilgenbauer S, Bullinger L, Lichter P, Dohner H: Genetics of chronic lymphocytic leukemia: genomic aberrations and V(H) gene mutation status in pathogenesis and clinical course. Leukemia 2002; 16(6):993-1007.

(100) Stilgenbauer S, Lichter P, Dohner H: Genetic features of B-cell chronic lymphocytic leukemia. Rev Clin Exp Hematol 2000; 4(1):48-72.

(101) Vandenberghe E, van den Oord J, Mecucci C, Van den Berghe H, De Wolf-Peeters C: B-cell non-Hodgkin's lymphomas of follicle mantle lineage: part of a biological spectrum? Leukemia 1991; 5(10):829-831.

(102) Takimoto Y, Takafuta T, Imanaka F, Kuramoto A, Sasaki N, Nanba K: Histological progression of follicular lymphoma associated with p53 mutation and rearrangement of the C-MYC gene. Hiroshima J Med Sci 1996; 45(2):69-73.

(103) Kneba M, Eick S, Herbst H, Willigeroth S, Pott C, Bolz I, Bergholz M, Neumann C, Stein H, Krieger G: Frequency and structure of t(14;18) major breakpoint regions in non-Hodgkin's lymphomas typed according to the Kiel classification: analysis by direct DNA sequencing. Cancer Res 1991; 51(12):3243-3250.

(104) Auer IA, Gascoyne RD, Connors JM, Cotter FE, Greiner TC, Sanger WG, Horsman DE: t(11;18)(q21;q21) is the most common translocation in MALT lymphomas. Ann Oncol 1997; 8(10):979-985.

(105) Dierlamm J, Baens M, Wlodarska I, Stefanova-Ouzounova M, Hernandez JM, Hossfeld DK, De Wolf-Peeters C, Hagemeijer A, Van den Berghe H, Marynen P: The apoptosis inhibitor gene API2 and a novel 18q gene, MLT, are recurrently rearranged in the t(11;18)(q21;q21) associated with mucosa-associated lymphoid tissue lymphomas. Blood 1999; 93(11):3601-3609.

(106) Bentz M, Plesch A, Bullinger L, Stilgenbauer S, Ott G, Muller-Hermelink HK, Baudis M, Barth TF, Moller P, Lichter P, Dohner H: t(11;14)-positive mantle cell lymphomas exhibit complex karyotypes and share similarities with B-cell chronic lymphocytic leukemia. Genes Chromosomes Cancer 2000; 27(3):285-294.

(107) Iida S, Rao PH, Nallasivam P, Hibshoosh H, Butler M, Louie DC, Dyomin V, Ohno H, Chaganti RS, Dalla-Favera R: The t(9;14)(p13;q32) chromosomal translocation associated with lymphoplasmacytoid lymphoma involves the PAX-5 gene. Blood 1996; 88(11):4110-4117.

(108) Tierens A, Delabie J, Pittaluga S, Driessen A, De Wolf-Peeters C: Mutation analysis of the rearranged immunoglobulin heavy chain genes of marginal zone cell lymphomas indicates an origin from different marginal zone B lymphocyte subsets. Blood 1998; 91(7):2381-2386.

108a) Tiacci E, Trifonov V, Schiavoni G, Holmes A, Kern W, Martelli MP et al.,: Highly recurrent *BRAF* mutations in hairy cell leukemia. NEJM 2011, prepub

(109) Chesi M, Bergsagel PL, Brents LA, Smith CM, Gerhard DS, Kuehl WM: Dysregulation of cyclin D1 by translocation into an IgH gamma switch region in two multiple myeloma cell lines. Blood 1996; 88(2):674-681.

(110) Bergsagel PL, Chesi M, Nardini E, Brents LA, Kirby SL, Kuehl WM: Promiscuous translocations into immunoglobulin heavy chain switch regions in multiple myeloma. Proc Natl Acad Sci U S A 1996; 93(24):13931-13936.

(111) Chesi M, Nardini E, Brents LA, Schrock E, Ried T, Kuehl WM, Bergsagel PL: Frequent translocation t(4;14)(p16.3;q32.3) in multiple myeloma is associated with increased expression and activating mutations of fibroblast growth factor receptor 3. Nat Genet 1997; 16(3):260-264.

(112) Urashima M, Teoh G, Ogata A, Chauhan D, Treon SP, Sugimoto Y, Kaihara C, Matsuzaki M, Hoshi Y, DeCaprio JA, Anderson KC: Characterization of p16(INK4A) expression in multiple myeloma and plasma cell leukemia. Clin Cancer Res 1997; 3(11):2173-2179.

(113) Vaandrager JW, Schuuring E, Raap T, Philippo K, Kleiverda K, Kluin P: Interphase FISH detection of BCL2 rearrangement in follicular lymphoma using breakpoint-flanking probes. Genes Chromosomes Cancer 2000; 27(1):85-94.

(114) Braziel RM, Shipp MA, Feldman AL, Espina V, Winters M, Jaffe ES, Petricoin EF, III, Liotta LA: Molecular diagnostics. Hematology (Am Soc Hematol Educ Program) 2003;279-293.

(115) Apostolidis J, Gupta RK, Grenzelias D, Johnson PW, Pappa VI, Summers KE, Salam A, Adams K, Norton AJ, Amess JA, Matthews J, Bradburn M, Lister TA, Rohatiner AZ: High-dose therapy with autologous bone marrow support as consolidation of remission in follicular lymphoma: long-term clinical and molecular follow-up. J Clin Oncol 2000; 18(3):527-536.

(116) Cabanillas F, Horning S, Kaminski M, Champlin R: Managing Indolent Lymphomas in Relapse: Working Our Way Through a Plethora of Options. Hematology (Am Soc Hematol Educ Program) 2000;166-179.

# Genexpressionsanalysen

# 8. Genexpressionsanalysen

## 8.1. Microarrays

Die Genexpressionsanalyse mittels Microarrays ist eine molekularbiologische Methode, die sich aufgrund ihres enormen Potentials schnell in der biomedizinischen Grundlagenforschung verbreitet hat. Aber auch Anwendungen in der klinischen Praxis sind denkbar. Die Leukämien und Lymphome stellen dabei ein geeignetes Modellsystem dar, um eine diagnostische Anwendung von Microarrays zu etablieren.

## 8.2. Methodische Grundlagen

Neben molekularbiologischen Arbeitstechniken werden für Genexpressionsanalysen auch Methoden und Verfahren aus der Bioinformatik und Statistik benötigt. Ermöglicht wurde die hochdichte Microarraytechnologie durch die Kombination von Erkenntnissen aus dem Humanen Genomforschungsprojekt:

| www.genome.gov |
|---|

und Verfahren aus der Halbleiterindustrie:

| www.affymetrix.com |
|---|

Dank internationaler Anstrengungen im Rahmen des Humanen Genomforschungsprojekts sind für menschliche Gene die exakten Basensequenzen bekannt. Basierend auf diesen Informationen ist es möglich, so genannte Sonden für jedes Gen herzustellen und auf einem Microarray zu platzieren. Je nach Microarraytechnologie werden die DNA-Gensequenzen entweder als cDNA-Fragment oder kurzes Oligonukleotid (bis zu 60 Basen) auf der Arrayoberfläche immobilisiert ("*spotting*") oder direkt auf der Oberfläche *in situ* synthetisiert (1, 2).

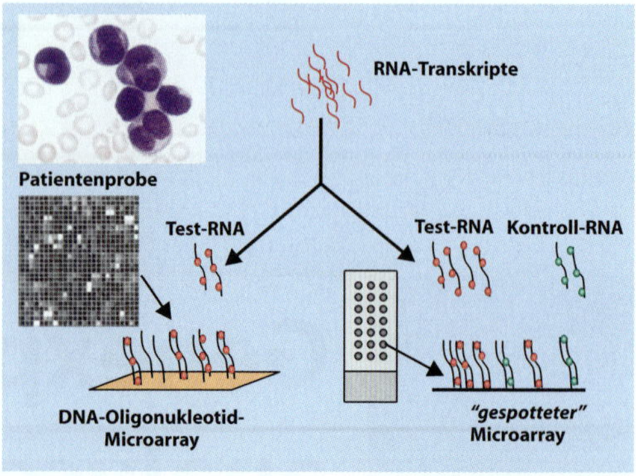


***Abb. 8.1:*** Schematische Darstellung der Microarraytechnologie. Bei DNA-Oligonukleotid-Microarrays (**linke** Seite) wird pro Experiment eine Patientenprobe hybridisiert. Die Detektion erfolgt durch einen Fluoreszenzfarbstoff und ergibt für jedes Gen einen absoluten Expressionswert. Die Oligonukleotide werden *in situ* auf der Arrayoberfläche synthetisiert (Affymetrix). Bei den *"gespotteten"* Microarrays (**rechte** Seite) wird die Test-RNA mit einer Kontroll-RNA co-hybridisiert. Nach Detektion des Signals ergibt sich ein Verhältnis aus unterschiedlich markierter Test- und Kontroll-RNA. Im Schema ist die Test-RNA überrepräsentiert, was einem überexprimierten Gen entsprechen würde. Die Gensequenzen wurden zuvor von einem speziellen Gerät (Spotter) an definierten Positionen auf der Arrayoberfläche platziert.

Allen Microarrays gemeinsam ist das Grundprinzip der komplementären Basenpaarung. Aus Patientenmaterial generierte RNA-Sonden lagern sich an spezifische DNA-Zielmoleküle auf der Arrayoberfläche an (Hybridisierung). Die zueinander komplementären Nukleotidstränge gehen eine stabile nicht-kovalente Wechselwirkung ein und können nachfolgend detektiert werden.

Bei Expressionsanalysen wird vom momentanen Genexpressionsstatus einer Zelle bzw. einer bestimmten Zellpopulation ein "molekularer Fingerabdruck" erstellt. Dies wird durch das hochdichte Aufbringen von spezifischen DNA-Gensequenzen auf einer festen Oberfläche ermöglicht. So können mit einem einzigen Experiment simultan Tausende von Genen auf ihren Expressionsstatus hin abgefragt werden. Auf aktuellen kommerziell erhältlichen Microarrays finden sich nahezu 40.000 individuelle Gensequenzen.

www.affymetrix.com
www.illumina.com
www.nimblegen.com

Nach Auswertung der erfassten Daten kann eine Aussage darüber getroffen werden, ob ein Gen zum jeweiligen Zeitpunkt oder bei einem bestimmten Krankheitszustand an- oder abgeschaltet war. Es lassen sich aber nicht nur qualitative, sondern auch quantitative Aussagen treffen, denn auch die Expressionshöhe eines Gens kann eine entscheidende Rolle bei der Pathogenese einer Erkrankung spielen.

## 8.3. Untersuchungsmaterial

Für die Genexpressionsanalyse von Leukämien und Lymphomen werden in der Regel mononukleäre Zellpopulationen aus Blut oder Knochenmarkaspiraten oder Lymphknoten verwendet. Aber auch Anwendungen mit Vollblut oder speziell mittels Antikörperaufreinigung fraktionierte Zellen (z.B. CD34-positive-Zellen) können verwendet werden.

Bei der Auswahl der Proben innerhalb einer Studie sollte auf eine möglichst homogene Zellzusammensetzung geachtet werden. Ein hohes Begleitinfiltrat durch gesunde Zellen bei Tumorproben kann das Ergebnis dahingehend verfälschen, dass die Hybridisierungsergebnisse nicht das ursprüngliche Genexpressionsniveau im Tumorklon selbst wiedergeben.

## 8.4. Präparation

Mehrere molekularbiologische Arbeitsschritte sind notwendig, um aus dem Ausgangsmaterial einen Cocktail zu präparieren, der auf die Arrayoberfläche hybridisiert werden kann. Exemplarisch soll hier die Präparation für Microarrays der Firma Affymetrix (Santa Clara, CA, USA) dargestellt werden. Detailliertere Angaben finden sich im Internet:

www.affymetrix.com

Einige µg Gesamtribonukleinsäure (RNA) bzw. alternativ *messenger RNA* (mRNA) der betreffenden zu untersuchenden Probe können verwendet werden. In der Regel können aus $5x10^6$ Leukämie- oder Lymphomzellen genügend RNA-Anteile für Microarrayexperimente isoliert werden. Die zu untersuchenden mRNA-Transkripte werden zunächst in cDNA umgeschrieben. Dabei kommt ein spezieller Primer (Startoligonukleotid) für die Erststrangsynthese zum Einsatz. Dieser enthält neben Poly-dT-Nukleotiden auch die Promotorsequenz der T7-RNA-Polymerase. Somit können in einer nachfolgenden *In-vitro*-Transkription die entstandenen cDNA-Spezies amplifiziert werden. Dabei werden von der T7-RNA-Polymerase auch biotinylierte Ribonukleotide in die wachsenden cRNA-Stränge inkorporiert. Zur besseren Hybridisierung werden die generierten cRNA-Sonden in ca. 50-200 Basen lange Fragmente unterteilt. 10 µg fragmentierte und biotinmarkierte cRNA werden pro Experiment auf dem Microarray hybridisiert (☞ Abb. 8.2).

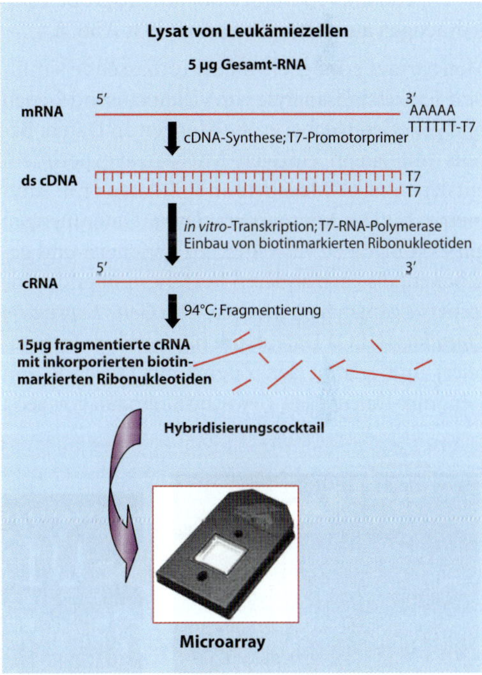


***Abb. 8.2:*** Schematische Darstellung der notwendigen molekularbiologischen Arbeitsschritte zur Probenvorbereitung für ein Microarrayexperiment.

## 8.5. Signaldetektion und Datenerfassung

Zur Detektion werden die DNA-cRNA-Hybride mit Streptavidin-Phycoerythrin gefärbt (☞ Abb. 8.3). Die Detektion der Hybridisierungssignale er-

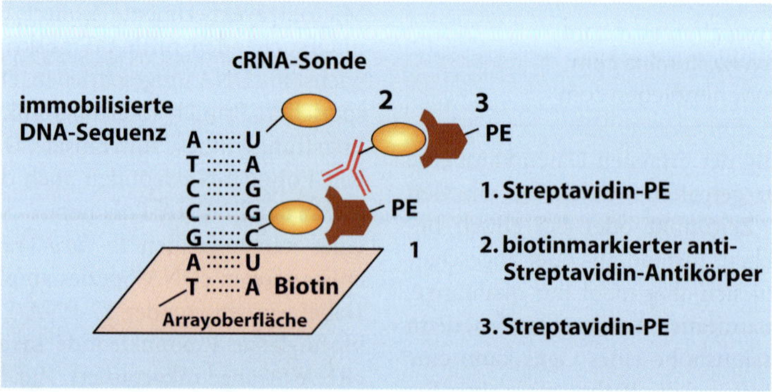


***Abb. 8.3:*** Schematische Darstellung der Signaldetektion. cRNA-Sonden haben sequenzspezifisch an die entsprechenden DNA-Sequenzen hybridisiert und können mittels der Biotin-Streptavidin Wechselwirkung angefärbt werden. Als Farbstoff kann beispielsweise das Fluorochrom Phycoerythrin (PE) eingesetzt werden. Zur Signalverstärkung werden biotinmarkierte anti-Streptavidin-Antikörper verwendet. Dieses dreistufige Färbeprotokoll wird für Affymetrix GeneChip Microarrays empfohlen.

folgt über spezielle Microarrayscanner, die mit einer Datenbank verknüpft sind, um die großen Datenmengen auswerten zu können (☞ Abb. 8.4).

Microarrays ermöglichen eine umfassende simultane Expressionsanalyse von vielen tausend Genen und generieren dabei große Mengen an Daten. Bereits mit einem einzigen Microarrayexperiment entstehen ca. 60 Megabyte an Rohdaten (z.B. Affymetrix U133A Microarray). Diese Datenmengen gilt es sinnvoll zu verwalten, zu speichern und gegebenenfalls auch anderen Forschern über das Internet zugänglich zu machen. Die *Gene Expression Omnibus* (GEO) Datenbank hat sich hier fest etabliert und erlaubt den Zugriff auf tausende von Genomik-Datensätzen (www.ncbi.nlm.nih.gov/geo).

Die entstehende Signatur eines molekularen Phänotyps wird mit speziellen statistischen Verfahren ausgewertet. Messwerte aus mehreren Experimenten werden als große Datenmatrix bereitgestellt. Die jeweiligen Zeilen entsprechend den auf dem Array repräsentierten Genen und die Spalten den einzelnen Experimenten (☞ Abb. 8.5).

## 8.6. Datenanalyse und Visualisierung

Für die Auswertung, Extraktion und Interpretation dieser großen Datenmengen, ein Prozess der als "*data mining*" beschrieben wird, werden speziell dafür vorgesehene Softwarepakete und statistische Analyseverfahren eingesetzt (3).

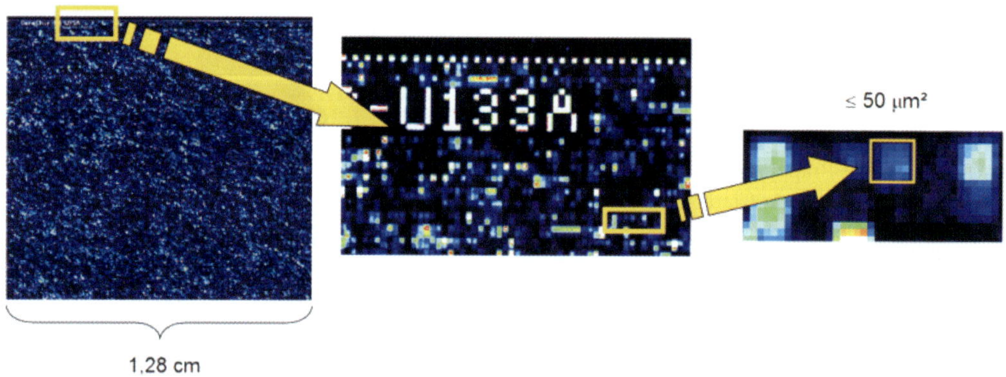


***Abb. 8.4:*** Verschiedene Vergrößerungen der gescannten Oberfläche eines Microarrays (hier Affymetrix HG-U133A) nach erfolgter Hybridisierung, Färbung und Detektion. Eine erfolgte Hybridisierungsreaktion ist durch ein helles Signal erkennbar. Unterschiedliche Signalintensitäten ermöglichen eine spätere Quantifizierung der Genexpressionshöhe.

Die Datenanalysen können prinzipiell auf zwei Wegen erfolgen: "*supervised*" und "*unsupervised*" (☞ Abb. 8.5).

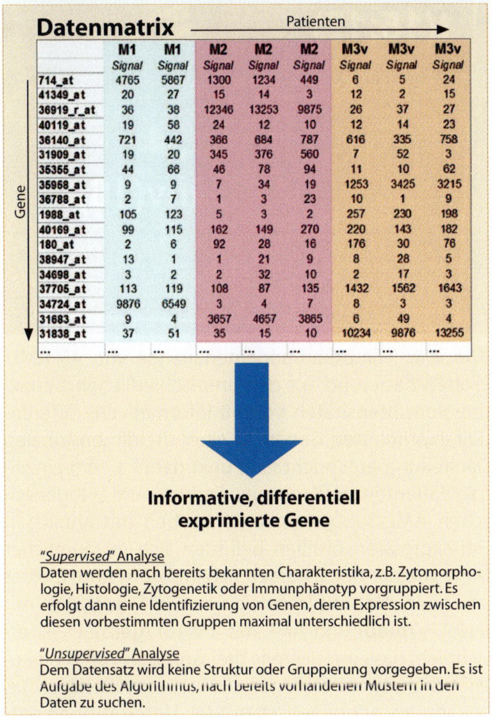


| | M1 | M1 | M2 | M2 | M2 | M3v | M3v | M3v |
|---|---|---|---|---|---|---|---|---|
| | *Signal* | *Signal* | *Signal* | *Signal* | *Signal* | *Signal* | *Signal* | *Signal* |
| 714_at | 4765 | 5867 | 1300 | 1234 | 449 | 6 | 5 | 24 |
| 41349_at | 20 | 27 | 15 | 14 | 3 | 12 | 2 | 15 |
| 36919_r_at | 36 | 38 | 12346 | 13253 | 9875 | 26 | 37 | 27 |
| 40119_at | 19 | 58 | 24 | 12 | 10 | 12 | 14 | 23 |
| 36140_at | 721 | 442 | 366 | 684 | 787 | 616 | 335 | 758 |
| 31909_at | 19 | 20 | 345 | 376 | 560 | 7 | 52 | 3 |
| 35355_at | 44 | 66 | 46 | 78 | 94 | 11 | 10 | 62 |
| 35958_at | 9 | 9 | 7 | 34 | 19 | 1253 | 3425 | 3215 |
| 36788_at | 2 | 7 | 1 | 3 | 23 | 10 | 1 | 9 |
| 1988_at | 105 | 123 | 5 | 3 | 2 | 257 | 230 | 198 |
| 40169_at | 99 | 115 | 162 | 149 | 270 | 220 | 143 | 182 |
| 180_at | 2 | 6 | 92 | 28 | 16 | 176 | 30 | 76 |
| 38947_at | 13 | 1 | 1 | 21 | 9 | 8 | 28 | 5 |
| 34698_at | 3 | 2 | 2 | 32 | 10 | 2 | 17 | 3 |
| 37705_at | 113 | 119 | 108 | 87 | 135 | 1432 | 1562 | 1643 |
| 34724_at | 9876 | 6549 | 3 | 4 | 7 | 8 | 3 | 3 |
| 31683_at | 9 | 4 | 3657 | 4657 | 3865 | 6 | 49 | 4 |
| 31838_at | 37 | 51 | 35 | 15 | 10 | 10234 | 9876 | 13255 |
| ... | ... | ... | ... | ... | ... | ... | ... | ... |

***Abb. 8.5:*** Mögliche Verfahren zur prinzipiellen Auswertung von Genexpressionsdaten.

In einer sogenannten "*supervised*" Analyse werden die Daten nach bereits bekannten Charakteristika, z.B. Zytomorphologie, Histologie, Zytogenetik oder Immunphänotyp vorgruppiert. Entsprechende Algorithmen suchen dann nach Genen, deren Expression zwischen diesen vorbestimmten Gruppen maximal unterschiedlich ist. Diese differentiell exprimierten Gene, deren Expressionsstatus diese Gruppen signifikant voneinander unterscheidet, können anschließend für Klassifikationsanalysen verwendet werden.

Das sogenannte hierarchische Clustering eignet sich dazu, die Daten "*unsupervised*" zu analysieren. Hierbei wird dem Datensatz keine Struktur oder Gruppierung vorgegeben. Vielmehr ist es Aufgabe des Algorithmus, nach bereits vorhandenen Mustern in den Daten zu suchen (4). In einer zweidimensionalen hierarchischen Clusteranalyse werden die in einer Matrix angeordneten Genexpressionsdaten (Gene in Zeilen, Patienten in Spalten) nach ihren Ähnlichkeiten sortiert (☞ Abb. 8.6).

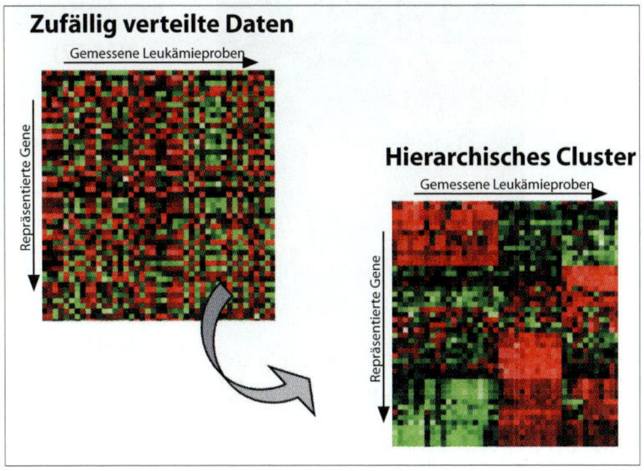


***Abb. 8.6:*** Veranschaulichung von komplexen Datensätzen mittels hierarchischem Clustering: Gene und Patienten mit ähnlichen Expressionssignaturen werden von einem Clusteralgorithmus gruppiert. Patienten sind in **Spalten** vorgegeben, Gene in **Zeilen. Rote** Zellen bezeichnen eine höhere Expression im Mittelwert im Vergleich zu anderen Patienten. **Grüne** Zellen bezeichnen eine niedrigere Expression im Mittelwert im Vergleich zu anderen Patienten.

Zusätzlich wird als Ausgabe ein Baumdendrogramm generiert (☞ Abb. 8.7). Patienten sowie Gene mit ähnlichen Eigenschaften befinden sich in räumlicher Nähe zueinander. Gemeinsame Knotenpunkte des Dendrogramms repräsentieren sowohl ähnliche Patientencharakteristika, als auch Ähnlichkeiten in Bezug auf gemeinsame Expression von Genen. Die Visualisierung von Genexpressionsdaten mittels Clusteranalysen ist eine hilfreiche Methode, um neue Erkenntnisse über mögliche Funktionen von entsprechenden co-exprimierten und möglicherweise co-regulierten Genen zu gewinnen.

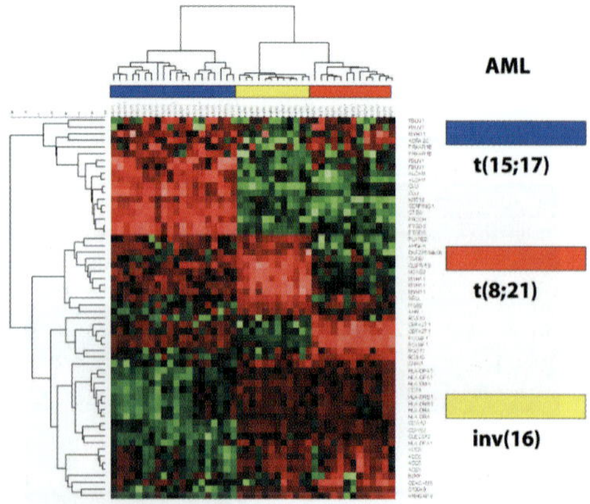


***Abb. 8.7:*** Zweidimensionale hierarchische Clusteranalyse von 45 AML-Knochenmarkproben (**Spalten**) anhand 58 informativer, differentiell exprimierter Gene/Probesets (**Zeilen**). Die Genexpressionswerte sind nach Intensität kodiert. **Rote** Zellen bezeichnen eine höhere Expression im Mittelwert im Vergleich zu anderen Patienten. **Grüne** Zellen bezeichnen eine niedrigere Expression im Mittelwert im Vergleich zu anderen Patienten. Die 45 AML-Proben teilen sich auf in n=20 AML mit einer Translokation t(15;17), n=12 mit einer inv(16) und n=13 mit t(8;21). Basierend auf den Expressionssignaturen der 39 Gene lassen sich diese drei zytogenetisch definierten AML-Subtypen voneinander unterscheiden. Knotenpunkte der Dendrogramme gruppieren co-exprimierte Gene (**linkes** Dendrogramm) und ähnliche Patientenprofile (**oberes** Dendrogramm) (5).

Die Hauptkomponentenanalyse (PCA; *principal component analysis*), ein Verfahren zur Dimensionsreduktion, wird ebenfalls häufig verwendet, um Ergebnisse aus Genexpressionsanalysen zu visualisieren (6). Bei der PCA werden aus den hochdimensionalen Datenvektoren Hauptkomponenten ermittelt, die einen möglichst großen Anteil der Varianz der ursprünglichen Vektoren erhalten. Die einzelnen Hauptkomponenten können in Form von zwei- oder dreidimensionalen Grafiken visualisiert werden (☞ Abb. 8.8). Jeder Datenpunkt entspricht dabei einem einzelnen Microarrayexperiment bzw. Patienten und hilft, sich einen Überblick über die Signaturen in den verschiedenen Experimenten zu verschaffen.

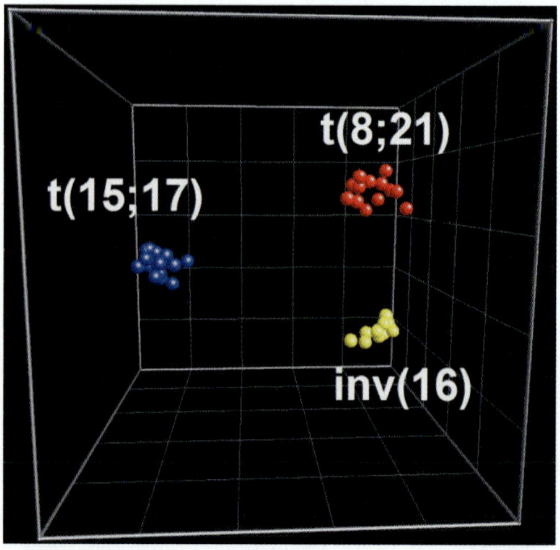


***Abb. 8.8:*** Hauptkomponentenanalyse von 45 AML-Proben basierend auf den unterschiedlichen Genexpressionsintensitäten von 58 informativen, differentiell exprimierten Genen. In einer dreidimensionalen Darstellung entspricht ein Punkt dabei einem einzelnen Patientenprofil und eine Farbe einem zytogenetischen AML-Subtyp. Patientenproben mit ähnlichen Genexpressionsprofilen befinden sich in räumlicher Nähe zueinander. Es lassen sich drei getrennte Cluster erkennen: AML mit Translokation t(8;21) (**rot**), AML mit t(15;17) (**blau**) und AML mit inv(16) (**gelb**). Es ist ersichtlich, dass mindestens drei Gruppen von molekularen Signaturen vorliegen, die in diesem Beispiel drei bekannten zytogenetischen AML-Untergruppen entsprechen (7).

## 8.7. Klassifikation

Damit Genexpressionsmuster für die Leukämie- und Lymphomdiagnostik eingesetzt werden können, ist es zuerst notwendig, statistisch signifikante, differentielle Signaturen zu identifizieren. Ist erst einmal eine Gruppe an differentiell exprimierten Genen identifiziert, kann damit ein Klassifikatormodell trainiert werden (Trainingsdatensatz). Hierbei kommen bewährte statistische Verfahren wie beispielsweise SVM – *support vector machines* – zum Einsatz (8, 9). Mit Hilfe dieses Klassifikators können anschließend neue "unbekannte" Proben klassifiziert werden, d.h. einer Diagnose zugeordnet werden (Testdatensatz). Dies alles geschieht rein auf der Basis von differentiell exprimierten Genexpressionssignaturen (☞ Abb. 8.9a+b).

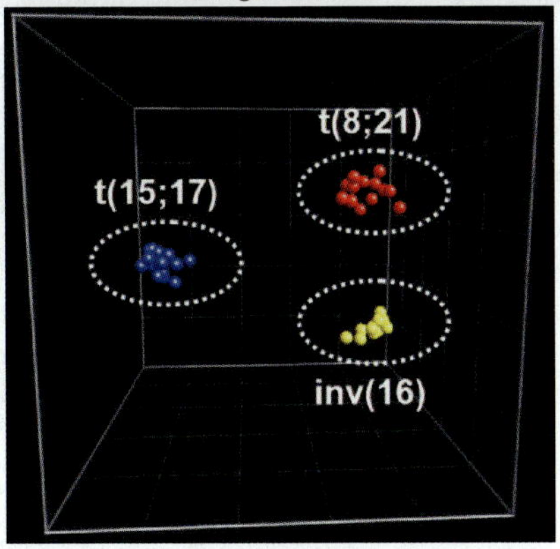


a

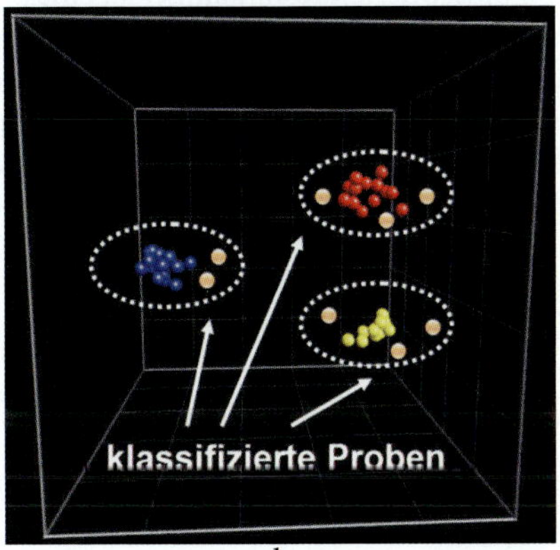


b

***Abb. 8.9a+b:*** Robuste Genexpressionssignaturen eignen sich zur Diagnostik von Leukämieproben. Entsprechende Diagnosen werden mittels statistischen Verfahren an einem Trainingsdatensatz trainiert. Anschließend können neue, dem Klassifikator unbekannte Proben eines Testdatensatzes einer Diagnose zugeordnet werden.

## 8.8. Bisherige Studien

Eine Vielzahl von unterschiedlichen Fragestellungen im Bereich der Leukämien und Lymphome wurde in den letzten Jahren mit Hilfe von Microarrays bearbeitet.

So konnte Golub, der erstmals primäres Patientenmaterial von akuten Leukämien mit Microarrays analysierte, zeigen, dass sowohl ALL als auch AML über ein eigenes spezifisches Expressionsprofil verfügen (10). In einer Pilotstudie wurden Knochenmarkproben von 27 ALL-Patienten und von 11 AML-Patienten analysiert und diskriminatorische Gene identifiziert, die eine Unterscheidung dieser beiden großen Leukämieentitäten aufgrund ihres Expressionsprofils erlauben. Eine Gruppe von 50 Genen war schließlich ausreichend, um akute Leukämien in dieser Studie zu klassifizieren. Diese Untersuchungen stellten einen ersten Schritt in Richtung einer molekularen Diagnostik dar.

Darauf aufbauend konnte gezeigt werden, dass sich sowohl in der ALL, als auch in der AML die jeweiligen zytogenetischen Subgruppen anhand ihrer spezifischen Genexpressionssignaturen unterscheiden. Yeoh et al. präsentierten eine Studie mit Genexpressionsprofilen von über 300 kindlichen ALL, aus denen sich ableiten ließ, dass sich T-ALL, E2A-PBX1, BCR-ABL, TEL-AML1, t(11q23)/MLL-Proben und ALL mit hyperdiploidem Chromosomensatz anhand spezifischer Signaturen unterscheiden (11). Auch drei zytogenetisch definierte AML-Subtypen, AML mit t(8;21), t(15;17) und inv(16), zeigten eine sehr starke Korrelation mit spezifischen Expressionsprofilen (☞ Abb. 8.7). Durch die definierten Veränderungen des Karyotyps werden spezifische molekulare Signaturen hervorgerufen, die mit Microarrays auf Genexpressionsbasis erfasst werden können. Das spezifische Muster von lediglich 13 Genen ist ausreichend, um den Karyotyp der AML-Probe vorherzusagen (7). Aber auch z.B. 11q23-Rearrangements bei der AML können aufgrund ihres Genexpressionsprofils identifiziert werden (12). Eine Hauptkomponentenanalyse veranschaulicht dies (☞ Abb. 8.10). Die Klassifikationsgenauigkeit liegt bei diesen vier zytogenetisch eindeutig definierbaren AML-Unterklassen bei 100 % (Trainingsdatensatz n=73, Testdatensatz n=33).

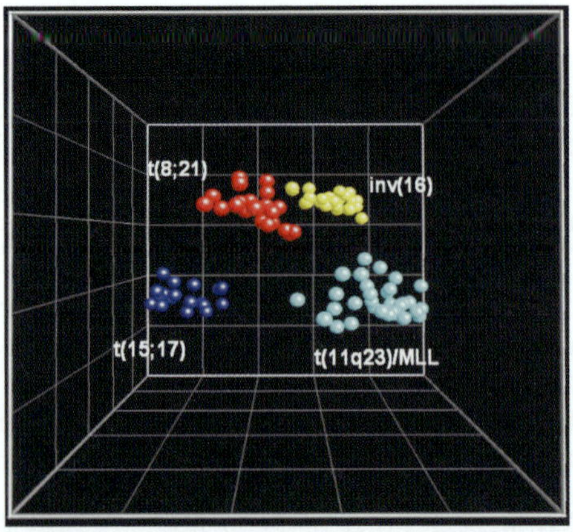


***Abb. 8.10:*** Hauptkomponentenanalyse von 106 AML-Proben basierend auf den unterschiedlichen Genexpressionsintensitäten von 51 informativen, differentiell exprimierten Genen. In einer dreidimensionalen Darstellung entspricht ein Punkt dabei einem einzelnen Patientenprofil und eine Farbe einem zytogenetischen AML-Subtyp. Patientenproben mit ähnlichen Genexpressionsprofilen befinden sich in räumlicher Nähe zueinander. Es lassen sich vier getrennte Cluster erkennen, die den vier bekannten zytogenetischen AML-Untergruppen gemäß der aktuellen WHO-Klassifikation entsprechen: AML mit Translokation t(8;21) (**rot**), AML mit t(15;17) (**blau**), AML mit t(11q23)/MLL-Aberrationen (**türkis**) sowie AML mit inv(16) (**gelb**) (5,12).

Bei Microarraystudien, die auf derselben Plattform durchgeführt wurden, lassen sich auch verschiedene Vergleichsanalysen anstellen. So konnte interessanterweise nachgewiesen werden, dass sich adulte ALL-Proben mittels Genexpressionmustern korrekt diagnostizieren lassen, die ursprünglich aus einem pädiatrischen Patientenkollektiv abgeleitet wurden (13). Eine hierarchische Clusteranalyse veranschaulicht dies (☞ Abb. 8.11).

Umgekehrt konnte gezeigt werden, dass auch pädiatrische AML-Klassen wie AML mit t(15;17), AML mit t(8;21), AML mit inv(16) sowie AML des Subtyps FAB-M7 über spezifische Genexpressionssignaturen verfügen und ein berechnetes Klassifikatormodell war in der Lage, mit 100 % Genauigkeit Proben aus einem unabhängigen Testdatensatz richtig vorherzusagen (14). Zum ersten Mal konnte in dieser Studie gezeigt werden, dass sich pädiatrische AML-Signaturen eignen, um adulte AML-Proben zu klassifizieren. Was diese Studie besonders interessant erscheinen lässt ist die Tatsache, dass die adulten AML-Proben einen anderen ethnischen Hintergrund hatten. Der Klassifikator wurde mit Daten aus dem St. Jude Children's Research Hospital, Memphis, TN, USA, trainiert, der unabhängige Testdatensatz hingegen stammte von Patienten aus Taipei, Taiwan (14).

Nach zunächst rein wissenschaftlichen Ansätzen stehen DNA-Microarrays mittlerweile an der Schwelle zur breiten klinischen Anwendung. Bevor diese neue Technologie jedoch in der Routinediagnostik zum Einsatz kommen kann, musste gezeigt werden, dass robuste Ergebnisse mit dieser Plattform möglich sind und sich Faktoren wie beispielsweise Transportzeit des Probenmaterials, Art der Probenaufbereitung oder beginnende, leichte RNA-Degradierung nicht negativ auf die Stabilität der gemessenen Genexpressionsmuster auswirken. So präsentierten Kohlmann et al. eine Studie in der gezeigt wurde, dass die bekannten zytogenetischen AML-Untergruppen AML mit Translokation t(8;21), AML mit t(15;17), AML mit t(11q23)/MLL-Aberrationen sowie AML mit inv(16) über äußerst robuste Genexpressionssignaturen besitzen. Selbst nach einer Transportzeit der Proben über mehrere Tage mit einhergehender RNA-Degradation waren robuste spezifische Muster in der Genexpressionsanalyse noch nachweisbar, die eine genaue Klassifikation ermöglicht haben (15).

Da eine umfassende Diagnostik von Leukämien immer auf einer individuellen Kombination verschiedener Methoden beruht, je nach Typ bzw. Subtyp kommen Zytomorphologie, Histologie, Zytogenetik, Fluoreszenz-*in-situ*-Hybridisierung, Durchflusszytometrie und PCR-basierte molekulargenetische Methoden zum Einsatz, stellten sich Haferlach et al. die Frage, ob dieser zeitaufwendige und auch kostenintensive Prozess durch den Einsatz von Microarrays vereinfacht werden kann. In einer groß angelegten Studie mit 937 Patienten wurde gezeigt, dass sich auch in einem Multiklassen-Datensatz mit 12 unterschiedlichen Subtypen an akuten und chronischen Leukämien und einer Kontrollgruppe aus nicht-leukämischen Knochenmarkproben eine hervorragende diagnostische Genauigkeit erzielen lässt. So wurde in 95,1% aller Vergleiche zwischen diagnostiziertem "Gold Standard" und vorhergesagter Klasse anhand von Genexpressionsmustern eine Übereinstimmung festgestellt (16).

Diese und andere Analysen lassen somit die breite Anwendung von DNA-Microarrays in der Routinediagnostik eine immer deutlichere Gestalt annehmen. Jedoch müssen die überwiegend in monozentrischen Studien erarbeiteten Ergebnisse auch aufwendig in multizentrischen internationalen Programmen überprüft werden. Dazu wurde ausgehend vom *Europäischen Leukämie Netzwerk* (ELN), genauer der Arbeitsgruppe 13 (WP13, Gene Expression Profiling), eine Studie initiiert, in der in Europa, Nordamerika und Asien 3334 Patienten auf 11 Zentren verteilt mit DNA-Microarrays analysiert wurden. Die Daten aus der sogenannten MILE-Studie (*Microarray Innovations in LEukemia*) bestätigen jetzt – erstmals im Rahmen einer internationalen, multizentrischen Studie – nicht nur die hohe Reproduzierbarkeit von Microarray-Ergebnissen (17), sondern auch, dass im direkten Vergleich mit den sogenannten "Goldstandard-Verfahren" der Routinediagnostik ein Genexpressionsmuster zur Beschreibung einer biologischen Entität eingesetzt werden kann. Basierend auf einer ersten Kohorte von 2096 Patienten wurde eine Klassifikationsgenauigkeit von 92,2 % erzielt (mediane Spezifität: 99,7 %). Hierbei wurden 17 unterschiedliche Gruppen von akuten und chronischen Leukämien analysiert. Als Kontrolle dienten Profile aus gesundem Knochenmark und nichtleukämischen reaktiven Veränderungen. Basierend auf diesen Ergebnissen der ersten Phase der MILE Studie wurde anschließend ein maßgeschneiderter Microarray für eine Anwendung in der Leukämiediagnostik entwickelt (18). Dieser Microarray enthielt 1480 Probesets die geeignet waren um 14 Typen an akuten Leukämien zu klassifizieren (8 ALL, 6 AML). An einem unabhängigen Kollektiv von 1152 Patienten, alle prospektiv in die zweite Phase der MILE Studie eingeschlossen, konnte gezeigt werden, dass der Klassifikator für 14 Standardtypen an akuten Leukämien eine mediane Sensitivität von 95,6 % (99,8 % mediane Spezifität) erreicht. Getestet wurde dieser Microarray an 693 akuten Leukämien. Interessanterweise konnte in 29 (57 %) von 51 Fällen mit diskrepantem Ergebnissen zwischen der lokalen Goldstandard Diagnose und dem Microarray-Klassifikator gezeigt werden, dass der Microarray dem lokalen diagnostischem Ergebnis überlegen war.

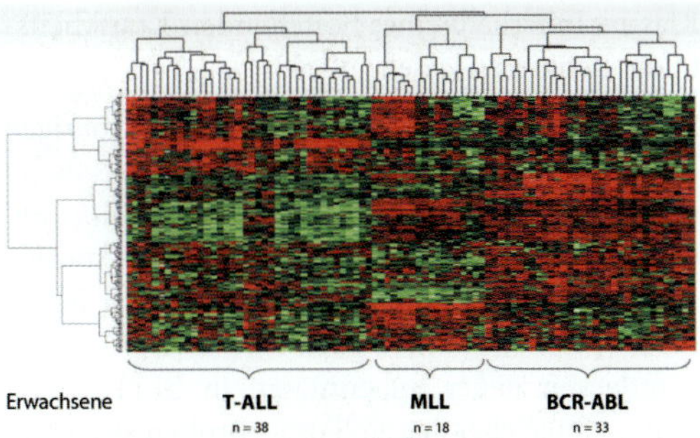


***Abb. 8.11:*** Zweidimensionale hierarchische Clusteranalyse von 89 ALL-Knochenmarkproben (**Spalten**) anhand 312 informativer, differentiell exprimierter Gene (**Reihen**). Die Genexpressionswerte sind nach Intensität kodiert. **Rote** Zellen bezeichnen eine höhere Expression im Mittelwert im Vergleich zu anderen Patienten. **Grüne** Zellen bezeichnen eine niedrigere Expression im Mittelwert im Vergleich zu anderen Patienten. Die erwachsenen Patienten der drei ALL-Untergruppen T-ALL, t(11q23)/MLL und BCR-ABL lassen sich anhand von Genen gruppieren und vorhersagen, die bei kindlichen ALL mittels Microarrays identifiziert wurden (11, 13).

Ein entscheidender Beitrag zum Thema "*class discovery*" mittels Microarrays wurde von Alizadeh et al. auf dem Gebiet der Lymphome geleistet. Sie konnten zeigen, dass sich das diffuse großzellige B-Zell-Lymphom aufgrund des Genexpressionsprofils in zwei molekulare unterschiedliche Formen unterteilen lässt (19). Diese, in der REAL- und teilweise in der WHO-Klassifikation, als homogen betrachtete klinische Entität ließ sich aufgrund spezifischer Genexpressionsmuster in zwei auch prognostisch hochrelevante Untergruppen aufteilen. Eine Untergruppe zeigte dabei ein Expressionsmuster, welches dem von Keimzentrums-B-Zellen entsprach. Die andere Untergruppe wies Charakteristika auf, wie sie bei aktivierten B-Zellen im peripheren Blut zu finden sind.

In einem ähnlichen Ansatz konnten Bullinger et al. zeigen, dass sich für Patienten der Gruppe AML mit normalem Karyotyp molekulare Untergruppen mit spezifischen Genexpressionsmustern aufzeigen lassen. Diese waren auch von prognostischer Relevanz, wie sich mittels eines Klassifikatormodells an einem unabhängigen Patientenkollektiv bestätigen ließ (20).

Somit konnte gezeigt werden, dass sich mittels Genexpressionanalysen auch neue molekulare

Klassen innerhalb eines bestehenden Krankheitsbildes definieren lassen.

Zusammenfassend lässt sich aus den bisherigen Ergebnissen feststellen, dass Genexpressionsanalysen nicht nur eine sogenannte "*class prediction*" (Voraussage einer Tumorart basierend auf spezifischen Genexpressionprofilen ausgewählter informativer Gene), sondern auch eine "*class discovery*" (Entdecken neuer Subentitäten in bisher nicht weiter unterscheidbaren Tumorproben verschiedener Patienten) ermöglichen. Dabei werden im Einzelfall nicht nur neue Tumorentitäten entdeckt, sondern auch unterschiedliche Prognosegruppen herausgearbeitet, was mit hoher Wahrscheinlichkeit therapeutische Konsequenzen haben wird. So weisen erste Arbeiten auch schon auf die Möglichkeit hin, Therapieansprechen und Rezidivwahrscheinlichkeit vorauszusagen (11, 21). Die Etablierung von neuen, auf molekularer Ebene charakterisierten Leukämie- und Lymphomentitäten ist ein entscheidender Schritt, um gezielte Ansatzpunkte für neue Therapeutika identifizieren zu können. Eine Voraussetzung ist hierbei jedoch, dass diese neuen Entitäten mit hoher Genauigkeit klassifiziert und im Rahmen der Routinediagnostik erfasst werden können.

## 8.9. Limitation

Mittels Genexpressionsanalysen lassen sich jedoch pathophysiologische Prozesse nicht komplett in ihrer Komplexität erfassen. Letztendlich sind es die Proteine, die die Zellfunktion aufrechterhalten. Daher können viele regulatorische Prozesse in der Zelle, wie beispielsweise Phosphorylierung und Dephosphorylierung von Proteinen, nicht mit mRNA-Expressionsmustern erfasst werden. Hierzu werden unter dem Stichwort "Proteomics" (☞ Kap. 9.) verschiedenste Methoden angewandt, um den Status an exprimierten Proteinen zu erfassen. Auch die sogenannte Mikroumgebung eines Tumors, also den Tumor umgebende gesunde Zellen und das Vorhandensein von sezernierten Wachstumsfaktoren, kann mit Hilfe der Genexpression der Tumorzellen nur unzureichend analysiert werden.

## 8.10. Zusammenfassung

Es ist heute möglich, Genexpressionssignaturen zu identifizieren, welche für bestimmte Leukämietypen charakteristische Expressionsmuster aufweisen. Ohne die Verwendung von bisherigen Standardmethoden wie Zytomorphologie, Zytogenetik, Fluoreszenz-*in-situ*-Hybridisierung, Durchflusszytometrie und PCR-basierte molekulargenetische Verfahren können Leukämien weitgehend sicher diagnostiziert werden. Bevor jedoch Genexpressionsanalysen routinemäßig im klinischen Alltag eingesetzt werden können, ist es notwendig, die bisherigen Ergebnisse an einem großen unabhängigen Patientenkollektiv zu überprüfen und eine Standardisierung von Probenaufbereitung und Datenanalyse zu etablieren.

## 8.11. Ausblick

Gerade Leukämien und Lymphome stellen ein geeignetes Modellsystem dar, um eine routinemäßige diagnostische Anwendung von Microarrays zu etablieren. Eine umfassende Diagnose hämatologischer Erkrankungen beruht heutzutage auf einer individuellen Kombination verschiedener Methoden. Je nach Typ bzw. Subtyp kommen Zytomorphologie, Histologie, Zytogenetik, Fluoreszenz-*in-situ*-Hybridisierung, Durchflusszytometrie und PCR-basierte molekulargenetische Methoden zum Einsatz. Dies ist zeitaufwendig und auch kostenintensiv. Auch erfordert dies eine Struktur, wie sie am ehesten von Experten in zentralen Referenzlaboratorien gewährleistet werden kann. Vorerst begleitend zur täglichen Routinediagnostik wird sich zeigen, ob einige der bisherigen Methoden sukzessive ersetzt werden können oder ob Microarrays mehr ergänzende Informationen zur Erkrankung anbieten. Zudem gilt, dass die Microarraytechnologie erst nach einer erfolgreichen Validierung der neu identifizierten diagnostisch-genetischen Marker in absehbarer Zeit auch ihren Einzug in die klinische Praxis finden wird. Davon unabhängig aber wird die Information, die in den Expressionsprofilen vorhanden ist, zu einem verbesserten Verständnis der bösartigen Erkrankungen führen. Es ist darüber hinaus sehr wahrscheinlich, dass mit den Ergebnissen aus Microarrayanalysen neue, krankheitsspezifische Zielmoleküle für maßgeschneiderte Medikamente identifiziert werden können.

## Literatur

(1) Duggan DJ, Bittner M, Chen Y, Meltzer P, Trent JM. Expression profiling using cDNA microarrays. Nat Genet. 1999;21:10-14.

(2) Lockhart DJ, Dong H, Byrne MC et al. Expression monitoring by hybridization to high-density oligonucleotide arrays. Nat Biotechnol. 1996;14:1675-1680.

(3) Slonim DK. From patterns to pathways: gene expression data analysis comes of age. Nat Genet. 2002;32 Suppl:502-508.

(4) Eisen MB, Spellman PT, Brown PO, Botstein D. Cluster analysis and display of genome-wide expression patterns. Proc Natl Acad Sci U S A. 1998;95:14863-14868.

(5) Haferlach T, Kohlmann A, Kern W et al. Gene expression profiling as a tool for the diagnosis of acute leukemias. Semin Hematol. 2003;40:281-295.

(6) Raychaudhuri S, Stuart JM, Altman RB. Principal Component Analysis to summarize microarray experiments: Application to sporulation time series. Pacific Symposium on Biocomputing. 2000;455-466.

(7) Schoch C, Kohlmann A, Schnittger S et al. Acute myeloid leukemias with reciprocal rearrangements can be distinguished by specific gene expression profiles. Proc Natl Acad Sci U S A. 2002;99:10008-10013.

(8) Furey TS, Cristianini N, Duffy N et al. Support vector machine classification and validation of cancer tissue samples using microarray expression data. Bioinformatics. 2000;16:906-914.

(9) Vapnik V. Statistical Learning Theory. New York: Wiley. 1998.

(10) Golub TR, Slonim DK, Tamayo P et al. Molecular classification of cancer: class discovery and class prediction by gene expression monitoring. Science. 1999; 286: 531-537.

(11) Yeoh EJ, Ross ME, Shurtleff SA et al. Classification, subtype discovery, and prediction of outcome in pediatric acute lymphoblastic leukemia by gene expression profiling. Cancer Cell. 2002;1:133-143.

(12) Kohlmann A, Schoch C, Schnittger S et al. Molecular characterization of acute leukemias by use of microarray technology. Genes Chromosomes Cancer. 2003; 37: 396-405.

(13) Kohlmann A, Schoch C, Schnittger S et al. Pediatric acute lymphoblastic leukemia (ALL) gene expression signatures classify an independent cohort of adult ALL patients. Leukemia. 2004;18:63-71.

(14) Ross ME, Mahfouz R, Onciu M et al. Gene expression profiling of pediatric acute myelogenous leukemia. Blood. 2004;104:3679-3687.

(15) Kohlmann A, Schoch C, Dugas M et al. Pattern robustness of diagnostic gene expression signatures in leukemia. Genes Chromosomes Cancer. 2005;42:299-307.

(16) Haferlach T, Kohlmann A, Schnittger S et al. Global approach to the diagnosis of leukemia using gene expression profiling. Blood. 2005;106:1189-1198.

(17) Kohlmann A, Kipps TJ, Rassenti LZ et al. An international standardization programme towards the application of gene expression profiling in routine leukaemia diagnostics: the Microarray Innovations in LEukemia study prephase. Br J Haematol. 2008; 142:802-807.

(18) Haferlach T, Kohlmann A, Wieczorek L et al. Clinical utility of microarray-based gene expression profiling in the diagnosis and subclassification of leukemia: report from the International Microarray Innovations in Leukemia Study Group. J Clin Oncol. 2010; 28: 2529-2537.

(19) Alizadeh AA, Eisen MB, Davis RE et al. Distinct types of diffuse large B-cell lymphoma identified by gene expression profiling. Nature. 2000;403:503-511.

(20) Bullinger L, Döhner K, Bair E et al. Use of gene-expression profiling to identify prognostic subclasses in adult acute myeloid leukemia. N Engl J Med. 2004; 350: 1605-1616.

(21) Hofmann WK, de Vos S, Elashoff D et al. Relation between resistance of Philadelphia-chromosome-positive acute lymphoblastic leukaemia to the tyrosine kinase inhibitor STI571 and gene-expression profiles: a gene-expression study. Lancet. 2002; 359: 481-486.

# Anhang

# 9. Anhang

## Auswahl von Laboren zur Leukämie- und Lymphomdiagnostik in Deutschland

Immunologisches Markerlabor Molekulargenetik-Labor der Med. Klinik III
UK Benjamin Franklin
Hindenburgdamm 30
12200 Berlin
Tel.: 030/8445 0/2337
Fax: 030/8445 4468
http://haema-cbf.charite.de

Immunologisches Markerlabor der Robert-Rössle-Klinik
Prof. Dr. Wolf-Dieter Ludwig
Lindenberger Weg 80
13125 Berlin
Tel.: 030/9417 1314
Fax: 030/9417 1307
E-Mail: ludwig@rrk-berlin.de
www.rrk-berlin.de/imarklab

Pathodiagnostik Berlin
Prof.Dr.H.Stein, Prof.Dr.H.-D.Foss und Kollegen
Komturstr. 58-62
12099 Berlin
Tel.: +49 30 2360 842 10
Fax: +49 30 2360 842 19
E-Mail : h.stein@pathodiagnostik.de
www.pathodiagnostik.de

Gemeinschaftspraxis für Laboratoriumsmedizin Dr. Eberhard und Partner
Brauhausstr. 4
44137 Dortmund
Tel.: 0231/9572-276
Fax: 0231/579834
E-Mail: info@labmed.de
www.labmed.de

Molekulargenetisches Labor der Med. Klinik I
Universitätsklinikum Dresden
Prof. Dr. Christian Thiede
Fetscherstr. 74, Haus 66a
01307 Dresden
Tel.: (0351) 458-4680
Fax: (0351) 458-5370
E-Mail: christian.thiede@uniklinikum-dresden.de
www.mk1dd.de

Labor Prof. Aul, Priv.-Doz. Dr. Giagounidis
Universität Düsseldorf, Duisburg
Prof. Dr. C. Aul
An der Abtei 7-11
47166 Duisburg
Tel.: 0203/546 2480
Fax: 0203/546 2249
E-Mail: gia@krebs-duisburg.de

Institut f. Humangenetik und Anthropologie
Heinrich-Heine-Universität Düsseldorf
Prof. Dr. med. Harald Rieder
Universitätsstraße 1, Gebäude 23.12.03
40225 Düsseldorf
Tel.: 0211/81 10689 oder 0211/81 12350
Fax: 0211/81 10689
E-Mail: harald.rieder@uni-duesseldorf.de

Molekulargenetik-Labor der Med. Klinik III
Universitätsklinikum Frankfurt
Dr. med. Heike Pfeifer
Theodor-Stern Kai 7
60590 Frankfurt
Tel.: 069/6301 5195
Fax: 069/6301 7463
E-Mail: heike.pfeifer@gmx.de
www.kgu.de

Pathologisches Institut
Universitätsklinikum Freiburg
Prof. Dr. med. M. Werner
Postfach 214
79002 Freiburg
Tel.: 0761/203 6735
Fax: 0761/203 6790
www.uniklinik-freiburg.de/pathologie

Labor für Hämatologische Zytodiagnostik
Georg-August-Universität Göttingen
Prof. Dr. med. Detlef Haase
Robert-Koch-Straße 40
37075 Göttingen
Tel.: 0551/39 8891
Fax: 0551/39 6364
E-Mail: haase.onkologie@med.uni-goettingen.de
www.onkologie-haematologie.med.uni-goettingen.de

Molekulargenetisches Labor der Abt. Hämatologie/Onkologie der Medizinischen Hochschule Hannover
Prof. Dr. Jürgen Krauter
Carl Neuberg Str. 1
30625 Hannover
Tel.: 0511/532 3609
Fax: 0511/532 3611
E-Mail: krauter.juergen@mh-hannover.de
www.mh-hannover.de

Pathologisches Institut der Universität Hannover
Prof. Dr. Hans H. Kreipe
Carl-Neuberg-Str. 1
30625 Hannover
Tel.: 0511 532 4500
Fax: 0511 532 5799
E-Mail: kreipe.hans@mh-hannover.de
www.mh-hannover.de

Institut für Zell und Molekularpathologie
Medizinische Hochschule Hannover
Zytogenetik
Prof. Dr. med. Brigitte Schlegelberger
Carl Neuberg-Str.1
30625 Hannover
Tel.: 0511/532 4522
Fax: 0 511/532 4521
E-Mail: schlegelberger.brigitte@mh-hannover.de
www.mh-hannover.de

Institut für Humangenetik
Universität Heidelberg
Prof. Dr. Claus R. Bartram
Im Neuenheimer Feld 328
69120 Heidelberg
Tel.: 06221/56 5151
Fax: 06221/56 5155
E-Mail: cr_bartram@med.uni-heidelberg.de
www.klinikum.uni-heidelberg.de

Tumorzytogenetik des humangenetischen Instituts
Universität Kiel
Prof. Dr. med. Reiner Siebert
Schwanenweg 24
24105 Kiel
Tel.: 0431/597 1779
Fax: 0431/597 1880
E-Mail: rsiebert@medgen.uni-kiel.de
www.uni-kiel.de/medgen

Molekulargenetisches Labor der II. Medizinischen Klinik
Universität Kiel
Prof. Dr. Dr. Michael Kneba
Chemnitzstr. 33
24116 Kiel
Tel.: 0431/1697-1201
Fax: 0431/1697-1202
E-Mail: sekretariat@med2.uni-kiel.de oder m.kneba@med2.uni-kiel.de
www.med2-kiel.uk-sh.de

Zytomorphologisches Labor der Med. Klinik II
Universität Kiel
Prof. Dr. Heinz-August Horst
Chemnitzstr. 33 (im Städt. Krankenhaus)
24116 Kiel
Tel.: 0431/1697 1207
Fax: 0431/1697 1273
E-Mail: h.horst@med2.uni-kiel.de
www.med2-kiel.uk-sh.de

Institut für Pathologie
Direktor: Prof. Dr. med. Alfred C. Feller
Ratzeburger Allee 160
23538 Lübeck
Tel.: 0451/500 2707
Fax: 0451/500 3328
E-Mail: info@patho.mu-luebeck.de
www.patho.uni-luebeck.de

Pathologisches Institut der Universität Köln
Prof. Dr. med. Reinhard Büttner
Joseph Stelzmann Str. 9
50931 Köln
Tel.: +49 221 478-5256
Fax: +49 (0)211 532 5799
Email: reinhard.buettner@uk-koeln.de
http://pathologie-neuropathologie.uk-koeln.de

Molekulargenetisches Labor der Med. Klinik III
der Universität Heidelberg
Prof. Dr. med. Andreas Reiter
Wiesbadener Str. 7-11
68305 Mannheim
Tel.: +49(0)621 383-4158
Fax: +49(0)621 383-4201
E-Mail: andreas.reiter@umm.de
www.umm.de

Tumorzytogenetisches Labor der Med.Klinik II
Universität Leipzig
Dr. Rainer Krahl
Johannisallee 32
04103 Leipzig
Tel.: 0341/97 13076 o. 13077
Fax: 0341/97 13059
E-Mail:krar@medizin.uni-leipzig.de

MLL Münchner Leukämielabor GmbH
Prof. Dr. Dr. Torsten Haferlach
PD Dr. Wolfgang Kern
PD Dr. Susanne Schnittger
PD Dr. Claudia Haferlach
Max-Lebsche-Platz 31
81377 München
Tel.: 089/99017-0
Fax: 089/99017-113
www.mll.com

Zytomorphologisches Labor der Med. Klinik II
Universität Leipzig Abt. Hämatologie/Onkologie
Prof. Dr. Dietger Niederwieser
Johannisallee 32
04103 Leipzig
Tel.: 0341/971 3050
Fax: 0341/971 3059
E-Mail: dietger@medizin.uni-leipzig.de
http://haemonko.uniklinikum-leipzig.de

Labor für spezielle Leukämiediagnostik
LMU
Marchioninistr. 15
81377 München
Tel.: 089/7975 4970
Fax: 089/7975 4971
www.klinikum.uni-muenchen.de

Labor für spezielle Hämatologie
Universität Münster Medizinische Universitätsklinik A
Prof. Dr. Wolfgang E. Berdel
Albert Schweitzer Str. 33
48129 Münster
Tel.: 0251/83-47587
Fax: 0251-8347588
E-Mail :berdel@uni-muenster.de
www.klinikum.uni-muenster.de

Zytogenetisches und Molekulargenetisches Labor der Med. Klinik III
Universität Ulm
Prof. Dr. Konstanze Döhner
Robert Koch Str. 8
89081 Ulm
Tel.: 0731/50 24398
Fax: 0731/50 24493
E-Mail: konstanze.doehner@medizin.uni-ulm.de
www.uniklinik-ulm.de

Pathologisches Institut der Universität Würzburg
Prof. Dr. med. Andreas Rosenwald
Josef-Schneider-Str. 2
97080 Würzburg
Tel.: 0931 / 31-81199
Fax.: 0931 / 201-47440
E-Mail:rosenwald@uni-wuerzburg.de
www.pathologie.uni-wuerzburg.de

Klinikum der Friedrich-Schiller –Universität Jena
Prof. Dr. med. Andreas Hochhaus
Erlangener Allee 101
07740 Jena
Tel.: 03641/9324201
Fax: 03641/9324202
E-Mail: Andreas.Hochhaus@med.uni-jena.de
www.uniklinikum-jena.de

## Internetadressen

http://www.lymphome.de

http://www.kompetenznetz-leukaemie.de

http://www.leukemia-net.org

# Index

## S



## T



## W



## Z

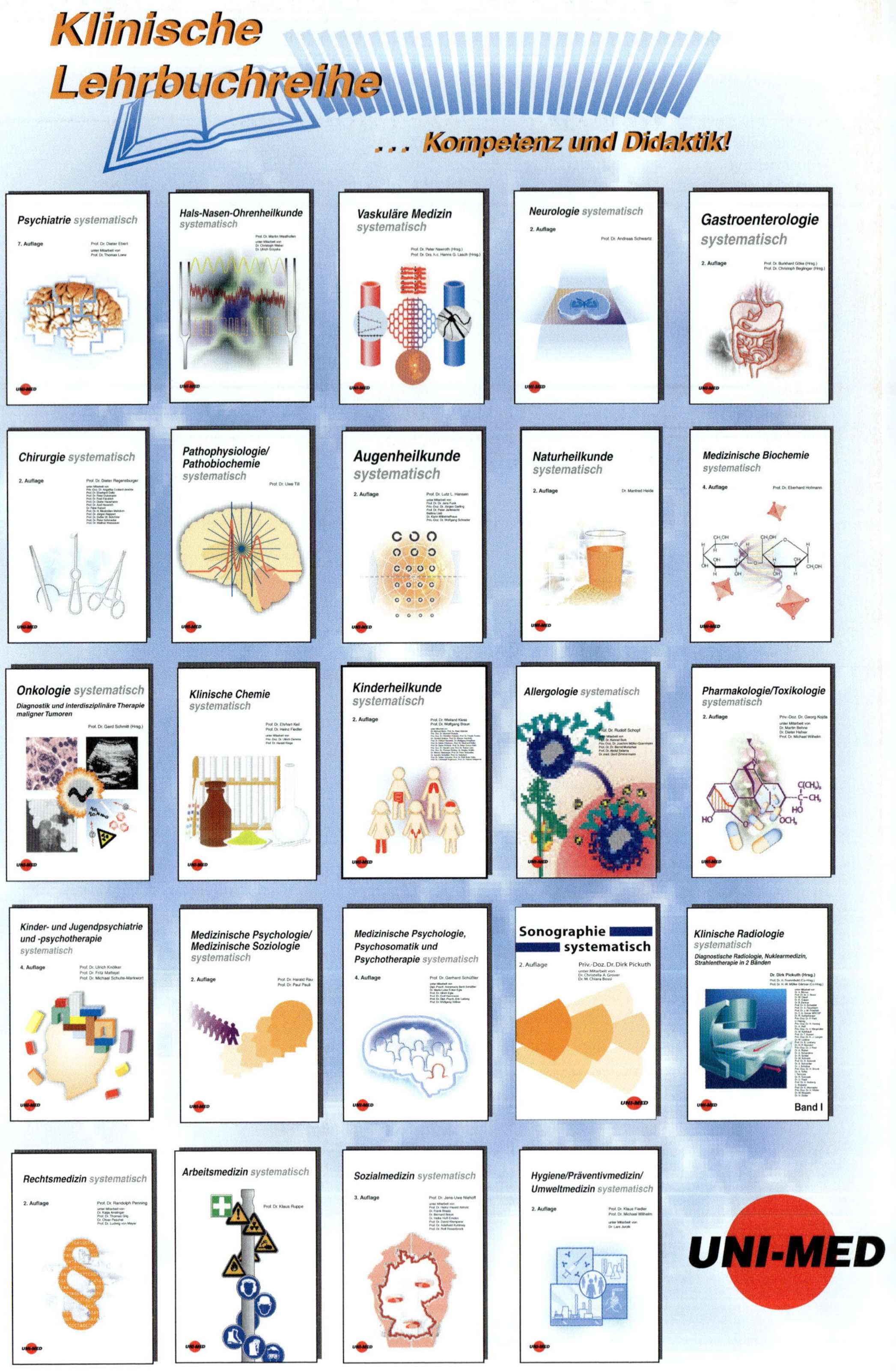

Klinische Lehrbuchreihe
... Kompetenz und Didaktik!
Psychiatrie systematisch
7. Auflage
Hals-Nasen-Ohrenheilkunde systematisch
Vaskuläre Medizin systematisch
Neurologie systematisch
2. Auflage
Gastroenterologie systematisch
2. Auflage
Chirurgie systematisch
2. Auflage
Pathophysiologie/ Pathobiochemie systematisch
Augenheilkunde systematisch
2. Auflage
Naturheilkunde systematisch
2. Auflage
Medizinische Biochemie systematisch
4. Auflage
Onkologie systematisch
Diagnostik und interdisziplinäre Therapie maligner Tumoren
Klinische Chemie systematisch
Kinderheilkunde systematisch
2. Auflage
Allergologie systematisch
Pharmakologie/Toxikologie systematisch
2. Auflage
Kinder- und Jugendpsychiatrie und -psychotherapie systematisch
4. Auflage
Medizinische Psychologie/ Medizinische Soziologie systematisch
2. Auflage
Medizinische Psychologie, Psychosomatik und Psychotherapie systematisch
4. Auflage
Sonographie systematisch
2. Auflage
Klinische Radiologie systematisch
Diagnostische Radiologie, Nuklearmedizin, Strahlentherapie in 2 Bänden
Band I
Rechtsmedizin systematisch
2. Auflage
Arbeitsmedizin systematisch
Sozialmedizin systematisch
3. Auflage
Hygiene/Präventivmedizin/ Umweltmedizin systematisch
2. Auflage
UNI-MED